VETOX

WIR MACHEN GESUNDE
ERNÄHRUNG EINFACH !

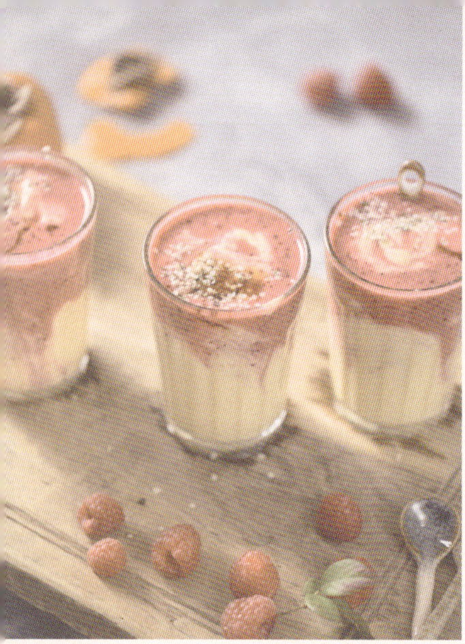
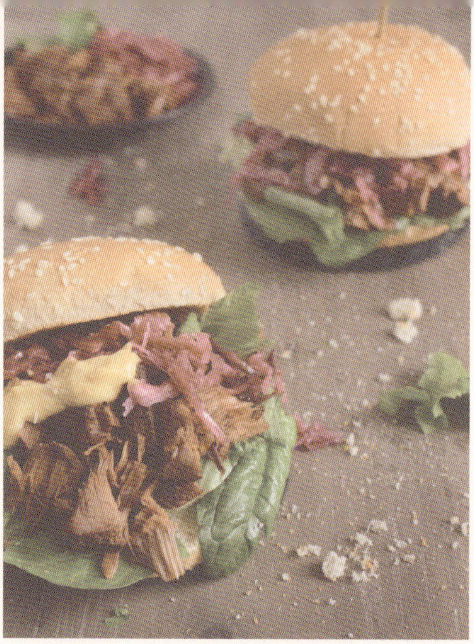
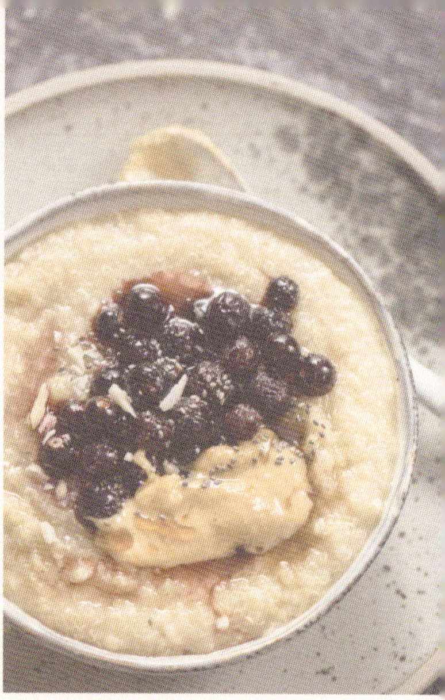
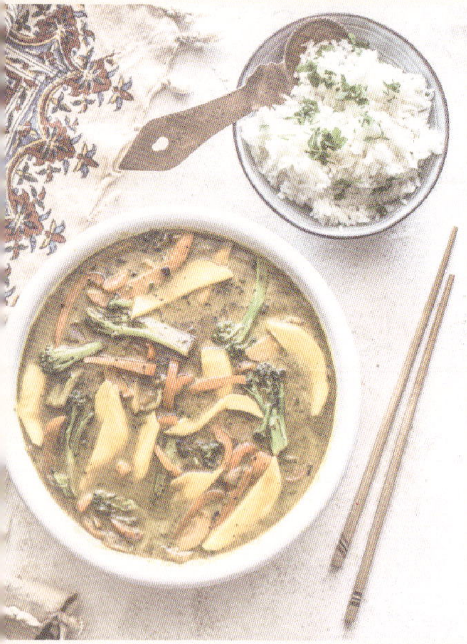
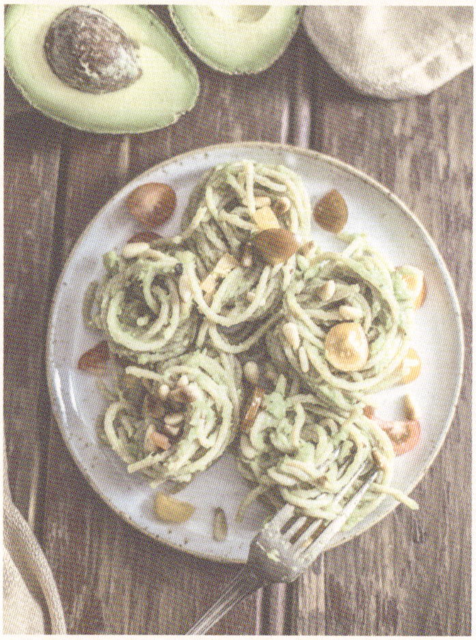
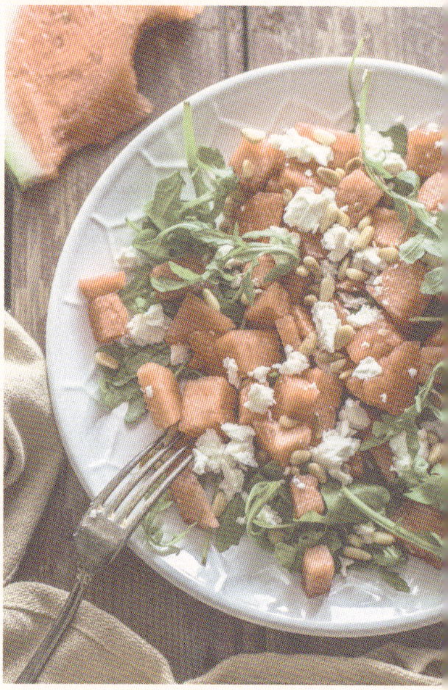
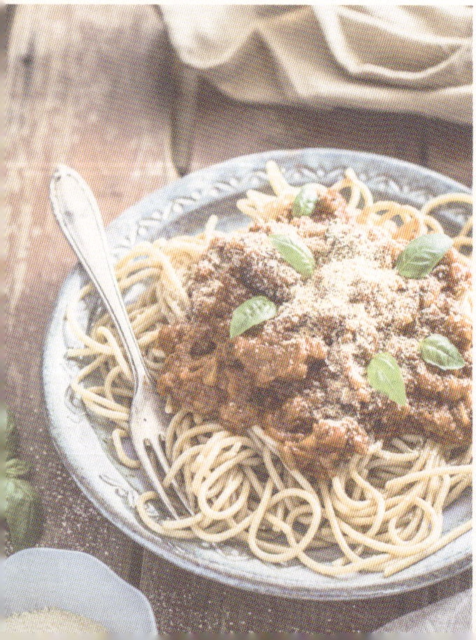
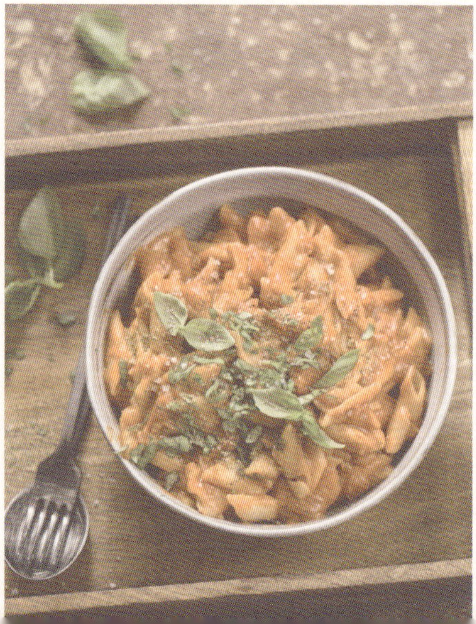
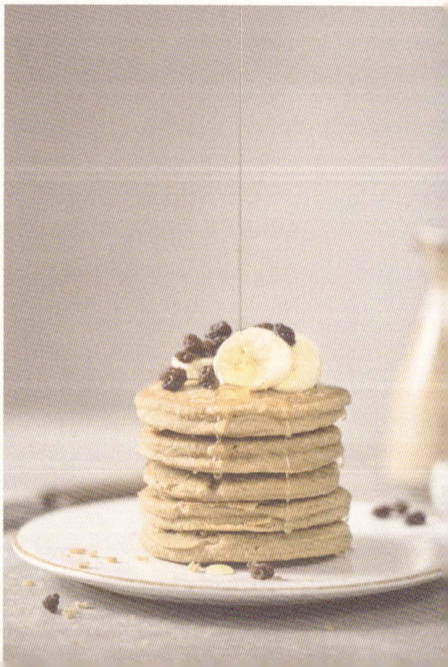

VETOX

Start your green journey now!

Unsere Geschichte

Hallo Du, willkommen bei VETOX. Wir sind Anna Lena und Marie-Sophie – Gute-Laune-Menschen, Kaffee-Junkies und Foodies durch und durch. Gemeinsam sind wir das Team VETOX. Wie es dazu kam und was das bedeutet? Das möchten wir Dir nun verraten:

2017 entwickelte ich, Anna Lena, einen tiefen Wunsch: Gesunde Ernährung soll endlich einfach werden und das für jeden. Natürlich kam dieser Wunsch nicht aus dem Nichts. Ich selbst hatte schon lange das Problem, dass ich meinen hektischen Alltag mit Beruf und Studium einfach nicht mit meiner Leidenschaft für gutes, gesundes Essen und kreative Küchenschlachten unter einen Hut bekam. Kommt euch bestimmt auch bekannt vor, oder? Wie sich in einer groß angelegten Marktforschung zeigte, war ich mit dem Problem nicht allein. Also ganz klar, dass hier etwas getan werden musste – und so schrieb ich meine Idee in einem Konzept nieder. Das war die Geburtsstunde von VETOX!

Doch wie zum Teufel setzt man allein so ein Riesenprojekt um?

Hier komme ich, Marie-Sophie, ins Spiel. Als Anna Lena mir von VETOX erzählte, war ich ab der ersten Sekunde angefixt. Nicht nur, weil meine Leidenschaft aus Lebensmitteln yummy Gerichte zu kochen, Anna Lenas Essens-Faible komplettiert. Sondern, weil auch ich mich schon immer für Ernährung interessiert habe. Nicht umsonst habe ich nach dem Abi Ernährungs- und Lebensmittelwissenschaft studiert. Ihr seht, Anna Lena und ich waren also von Anfang an das perfekte Team.

So kam dann eins zum anderen und VETOX entstand: ein Zwei-Frau-Team mit einer großen Vision: **Wir machen gesunde Ernährung für alle Menschen einfach.** Dabei sind wir davon überzeugt, dass die VETOX-Ernährung, als besondere Kombination aus vegetarischer und veganer Ernährung, die alltagstauglichste und bestmögliche Gesundheitsgrundlage für alle Menschen bietet.

Mit VETOX wollen wir Menschen wie Dich dabei unterstützen, eine gesunde, nachhaltige, pflanzliche Ernährung im Alltag zu leben. Also haben wir das Wissen der besten Experten aus den Bereichen Ernährung, Gesundheit und Nachhaltigkeit aufgespürt, um es Dir zugänglich zu machen. Außerdem ist VETOX ein verlässlicher Partner in Sachen gesunde, pflanzliche Ernährung, der Dir ein wertvolles Stück Sorglosigkeit für Deine Gesundheit und unsere Umwelt schenkt und dabei auch an Deinen Geldbeutel denkt. Denn glaub uns, gesunde Ernährung muss nicht zwingend teuer sein.

Große Worte, für so ein kleines Team? Keine Sorge, VETOX bietet Dir natürlich mehr als Laber-Rhabarber von zwei passionierten Foodies. Neben einer Menge Unterstützern und Helfern ist unser kleines Team mittlerweile zu einer Großfamilie herangewachsen. Juhuuuu! Wir freuen uns besonders über Sabrina Dietz, Tina Hildebrandt und Lena Pfetzer, unsere Foodblogger, die durch ihre veganen und vegetarischen Rezept-Kreationen nicht nur das Herzstück dieses Buches verkörpern, sondern deren kreative Ideen und individuellen Noten VETOX bereichern und einzigartig machen. Dass die drei es richtig drauf haben, seht ihr allein auf Instagram. Hier posten unsere Mädels täglich die leckersten Rezepte für über 84.000 Follower.

„Ich wollte ebenfalls VETOX-Foodie werden, um dem Vorurteil, eine pflanzliche Ernährung sei kompliziert oder auch langweilig, entgegenzutreten. Sie ist nämlich genau das Gegenteil, abwechslungsreich, experimentierfreudig und mit den richtigen Informationen für jeden einfach umzusetzen. VETOX bringt mit seinem Rundum-sorglos-Paket den Menschen meine Passion – die pflanzliche Ernährung – näher. Daran möchte ich mitwirken." – Lena Pfetzer

„Als Ernährungsberaterin bin ich von den gesundheitlichen und ökologischen Vorteilen einer vegetarisch/veganen Ernährung absolut überzeugt. Meiner Erfahrung nach fehlt es vielen Menschen an Rezeptideen und Know-how zur Umsetzung, was eine vegetarisch/vegane Ernährung zunächst als große Umstellung erscheinen lässt. Deshalb war ich sofort beim Projekt ‚VETOX' dabei. Denn die geballte Ladung an einfachen Rezepten und vielen Tipps für den Koch-Alltag zeigen, dass es eigentlich ganz unkompliziert ist, sich lecker und gesund ohne Fleisch und/oder Milchprodukte zu ernähren." – Tina Hildebrandt

Wir sind sehr stolz drauf, dass wir so kompetente Personen wie Lena und Tina für VETOX ins Boot holen konnten. Deswegen ist es jetzt an der Zeit, größer zu denken. Wir möchten Dich von uns überzeugen.

Wir alle zusammen haben es uns zur Aufgabe gemacht, gesunde, pflanzliche Ernährung für Dich einfach und im Alltag umsetzbar zu machen. Wenn Du diese Zeilen liest, hast Du schon den ersten Schritt in Deine neue pflanzliche, gesunde und null zeitaufwendige Zukunft gemacht. Yay!

Du willst genau das? Gesund leben und trotzdem superlecker essen? Dann ist dieses Kochbuch genau richtig für Dich. Das VETOX Kochbuch haben wir für alle, die für ihre Gesundheit die bestmögliche Basis schaffen wollen, geschrieben. Für alle, die wie wir dem Vorurteil, pflanzliche Ernährung sei im Alltag kompliziert umzusetzen, trotzen wollen! Für alle, die gutes Essen genauso feiern wie wir und ihrer Seele und ihrem Körper jeden Tag etwas richtig Gutes tun möchten. Du bist dabei? Super!

Ab heute bist auch Du nun Teil des Teams! Herzlich Willkommen an der gesündesten und grünsten Tafel Deutschlands. Nimm Platz, mach es Dir gemütlich und genieß unsere köstlichen pflanzlichen Rezepte!

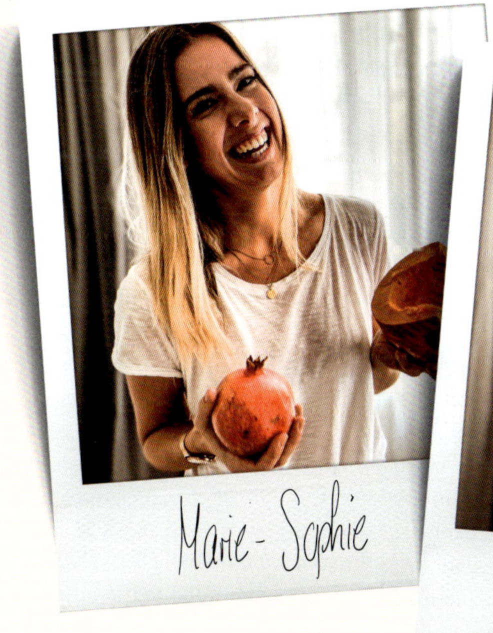

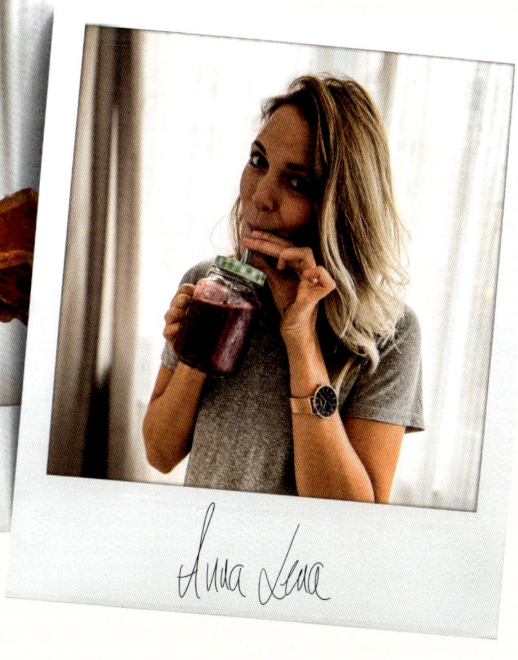

Inhaltsverzeichnis

Unsere Philosophie: Das ist VETOX!

Wir machen gesunde Ernährung für alle Menschen einfach

Du möchtest genau wissen, wie? Dann gieß Dir gemütlich einen grünen Tee auf und setz Dich zu uns. Wir nehmen Dich mit auf die VETOX-Reise.

Warum es uns gibt und was Du davon hast

Gesunde Ernährung ist unsere Leidenschaft. Und in unserem Alltag treffen wir immer wieder auf viele Menschen, die das genauso empfinden – denen aber schlicht das Know-how und die Zeit fehlen, immer und überall gesund zu essen. Neben Beruf oder Studium ist gesundes Essen im stressigen Alltag oft ein Balance-Akt. Wer hat schon die Muße dafür, täglich nach neuen Gerichten zu recherchieren und Rezepte anzupassen, um die tägliche Portion Obst und Gemüse unterzubringen? Ach ja, und was war noch gleich mit gesunden Fetten und Ballaststoffen? Mit Vitamin A, B, C und Eisen? Tausend verschiedene Ernährungsposts zu wälzen, kostet Zeit, die man lieber für anderes nutzen würde, und stiftet Verwirrung darüber, was denn nun tatsächlich gesund sein soll – das nagt am Durchhaltevermögen.

Hier kommt VETOX ins Spiel. Als Dein **Partner für pflanzliche Ernährung** sorgt VETOX dafür, dass Stress und Kopfzerbrechen ab sofort ein Ende haben. VETOX sorgt für die nötige **Vielfalt in Deinem Speiseplan, achtet darauf, dass Du Dich gesund ernährst**, und entlastet Dich auf der ganzen Linie.

Dieses Erlebnis erwartet Dich bald auf der VETOX-Plattform!

Die VETOX-Plattform ist Deine **Anlaufstelle für alles, was Du für Deine Welt der gesunden Ernährung benötigst**. Denn neben interessanten Artikeln zu pflanzlicher Ernährung und lecker bunten Rezepten, stellen wir Dir hier **individuelle Ernährungspläne und Einkaufslisten** zur Verfügung. So hast Du endlich Durchblick im Ernährungsdschungel und sparst nicht nur Zeit, sondern dank der exklusiven Coupons unserer Partner auch **bares Geld beim gesunden Einkauf**.

So soll Dich unser Angebot rundum dabei unterstützen, trotz Deinem hektischen Alltags **langfristig und erfolgreich eine gesunde Ernährungsweise zu leben**.

Folge uns auf Instagram, um über die neuesten Entwicklungen informiert zu werden und exklusive Angebote zum Launch zu erhalten.

Doch was bedeutet eigentlich VETOX?

VETOX ist nicht nur der Name unseres Ernährungsportals, sondern vor allem Folgendes: Eine **revolutionäre Ernährungsform**, die auf einer einfachen Formel beruht. Wir haben pflanzliche Ernährung optimiert, indem wir die **vegetarische und vegane Ernährungsweise mit dem Detox-Konzept** verbunden haben. Ve-Tox eben. Klingt kompliziert? Ist aber eigentlich ganz simpel:

- Wenn Du Dich nach VETOX ernährst, isst Du an **fünf Tagen pro Woche vegetarisch**.
- Die zwei verbleibenden Tage sind bewusst gelebte **Entgiftungstage**.
- An denen versorgst Du Deinen Körper ausschließlich mit ausgewählten, nährstoffreichen **veganen** Lebensmitteln.
- Der Fokus liegt auf **Reinigung und Regeneration** von innen.
- Die VETOX-Formel lautet: **5 vegetarische Tage + 2 vegane Detox-Tage!**

Keine Sorge, mit dem VETOX Kochbuch nehmen wir Dir die **Ernährungsplanung komplett ab**. Wenn Du unsere Ernährungspläne befolgst, brauchst Du keinen

Gedanken mehr daran verschwenden, ob Deinen Mahlzeiten gesund sind, Du **wichtige Nährstoffe** zu Dir nimmst oder was Du heute eigentlich kochen möchtest. Diese Zeit gehört endlich wieder Dir!

Das sagt die Wissenschaft zu VETOX

Nicht nur wir sind überzeugt: **VETOX ist die gesündeste Ernährungsform für Dich und Deinen Körper**. Denn wir berufen uns auf aktuelle wissenschaftliche Studien und Erkenntnisse. So wertete ein kalifornisches Forscher-Team um Dr. Valter Longo 2014 Daten von über 6.000 Personen aus und kam zu einem erschreckenden Ergebnis. Menschen, deren Ernährung aus reichlich tierischem Eiweiß besteht, **sterben früher, haben ein vierfach erhöhtes Krebsrisiko** und erkranken häufiger an Diabetes.

Tierisches Eiweiß ist leider nicht das einzige Problem. Auch die Giftstoffe im Fleisch machen krank. **Der Verzehr von fettreichen Wurst- und Fleischsorten führt zu einer Anreicherung von Umweltschadstoffen im menschlichen Organismus**. Die Folge: Das Risiko für Herz-Kreislauf-Erkrankungen, Übergewicht und einen erhöhten Cholesterinspiegel steigt – wie eine spanische Forschergruppe um Juan Peblo Arrebola 2015 in einer Studie nachweisen konnte.

An dieser Stelle haben unsere **VETOX-Entgiftungstage** ihren Auftritt. Deine Gesundheit und körperliche Regeneration stehen hier im Vordergrund. Eine gesunde Ernährung, die etwa starke Antioxidantien wie Vitamin C und E enthält, ist laut einer 2014 veröffentlichten Studie der mexikanischen Forscher um Rendón-Ramírez sogar in der Lage, Schwermetallrückstände im Körper bereits innerhalb einer Woche effektiv zu verringern. Du siehst: **Es gibt viele gute Gründe für eine Ernährungsumstellung auf VETOX!**

Darum ist VETOX Deine perfekte Ernährungsformel

Tatsache: Eine rein vegane Ernährung verbinden selbst viele, die fleischlos leben, mit Nährstoffmangel und Einseitigkeit. Ernährst Du Dich jedoch überwiegend vegetarisch, sind kritische Makro- und Mikronährstoffe kein Problem. Eine ausreichende Nährstoffversorgung ist sichergestellt.

5 Gründe warum das VETOX-System die perfekte Ernährungsweise für Dich ist:

- **Du beugst Nährstoffmangel vor!** Und dass, ohne viel Zeit in die Ernährungsplanung zu investieren.
- **Du hältst durch!** Unsere VETOX-Küche ist bunt, vielfältig und vor allem alltagstauglich. So freust Du Dich jeden Tag auf ein neues Gericht, anstatt zu denken „Nicht das schon wieder“.
- **Du wirst unterstützt!** Team VETOX hält immer zusammen. Wir begleiten Dich von Anfang an, und unterstützen Dich auf www.VETOX.de, damit Du auch langfristig Dein Ziel erreichst.
- **Du reinigst Deinen Körper!** Entgiftung und Regeneration stärken Dein Immunsystem und wirken krankheitsvorbeugend. Ständige Erkältungen im Winter gehören also ab sofort der Vergangenheit an.
- **Du schonst Tiere und Umwelt!** Mit pflanzlicher Ernährung setzt Du ein eindeutiges Statement gegen Massentierhaltung und für Umweltschutz.

Fazit: Sei ein Teil der VETOX-Ernährungsrevolution!

Know-how, Zeitmangel oder fehlendes Durchhaltevermögen – egal, was Dich bisher zurückgehalten hat, gesunde Ernährung im Alltag umzusetzen – mit VETOX hast Du **motivierende Experten an Deiner Seite**, die Dir auf Deinem Weg beistehen.

Die einzigartige VETOX-Ernährungsform verbindet die **Vorteile pflanzlicher Ernährungsweisen** mit speziellen Detox-Tagen. Dabei bleibt sie **alltagstauglich und unkompliziert – aber gleichzeitig ausgewogen und nährstoffreich**.

Und wie gefällt Dir die VETOX-Welt? Hast Du Blut geleckt und willst mit uns die Reise antreten? Wir nehmen dich gern mit, also let's VETOX, Baby!

Dein Ernährungsplan für 14 Tage

Nährstoffe – was sie sind, warum Du sie brauchst und was dieses Buch damit zu tun hat

Startklar? Super, das wollten wir hören. Bevor es mit unseren Rezepten losgeht, bekommst Du aber zuerst noch ein kleines Briefing von uns.

Um Dir den Einstieg in die VETOX-Ernährung zu vereinfachen, ist dieses Kochbuch wie ein 14-Tage-Plan konzipiert, der dafür sorgt, dass Du dich ganz einfach und automatisch an die VETOX-Ernährung gewöhnst. Somit bekommst Du an fünf Tagen vor allem vegetarische Rezepte, an zwei aufeinanderfolgenden Tagen haben wir aber auch unsere veganen Detox-Rezepte eingebaut. Du wirst sehen, dass Dir mit unserer Hilfe die VETOX-Ernährung ganz einfach fallen wird. Du hast Angst, dass Du die eine oder andere Zutat in unseren Rezepten nicht magst? Keine Sorge bei unserem Ernährungsplan hast Du zwischen Mittag und Abendessen immer auch eine Alternative.

Und nun zu unseren Hauptdarstellern, we proudly present: die Nährstoffe. Für unseren Organismus ist eine ausreichende Versorgung mit ihnen lebensnotwendig. Ernährungswissenschaftler unterteilen Nährstoffe im Allgemeinen in zwei Gruppen.

- Makronährstoffe wie Proteine, Fette und Kohlenhydrate sind dabei die Grundlage unserer Ernährung und essenzielle Energielieferanten für den menschlichen Stoffwechsel.
  Zu ihnen gehören auch Ballaststoffe und Wasser, die dem Körper zwar wenig Energie liefern, aber trotzdem unentbehrlich für unsere Gesundheit sind.

- Mikronährstoffe wie Spurenelemente, Vitamine und Mineralstoffe benötigt unser Körper in kleineren Mengen (wie der Name schon sagt). Dennoch sind auch sie für unsere Stoffwechselvorgänge wesentlich.

Was machen Nährstoffe im Körper?

Als Bausteine unserer Ernährung haben Nährstoffe in unserem Körper mehrere Funktionen. Die Gruppe der Kohlenhydrate stellt dabei unsere Hauptenergiequelle dar. Wir brauchen sie für Gehirn, Muskeln und die Stoffwechselregulation. Besonders die sogenannten komplexen Kohlenhydrate wie Vollkornprodukte, Kartoffeln und Getreide haben einen Bonus: Sie enthalten zusätzlich sekundäre Pflanzenstoffe, Mineralstoffe und Vitamine.

Proteine bzw. Eiweiße lassen sich in 20 Aminosäuren unterteilen, von denen acht über die Nahrung aufgenommen werden müssen, weil unser Körper sie nicht selbst herstellen kann. Proteine sind wichtig für Zellaufbau und -reparation. Du hast hier die Wahl, denn Deinen Proteinbedarf kannst Du sowohl aus tierischen (wie Milch oder Käse) als auch aus pflanzlichen Eiweißquellen (etwa Soja und Reis) decken. Aufgrund der negativen Eigenschaften tierischer Proteine solltest Du allerdings darauf achten, diese nur moderat zu konsumieren. Das haben inzwischen zahlreiche wissenschaftliche Studien bewiesen, von denen wir Dir im Abschnitt „Unsere Philosophie“ bereits ein paar vorgestellt haben.

„Fett ist fies!“ – nope, Fette sind ebenfalls ein wichtiger Bestandteil unserer Ernährung. Das alte Vorurteil von den „bösen“ Fetten ist längst überholt. Solange wir vor allem gute – das heißt ungesättigte – Fettsäuren zu uns nehmen (und auch die in Maßen), können wir uns nicht nur an ihrem Effekt als Geschmacksträger erfreuen, sondern auch unsere Körperfunktionen unterstützen. Für die Hormonproduktion, die Aufnahme bestimmter Vitamine aus der Nahrung und die Nervengesundheit sind sie unentbehrlich. Quasi ein bisschen Öl, damit die Maschine besser läuft.

Deinen Bedarf an Mikronährstoffen deckst Du mit einer ausgewogenen Ernährung, die viel frisches und unverarbeitetes Obst und Gemüse enthält, ab. Deshalb achten wir bei unseren Rezepten besonders auf eine ausgewogene und bunte Auswahl an frischen Lebensmitteln. In unserem Körper sind sie vor allem für das Zellwachstum zuständig und spielen eine wichtige Rolle bei der Erneuerung von Haut, Muskulatur und Knochen. Echtes Beauty-Food also!

Zum Thema „schön gesund" präsentieren wir noch einen weiteren Shooting Star – die sekundären Pflanzenstoffe. Gut, eigentlich sind es mehrere. Wissenschaftler schätzen, dass es mehr als 5.000 der sogenannten bioaktiven Substanzen gibt. Ein starkes Immunsystem, glatte Haut und Schutz vor Krankheiten sind nur einige Nebeneffekte des Konsums dieser Wunder der Natur. Erst 2018 wurden ihre gesundheitsförderlichen und krebsvorbeugenden Eigenschaften erneut in einer koreanischen Studie von Sunyong Yoo und seinen Kollegen bestätigt. Die Forscher der Harvard Medical School empfehlen deshalb: Nüsse, Hülsenfrüchte, Samen, Grünzeug und Früchte in allen Regenbogenfarben. Diese sind ebenfalls großzügig in unseren Rezepten verarbeitet.

Unsere Rezepte mit hoher Nährstoffdichte: Dein Kick-off ins pflanzliche Leben!

Eigentlich ziemlich interessant, was unsere Nahrung so alles an sensationellen Inhaltsstoffen enthält. Wir beweisen Dir mit unserem 14-tägigen Einsteiger-Ernährungsplan, dass es gar nicht so schwer ist, Deine Ernährung auf nährstoffhaltiges „Fit-Food" umzustellen.

Sieh diesen 14-Tage-Plan am besten wie ein Kick-off in Dein neues, pflanzliches Leben. Er enthält abwechslungsreiche und alltagstaugliche Rezepte für morgens, mittags und abends und nimmt Dir damit nicht nur Deine tägliche Meal-Planung ab, sondern achtet zusätzlich auf Deine Nährstoffversorgung.

In unseren Rezepten verwenden wir eine ideale Kombination von Lebensmitteln mit hoher Nährstoffdichte, nämlich Superfoods und Hülsenfrüchte, Gemüse- und Obstsorten. Dein Vorteil: Du bekommst frischen Geschmack, echten Genuss und alle wichtigen Nährstoffe, die Dein Körper braucht – All-in-One. So musst Du mindestens 14 Tage keinen einzigen Gedanken an Deine Ernährungsplanung verschwenden und kannst Deinen Fokus komplett auf eines legen: Deine Gesundheit!

Der garantierte Nebeneffekt: Nach zwei Wochen VETOX wirst Du Dich so fit und aktiv fühlen, dass Du nahtlos weitermachen möchtest! Wir begleiten Dich dabei. Stell Dir VETOX wie Deinen persönlichen Cheerleader vor: Motivation fürs Dranbleiben, Unterstützung für den Alltag und alles, was Du für Dein pflanzliches Leben brauchst – an einem Ort.

Legende

Meal-Prep

Geht es Dir wie uns? Du willst gesund leben, fit sein und Deine Ernährungs-Goals erreichen – aber irgendwie fehlt Dir einfach die Zeit, Dich täglich in die Küche zu stellen und Gemüse zu schnippeln? We heard ya! Obwohl wir absolute Verfechterinnen eines gesunden Lifestyles sind, kennen wir dieses Problem nur zu gut.

Der Alltag kann schon mal extrem busy werden. Und bevor Du zum Handy greifst und den Lieferdienst anrufst oder auf dem Heimweg die nächste Imbissbude ansteuerst, haben wir da etwas für Dich. Deinen neuen Buddy: Meal-Prep.

Meal-Preparation ist das, was wir in unserer schönen Sprache Vorkochen nennen. Warum wir Meal-Prep so geil finden, verraten wir Dir gern.

Stell Dir Folgendes vor: Freitagnachmittag, Feierabend. Der Duft des Wochenendes liegt in der Luft. Aber: Der Tag im Büro war richtig stressig, weil der Chef genervt hat. Du hast seit der Mittagspause einen Kaffeefleck auf Deiner neuen Bluse und richtig schlechte Laune. Und on top weißt Du, dass Dein Kühl- und Vorratsschrank Dich zu Hause schon erwarten, und zwar leer. In so einer Situation passieren erfahrungsgemäß zwei Dinge. Erstens, Hunger. Du willst etwas Dampfendes, Warmes essen. Sofort. Zweitens, Du folgst Deinem Instinkt und holst Dir genau das. Und wenn wir ehrlich sind, ist das meistens Fast food.

Bimbimbim – Alarmstufe: Rot! Fitness, gesunde Ernährung, Clean Eating – vergessen?! Wenn Du auch keine Lust mehr hast, dieses Spiel jede Woche (mehrmals?) zu wiederholen, mach es wie wir: Einmal pro Woche etwas Zeit für Meal-Prep investieren (mit unseren Rezepten bist Du im Nullkommanix fertig) – und dann die ganze Woche in kürzester Zeit chillig Dein gesundes Dinner genießen.

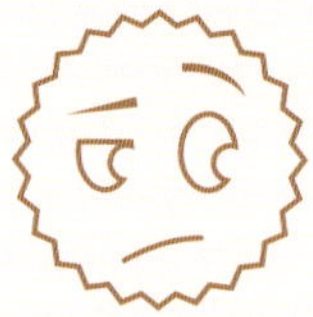

Skeptiker

Du kennst ihn, wir kennen ihn und wahrscheinlich kennt ihn außerdem auch jeder, der sich für pflanzliche, cleane Ernährung entschieden hat: den Skeptiker. Er existiert in vielen Familien und auch unter engen Freunden findet man oft einzelne Exemplare. Abgesehen davon, dass er Deine Ernährungsweise seltsam findet, ist er ein absoluter Fleischverfechter. Pflanzliche Mahlzeiten sind für ihn ein schlechter Witz, Fleisch ist sein Gemüse und jedes Mal, wenn Du ihm von Deiner Ernährungsform erzählst, schaut er Dich mitleidig an und sagt: „Wirst Du überhaupt satt? Und wo bekommst Du Deine Proteine her?“

Wir wetten, dass das ab jetzt ein Ende hat. Hand drauf: Wenn der Skeptiker das nächste Mal die Ehre hat, an Deinem Tisch zum Dinner zu sitzen, wirst Du kein Wort aus seinem Mund hören. Und zwar deshalb, weil er entweder überhaupt nicht schmeckt, dass er kein Fleisch isst, oder weil er das Gericht so dermaßen gut findet, dass er Fleisch ab sofort ebenfalls von seinem Speiseplan streicht.

Unsere Skeptiker-Rezepte überzeugen einfach JEDEN. Plus: Was gibt es Geileres, als das Triumphgefühl, wenn Du den Skeptiker endlich mal sprachlos erlebst!

Nährstoff-Booster

Es gibt da so ein böses Wort. Wenn Du Dich pflanzlich ernährst, hörst Du es manchmal in Deiner Umgebung. Es klingt meist wie ein vorwurfsvolles Raunen, ein missbilligendes Flüstern oder seltener wie eine offene Kampfansage: Nährstoffmangel. Kritiker der pflanzlichen Ernährung benutzen es gern und häufig, um Veganern und Vegetariern vorzuwerfen, eine optimale Nährstoffversorgung sei bei diesen Ernährungsformen nicht sichergestellt.

Wir von VETOX werden auch Myth-Busters genannt. Okay, lasst uns bei der Wahrheit bleiben – wir nennen uns gern selbst so. Mit gutem Grund: Es gibt mittlerweile unzählige Studien, die beweisen, dass Du Deinem Körper auch (und vor allem!) mit einer pflanzlichen Ernährungsweise ALLE notwendigen Makro- und Mikronährstoffe zufügen kannst. Eine der bekanntesten ist die China Study von T. Colin Campbell.

Alle Rezepte mit dem Label „Nährstoff-Booster" sind echte Vitamin- und Mineralstoff-Bomben. Jedes Rezept, dass diesen Button trägt, deckt von einem oder mehreren Mikronährstoffen bereits 80 % oder mehr Deines täglichen Mikronährstoff-Bedarfs. Wenn Du unsere Nährstoff-Booster-Rezepte zubereitest, gehst Du auf Nummer sicher. Die hohe Nährstoffdichte der verwendeten Lebensmittel sorgen dafür, dass Du Dich fit und gesund fühlst – und es auch bist!

Blitz-Rezepte

Speedy Gonzales, rote Ferraris und unsere Blitz-Rezepte haben ein paar Gemeinsamkeiten: Sie sind schnell, sie sind cool und mit ihnen bist Du in Windeseile dort, wo Du hin möchtest. In unserem Fall ist es das angenehme Sättigungsgefühl. Zugegeben, Schnelligkeit ist nicht in allen Lebenslagen eine tolle Eigenschaft, aber beim Essenzubereiten ist sie die Knock-out-Kategorie (und ja, wir geben zu, dass auch andersfarbige Ferraris schnell sind).

Wenn der Bauch knurrt, der Freund quengelt oder die Lieblingsserie in einer halben Stunde beginnt, tut es nur ein Quick-Fix. Im Klartext, es muss einfach schnell gehen. Keine Panik, wir kennen das, haben das auch schon erlebt, und die Probe aufs Exempel gemacht. Vom Kühlschranktür-Aufmachen bis zum VETOX-Dinner haben wir mit unseren Blitz-Rezepten weniger als 20 Minuten gebraucht.

Weil die gesamte VETOX-Ernährungsweise auf gesunden Lebensmitteln mit hoher Nährstoffdichte beruht, sind unsere Blitz-Rezepte nicht nur schnell zubereitet, sondern auch gut für Dich.

Vegan

Unsere Rezepte, die mit dem Button „Vegan" gekennzeichnet sind, enthalten keinerlei Tierprodukte, wie Fisch, Fleisch, Eier, Milch oder Honig. Dabei sind die Rezepte so abwechslungsreich und sättigend, dass Du tierische Lebensmittel nicht vermissen wirst. Außerdem garantieren wir Dir: Mit uns wird vegane Ernährung alltagstauglich und leicht umsetzbar.

Damit sind die als „Vegan" gekennzeichneten Rezepte also ideal geeignet für die beiden veganen Entgiftungstage Deiner VETOX-Ernährung. Die beiden veganen Tage haben eine Doppelfunktion: Einerseits führst Du Deinem Körper frische und pflanzliche Lebensmittel in hochwertiger Qualität zu. Andererseits bestehen unsere veganen Rezepte aus ausgewählten Zutaten mit entgiftenden Eigenschaften.

Lebe die beiden Detox-Tage deshalb am besten ganz bewusst und mit der Gewissheit, Deinem Körper die Chance zu geben, sich von belastenden Giftstoffen zu reinigen. Gerade, wenn Du vorher jahrelang tierische Produkte konsumiert hast, oder bei Dir konventionelles Obst und Gemüse statt Bio-Qualität im Einkaufswagen gelandet sind, ist es an der Zeit für eine körperliche Regeneration. Denn unsere Mütter hatten recht: Du bist, was Du isst! Mit unseren veganen Rezepten unterstützen wir Dich dabei, Body and Soul etwas Gutes zu tun. Dein Körper wird es Dir danken!

Laktosefrei

Du bist laktoseintolerant? Dann gehörst Du zu den 15 % der deutschen Bevölkerung, denen das Enzym Laktase fehlt und deren Körper den in vielen Lebensmitteln enthaltenen Milchzucker (Laktose) nicht spalten kann. Auch Veganer leben faktisch laktosefrei, da sie weder Kuhmilch noch daraus hergestellte Produkte konsumieren. Egal, wie es bei Dir aussieht: Wir wollen Dich mit unseren Rezepten bei dieser Ernährungsweise unterstützen.

Kurze Info am Rande: Laktoseintoleranz und Kuhmilchallergie sind nicht dasselbe. Bei einer Intoleranz führt der Mangel am Enzym Laktase dazu, dass Du keinen Milchzucker verträgst. Ganz anders ist das bei einer Kuhmilchallergie. Auf das in der Kuhmilch enthaltene Eiweiß reagieren manche Menschen mit einer Immunreaktion. Wer nur unter einer Kuhmilchallergie leidet, für den stellt Milchzucker an sich deshalb kein Problem dar.

Aber jetzt zurück zum Thema. Unsere laktosefreien Rezepte enthalten keinen Milchzucker, sodass die typischen Symptome der Laktoseintoleranz ausbleiben. Du kannst diese also unbedenklich genießen.

Kleiner Tipp: Nicht alle Milchprodukte enthalten Laktose. Bestimmte Käsesorten, wie zum Beispiel Parmesan, sind durch den speziellen Herstellungsprozess laktosefrei. Auch Butterschmalz (oder: Butterreinfett) ist laktosefrei, da es sich dabei um das reine Fett aus der Butter handelt, das keinen Milchzucker mehr enthält.

Glutenfrei

Gluten ist schon seit einigen Jahren in aller Munde (oder eben nicht!). Aber was ist Gluten eigentlich? Die Ernährungswissenschaft hilft uns da weiter. Gluten ist ein Proteingemisch, wird umgangssprachlich meist Klebereiweiß genannt und kommt in vielen Getreidesorten vor. Für „normales" Brot und andere Backwaren ist Gluten ziemlich wichtig, weil es für elastische Teige sorgt und durch seine Klebeeigenschaften als Bindemittel eingesetzt werden kann.

Wenn Du an einer Glutenunverträglichkeit leidest, wird Deine Dünndarmschleimhaut durch solche glutenhaltigen Lebensmittel geschädigt. Klingt erst einmal schlimm, ist aber reversibel. Ernährst Du Dich streng glutenfrei, regeneriert sich Deine Dünndarmschleimhaut vollständig.

Leidest Du unter Zöliakie (Glutenunverträglichkeit) oder bist glutensensitiv, war die Diagnose vielleicht erst einmal ein Schock für Dich. „Wie jetzt – ich soll meine komplette Lebensweise ändern und darf nie wieder Omas hammermäßigen Apfelkuchen genießen?" Falls es Dir anfangs so ähnlich ging, sei Dir sicher: Mit diesen Gefühlen bist Du nicht allein! Aber auch wenn Du Dich aus freien Stücken an der Anti-Gluten-Front bewegst, garantieren wir Dir, dass glutenfrei nicht heißt, auf Genuss verzichten zu müssen!

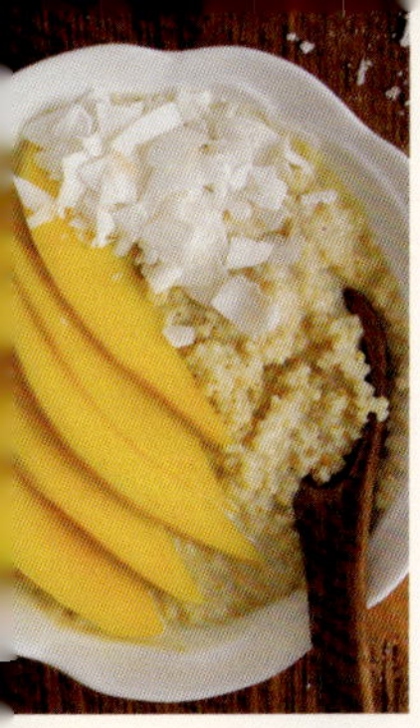
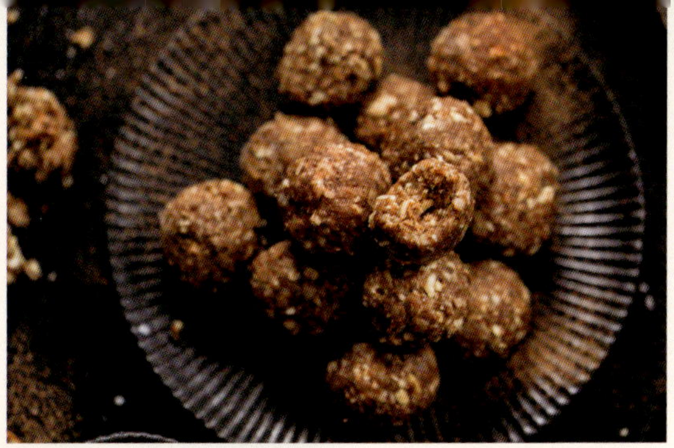
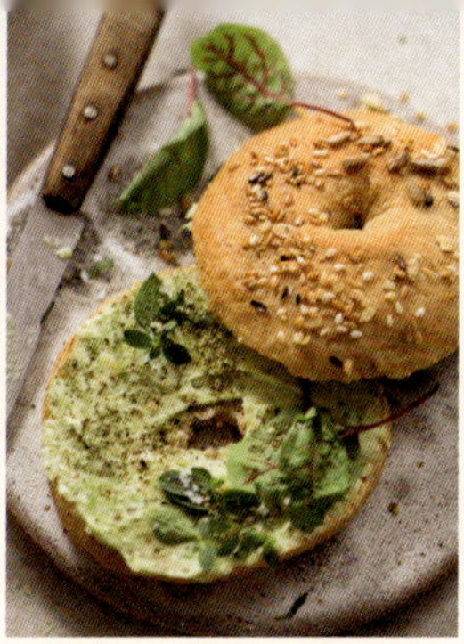
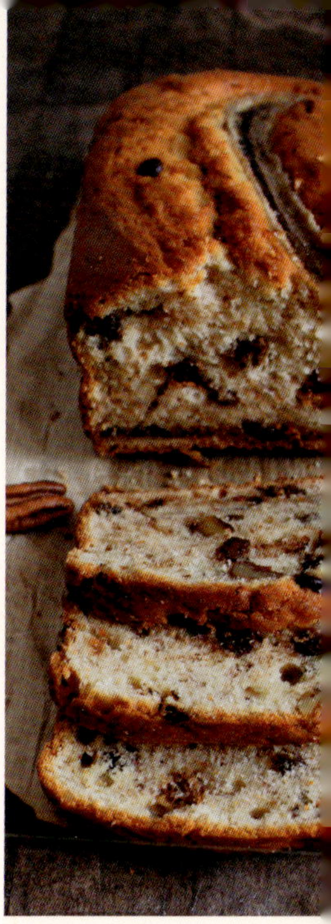
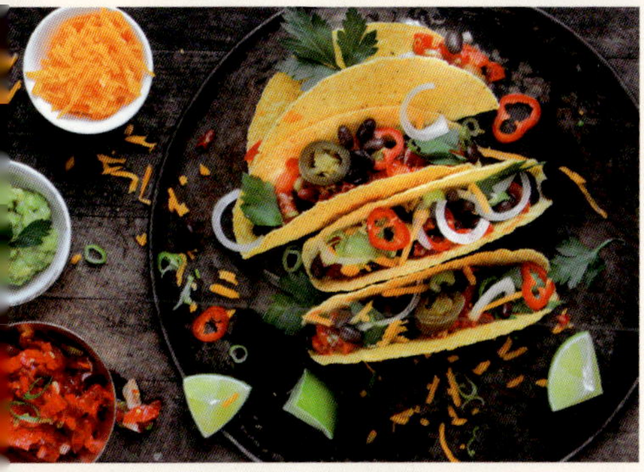

Dein 14 Tage Ernährungsplan

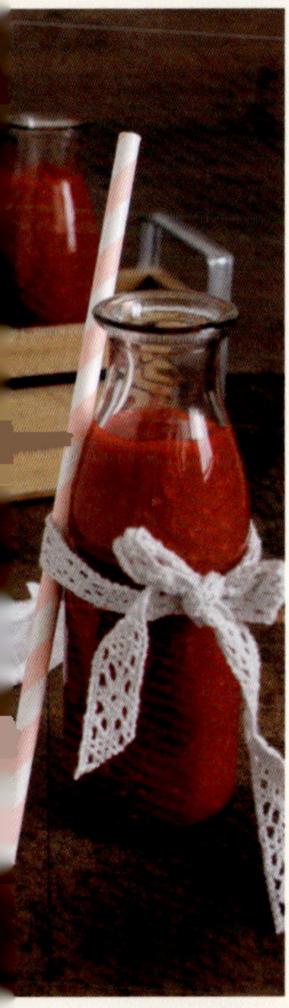
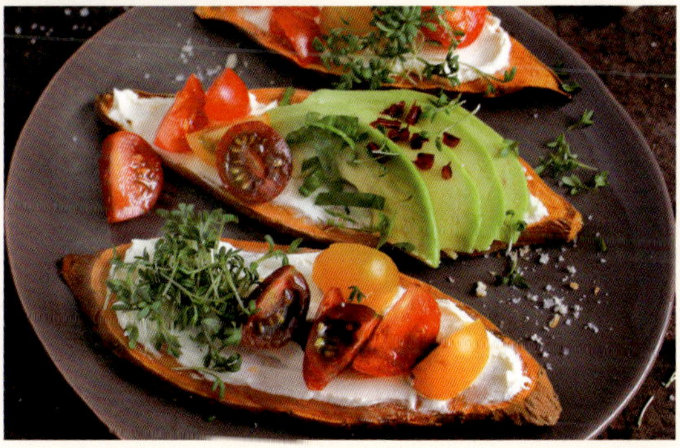
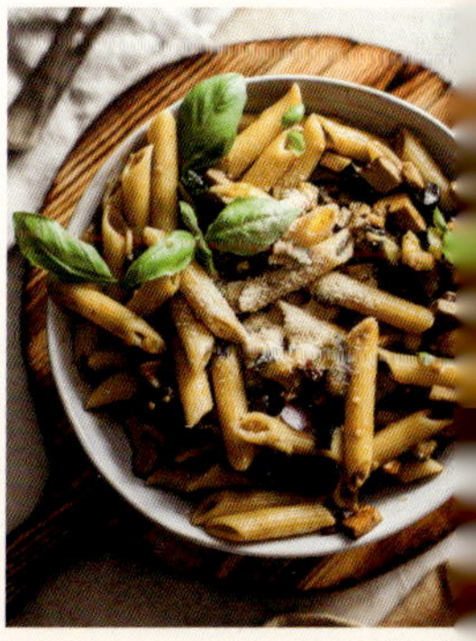
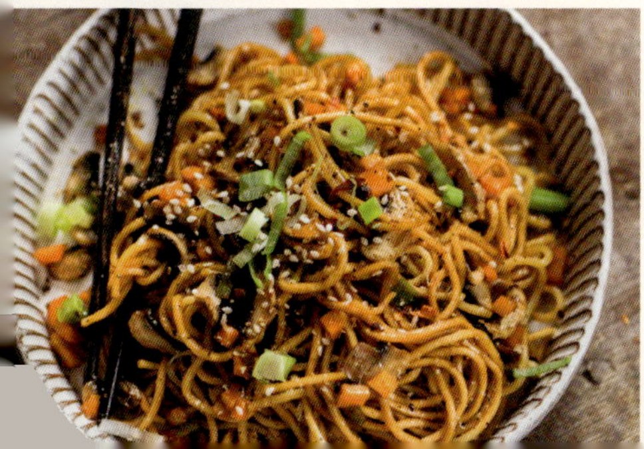
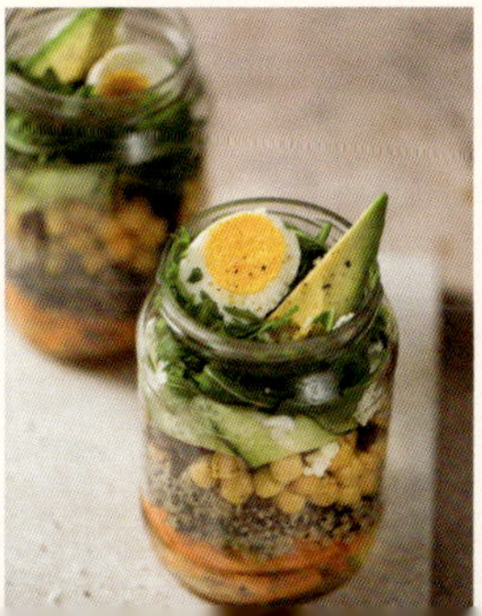
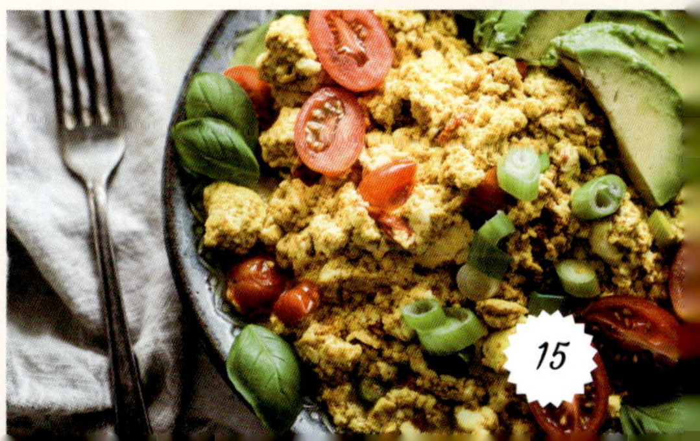

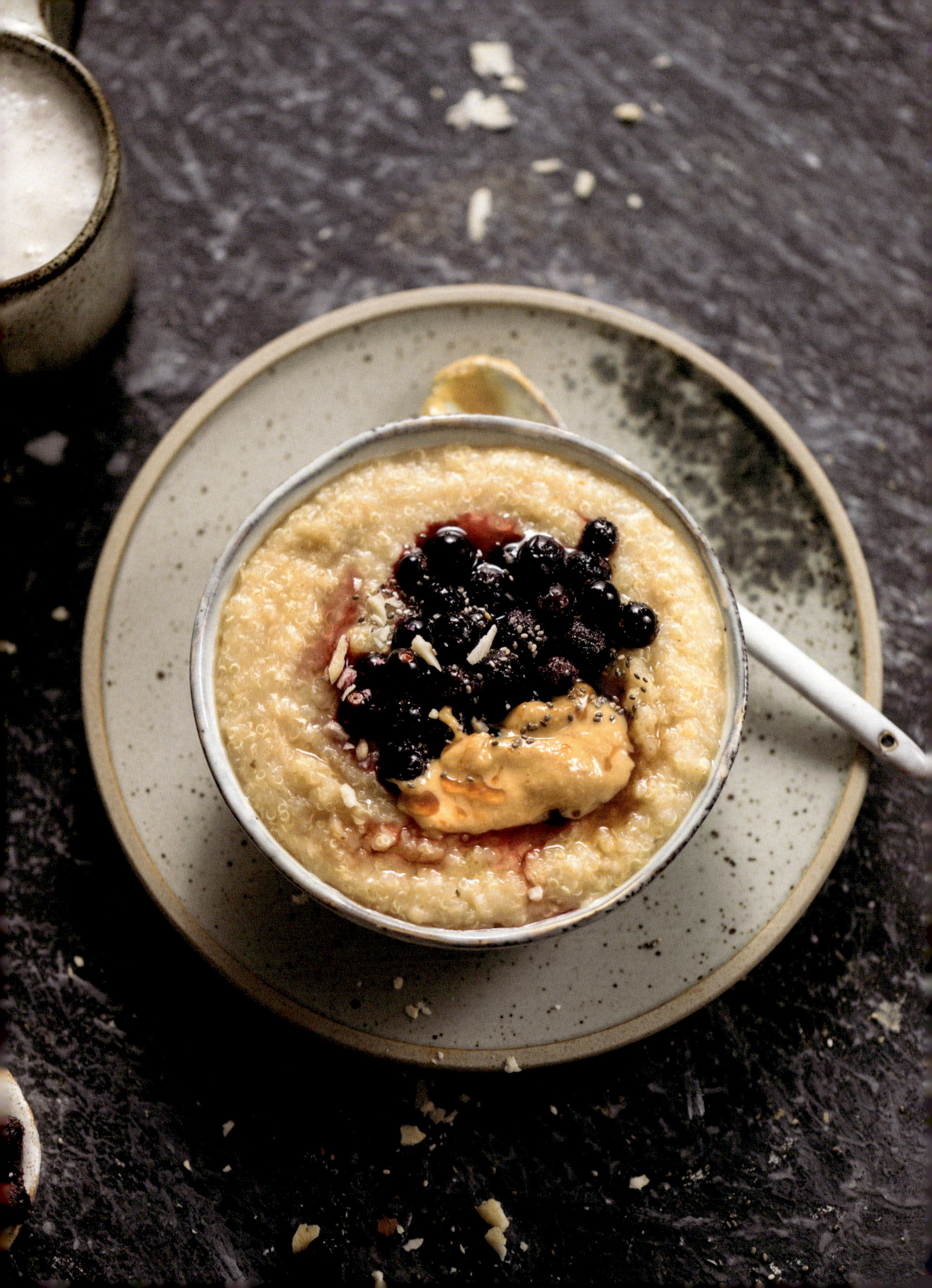

Detox Quinoa-Porridge

Wer kennt und liebt ihn nicht: den guten alten Haferschleim. Okay, Porridge klingt gleich um einiges appetitlicher – aber egal, ob Haferschleim oder Porridge, es ist einfach das perfekte Frühstück, sättigt Dich für mehrere Stunden, der Aufwand ist sehr überschaubar und sind wir mal ehrlich: Die Möglichkeiten, ihn aufzupeppen, sind unendlich. Also ran an den Löffel!

Für 1 Portion benötigst Du

50 g gefrorene Heidelbeeren
50 g Quinoa
35 g Haferflocken
200 ml Mandeldrink
2 TL Zimt
1 TL Vanillezucker
1 EL brauner Zucker
25 ml Wasser
2 EL Ahornsirup
1 EL Mandelmus

Benötigte Utensilien:
mittelgroßer Topf, Kochlöffel, mittelgroße Schüssel, großes Sieb

20–25 Minuten

1. Gib die Quinoa in ein Sieb und brause sie mehrmals unter heißem Wasser ab, so werden die Bitterstoffe entfernt. Koche ihn nun mit dem Wasser und dem Mandeldrink im Topf einmal auf. Reduziere anschließend die Hitze und lass es für 10 Minuten köcheln. Rühre ab und zu um, damit nichts anbrennt.

2. Nun füge die Haferflocken zu der Quinoa-Mischung und lass es für weitere 5 Minuten köcheln. Vergiss nicht, immer mal wieder umzurühren, damit nichts am Topfboden anbrennt.

3. Während das Porridge köchelt, gib die gefrorenen Heidelbeeren in eine Schüssel und taue sie bei Zimmertemperatur auf.

4. Nimm das Porridge vom Herd und schmecke es mit Ahornsirup, 1 TL Zimt und Vanillezucker ab. Rühre nun Zucker und 1 TL Zimt unter die aufgetauten Heidelbeeren.

5. Fülle das fertige Porridge in eine Schüssel, gib Beeren und das Mandelmus hinzu. Guten Appetit!

Nährwerte:
Kalorien: 592 kcal • Eiweiß: 20g • Kohlenhydrate: 96g • Fette: 13g

Unser Tipp: Wenn Du mal keine Zeit hast: Das Porridge lässt sich auch ganz einfach vorbereiten. Zum Beispiel am Tag oder am Abend davor. Stelle es in den Kühlschrank (und am besten schon in Gläser, Boxen oder Schüsseln) und Du kannst dein Frühstück super unkompliziert sofort genießen oder auch für unterwegs mitnehmen.

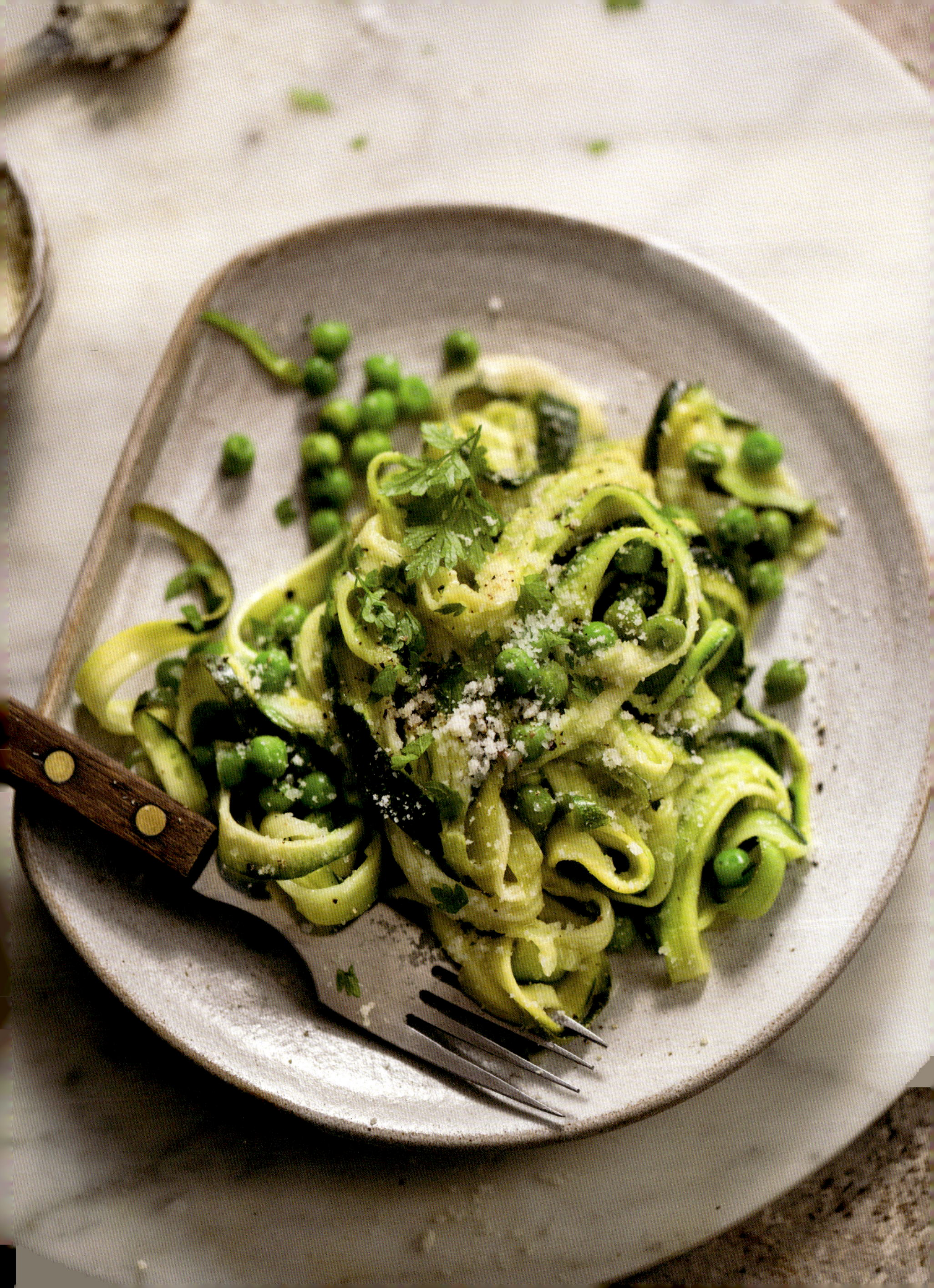

Detox Zucchini-Nudeln mit Parmesan

Diese Nudeln kommen ganz ohne Gluten, Ei und Kohlehydrate aus, denn sie bestehen zu 100 % aus Zucchini. Gemeinsam mit dem Parmesan ergibt dieses Mittagessen eine gesunde und leckere Mahlzeit, die Dich durch den Tag tragen wird.

Für 1 Portion benötigst Du

2 Zucchini
100 g TK-Erbsen
2 EL Zitronensaft
1 TL frische Petersilie
60 g vegetarischer Parmesan
1 EL Olivenöl
20 ml Wasser
Salz
Pfeffer

Benötigte Utensilien: kleiner Topf, Spiralschneider, mittelgroße Pfanne, Gemüsereibe, großes Sieb

15–20 Minuten

1. Erhitze einen kleinen Topf mit Wasser und koche die Erbsen für 4 Minuten. Anschließend schüttest Du die Erbsen durch das Sieb und spülst sie kurz mit kaltem Wasser ab.

2. Wasche die Zucchini und schneide sie mit dem Spiralschneider zu dünnen Nudeln. Erhitze nun eine Pfanne mit Olivenöl auf mittlerer Hitze und gib die sogenannten Zoodles hinzu. Brate sie für 3 Minuten an.

3. Gib zu den Zoodles nun die Erbsen, den Zitronensaft, reibe den Parmesan fein und gebe ihn ebenfalls dazu. Schmecke es mit Salz, Pfeffer ab. Zum Garnieren gib 1 TL Petersilie hinzu.

Nährwerte:
Kalorien: 509 kcal • Eiweiß: 34g • Kohlenhydrate: 24g • Fette: 30g

Unser Tipp: Solltest Du keinen Spiralschneider besitzen, musst Du nicht verzweifeln, sondern kannst einen normalen Sparschäler verwenden. Einziger Unterschied, den Du beachten solltest: Die Zoodles werden etwas breiter – hier empfehle ich Dir, sie mehrmals zu zerteilen.

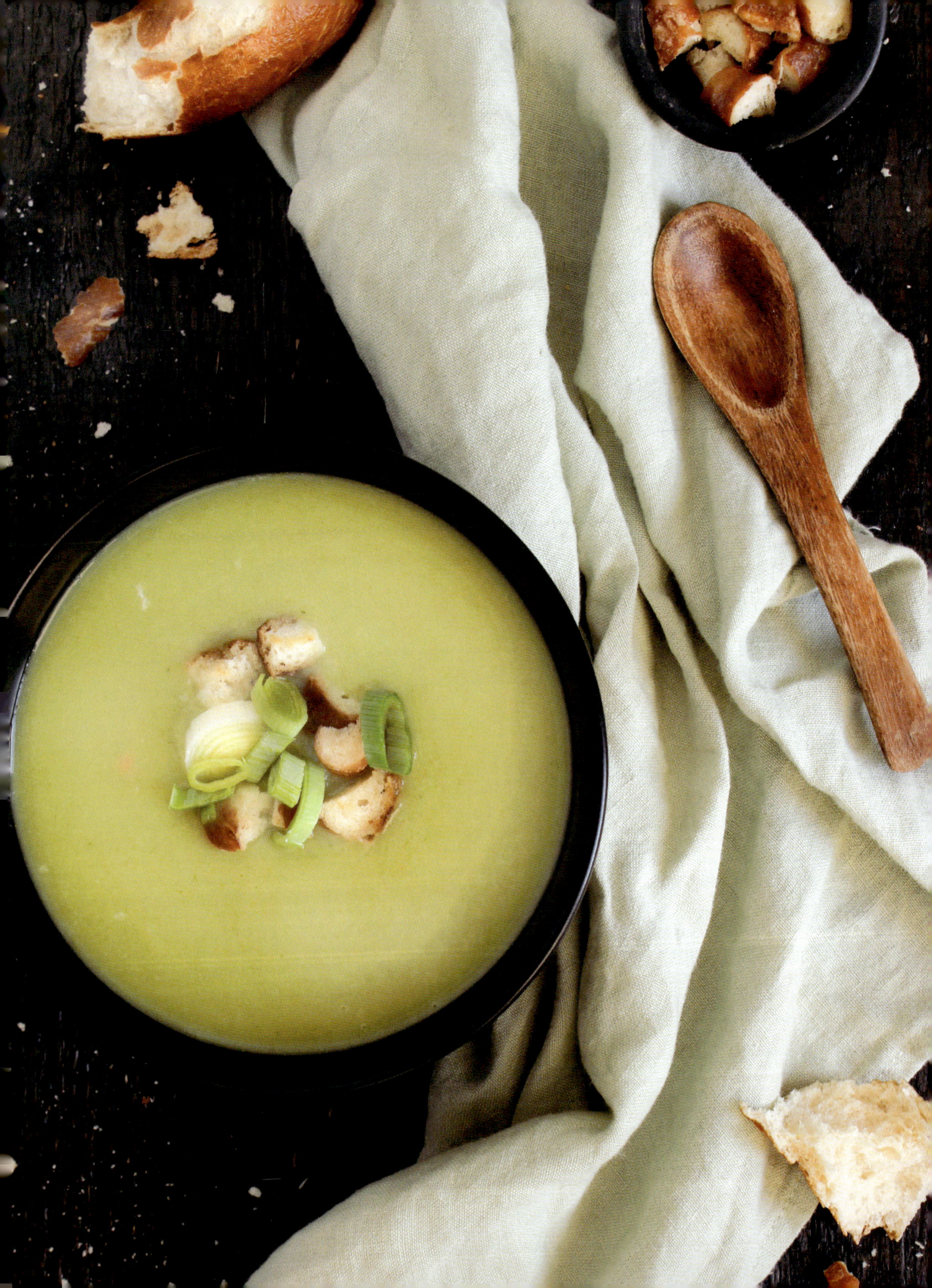

Lauchcreme-Suppe mit Brezen-Croûtons

Manchmal muss es einfach Suppe sein! Diese unkomplizierte Lauchcreme-Suppe ist schnell gekocht und sorgt für ein wohlig warmes Bauchgefühl. Besonders lecker sind die knusprigen Brezen-Croûtons als Topping.

Für 1 Portion benötigst Du

1/2 Stange Lauch
1 kleine Kartoffel (mehlig kochend)
1 kleine Zwiebel
1/2 vegane Laugenbrezel
1 TL Gemüsebrühe
25 ml Sahne
1 EL Butter
150 ml Wasser
1 EL Olivenöl
Salz
Pfeffer
Muskat

Benötigte Utensilien:
Schneidebrett, Küchenmesser, Sparschäler, 2 mittelgroße Töpfe mit Deckel, Kochlöffel, Stabmixer, mittelgroße Pfanne

30 Minuten

1. Schäle die Zwiebel und schneide sie in Würfelchen. Schneide vom Lauch das obere grüne Drittel und die Wurzelscheibe ab und schneide die Hälfte des Lauchs in Scheiben. Schäle die Kartoffel und schneide sie in Würfel. Wasche den Lauch gründlich in einem Sieb und lege ein paar grüne Lauchringe für die Deko beiseite.

2. Erhitze das Öl in einem Topf und brate Lauch und Zwiebeln darin an. Dann gibst Du die Kartoffel hinzu und gießt alles mit der Brühe auf. Lege den Deckel auf den Topf und lasse die Suppe 20 Minuten kochen.

3. Schneide die halbe Laugenbrezel in kleine Würfel. Erhitze die Butter in der Pfanne, gib die Brezen-Würfel dazu und brate sie bei mittlerer Hitze zu knusprigen Croûtons.

4. Gib die Sahne in den Topf mit dem Gemüse und püriere die Lauchsuppe bis keine Stücke mehr vorhanden sind. Falls Dir die Konsistenz noch zu dickflüssig ist, kannst Du noch etwas Wasser zugießen. Schmecke die Suppe mit Salz, Pfeffer und Muskat ab. Streue beim Servieren die restlichen Lauchringe sowie die knusprigen Brezen-Croûtons darüber.

Nährwerte:
Kalorien: 621 kcal • Eiweiß: 11g • Kohlenhydrate: 50g • Fette: 42g

Unser Tipp: Die Lauchcreme-Suppe kannst Du prima auf Vorrat kochen und einfrieren. So hast Du immer schnell eine leichte Mahlzeit zu Hause parat. Oder Du füllst sie in ein Schraubglas mit Deckel zum Mitnehmen. Im Kühlschrank hält sie sich so bis zu 2 Tage.

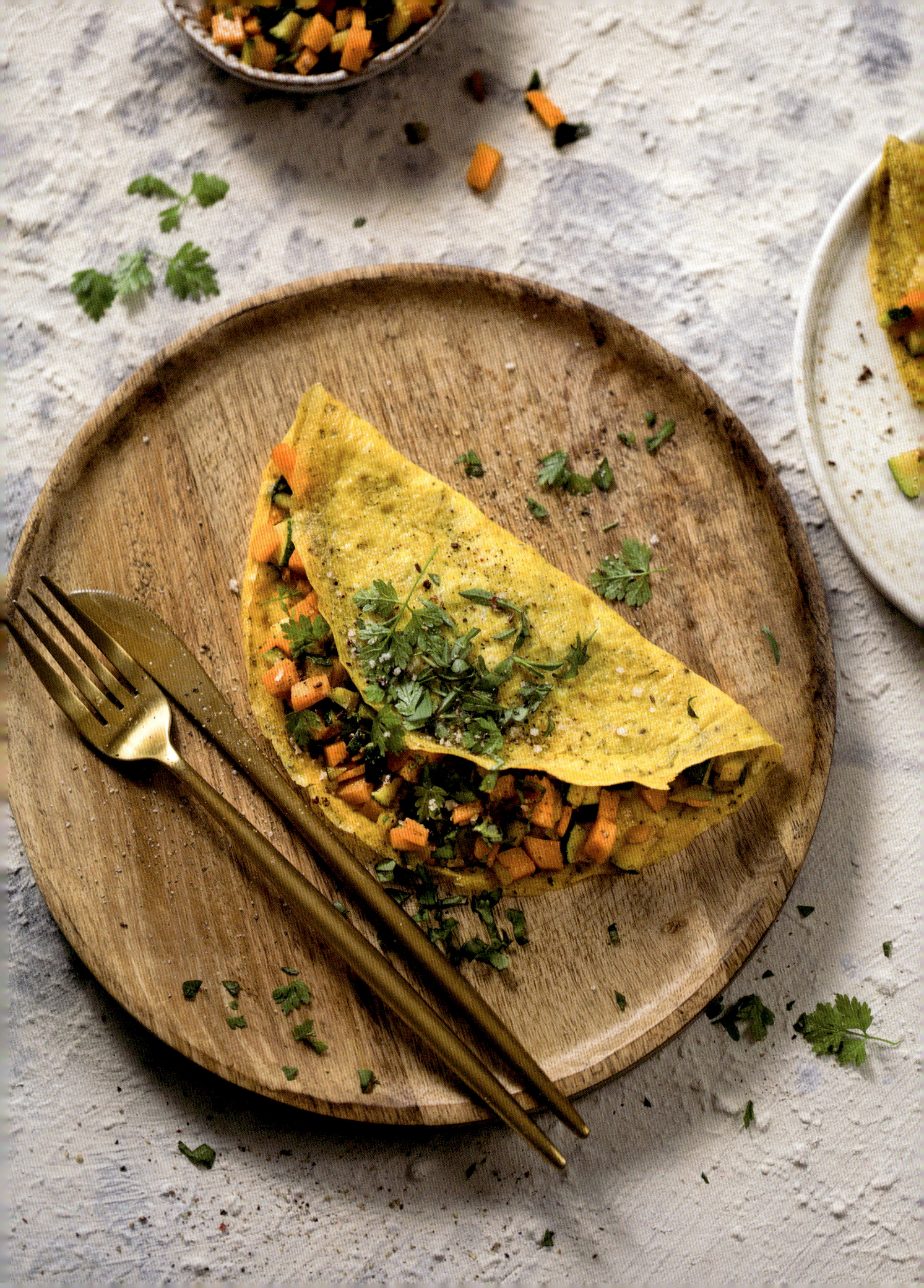

Omelett mit Gemüsefüllung

Noch lauwarmes, goldgelb und herrlich saftiges Omelett. Was für viele als perfektes Frühstück gilt, lieben wir auch zum Abendessen. Mit angebratenem Gemüse als Füllung ist das Gericht nicht nur superschnell von der Pfanne auf dem Teller, sondern auch low carb, gesund und trotzdem lecker.

Für 1 Portion benötigst Du

1/2 Zucchini
1/2 Karotte
1 Knoblauchzehe
40 g Tomaten
3 EL frisches Basilikum
3 EL frischer Koriander
20 ml Milch
25 g Feta
2 Eier
2 EL Olivenöl
Salz
Pfeffer
1 TL Paprikapulver

Benötigte Utensilien: mittelgroße Schüssel, Küchenmesser, Schneebesen, Schneidebrett, große Pfanne, Sparschäler

15–20 Minuten

1. Schäle zunächst die Karotte und den Knoblauch. Wasche die Zucchini. Schneide Zucchini und Karotte sowie den Feta in kleine Würfel und hacke den Knoblauch fein. Erhitze 1 EL Öl in einer Pfanne auf mittlerer Hitze und gib Zucchini, Karotte sowie Knoblauch hinzu. Brate das Gemüse 5 Minuten an. Füge anschließend den Feta dazu.

2. Gib die Eier zusammen mit der Milch, Salz, Pfeffer, dem Paprikapulver und den frischen Kräutern in eine Schüssel und verquirle alles mit einem Schneebesen miteinander.

3. Erhitze nun 1 EL Olivenöl in einer Pfanne auf mittlerer Hitze und gib jeweils zwei Esslöffel der Ei-Mischung hinein. Brate sie von beiden Seiten je 1 Minute goldbraun an. Nun kannst Du die Gemüsefüllung auf das Omelett geben, zuklappen und genießen.

Nährwerte:
Kalorien: 524 kcal • Eiweiß: 26g • Kohlenhydrate: 19g • Fette: 38g

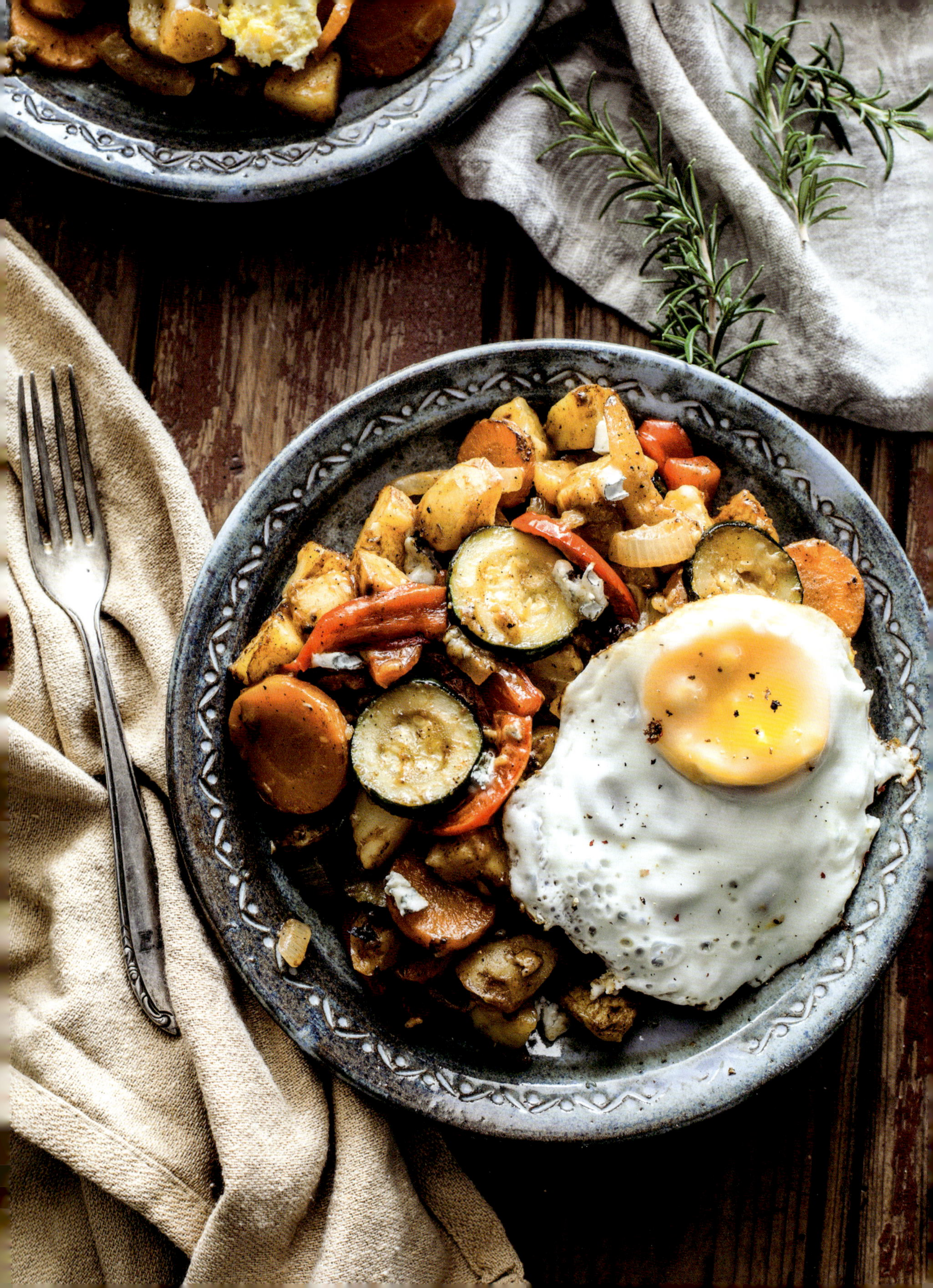

Bunte Gemüsepfanne mit Gorgonzola und Ei

Bevor Du behauptest, Gemüsepfannen seien langweilig, probiere zuerst diese Version mit kräftigem, geschmolzenem Gorgonzola und gebratenem Ei. Denn eine Gemüsepfanne ist nur dann langweilig, wenn man ihr nicht die richtige Würze verleihen kann. Gorgonzola oder andere kräftige Käsesorten schmelzen leicht und legen sich wie eine verführerische Decke guten Geschmacks um jedes Gemüse. Also keine Ausreden mehr, ran ans Gemüse und den Käse!

Für 1 Portion brauchst Du

200 g Kartoffeln
150 g Karotten
1 Knoblauchzehe
1/2 Gemüsezwiebel
1 Paprika
1/2 Zucchini
50 g Gorgonzola
1 Ei
Paprikapulver
Salz
2 EL Olivenöl

Benötigte Utensilien: große Pfanne mit Deckel, kleine Pfanne, mittelgroßer Topf, Schneidebrett, Küchenmesser, Gabel, Sparschäler

40 Minuten

1. Schäle die Kartoffeln und die Karotten. Schneide die Kartoffeln in Würfel und die Karotten in dünne Scheiben. Bringe nun Wasser in einem Topf zum Kochen und füge das Salz hinzu. Im kochenden Wasser garst Du das Gemüse für etwa 15 Minuten. Die Karottenscheiben brauchen am längsten zum Garen, prüfe also mit einer Gabel, ob diese schon weich sind (so weich, wie Du sie gern hättest). Während Kartoffeln und Karotte garen, kannst Du Dich um das übrige Gemüse kümmern.

2. Wasche die Zucchini und Paprika. Entferne das Kerngehäuse der Paprika und schneide die Paprika in Streifen und die Zucchini in Scheiben. Schäle die Zwiebel und den Knoblauch. Schneide die Zwiebel in Ringe und hacke den Knoblauch fein. Erhitze 1 EL Öl in der großen Pfanne und brate zunächst die Zwiebeln und den Knoblauch glasig. Regle dann die Temperatur auf mittlere Stufe und gib die Zucchini und die Paprika hinzu. Lasse alles bei geschlossenem Deckel für 7 Minuten anbraten.

3. Gieße das Kochwasser der Kartoffeln und Karotten ab und gib dieses Gemüse mit in die Pfanne zu der Paprika und der Zucchini. Würze die Gemüsepfanne mit Salz und Paprikapulver und brate sie für weitere 5 Minuten an.

4. Erhitze indes die kleine Pfanne mit 1 EL Öl und brate darin ein Spiegelei. Würfel den Gorgonzola und gib ihn mit in die Gemüsepfanne, die Du nun von der Hitze herunternehmen kannst. Der Gorgonzola schmilzt nun etwas, bleibt aber teilweise noch ganz. Sobald das Spiegelei fertig ist, kannst Du alles zusammen auf einem Teller anrichten und anschließend genießen.

Nährwerte:
Kalorien: 527 kcal • Eiweiß: 22g • Kohlenhydrate: 53g • Fette: 25g

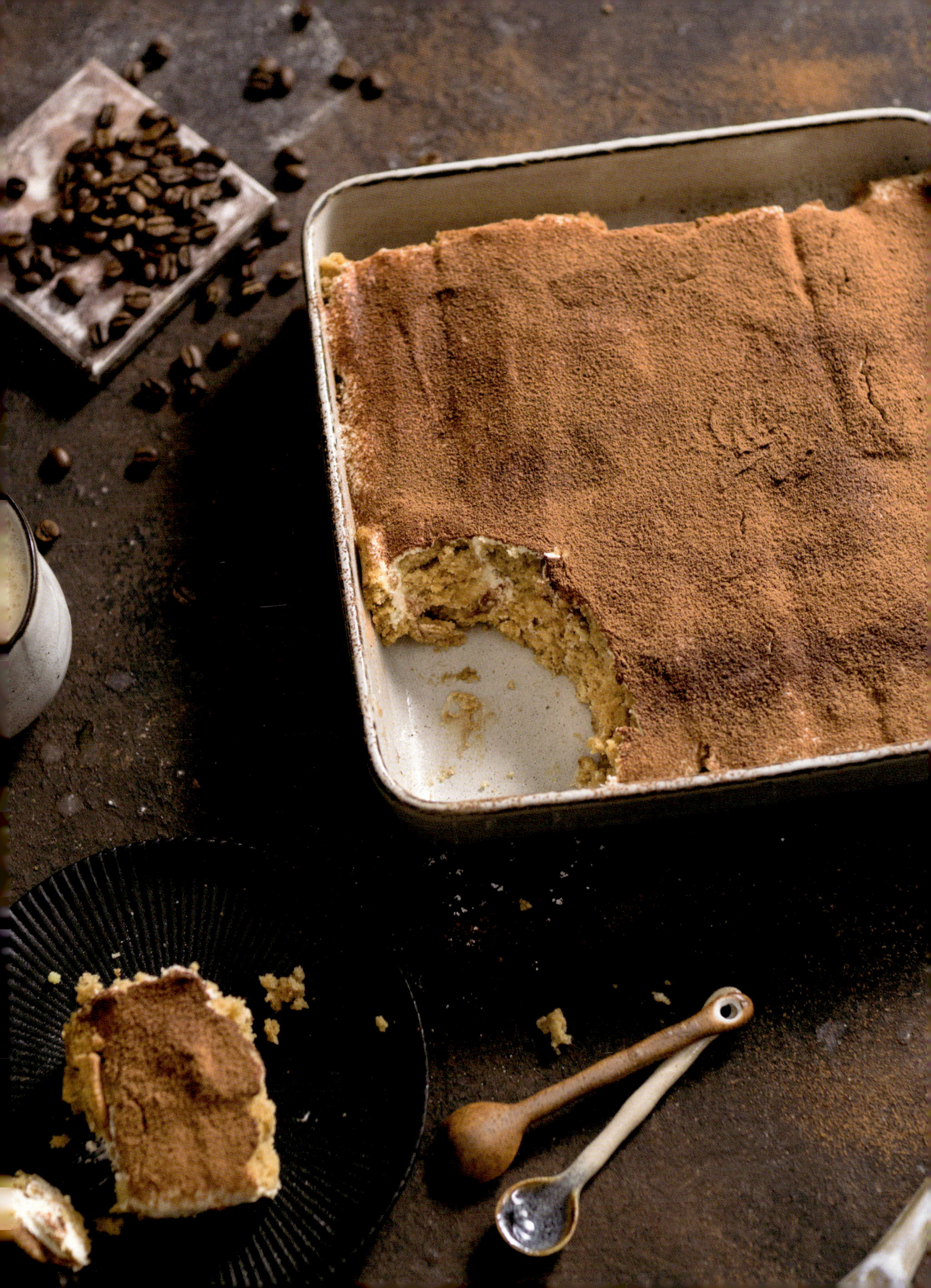

Veganes Tiramisu

Ein traumhaftes Dessert versteckt sich hinter diesem Tiramisu – was obendrein auch noch komplett pflanzlich daherkommt. Deine Gäste werden gar nicht merken, dass dieses Tiramisu keine Eier, Sahne und Mascarpone enthält. Unfassbar köstlich ist es natürlich auch und immer wieder einen Löffel wert!

Für ca. 10 Portionen benötigst Du

Zutaten für den Biskuitteig:
225 g Dinkelmehl
140 g brauner Zucker
250 ml Wasser
1 Pck. Backpulver
6 EL Olivenöl
1 TL Vanille

Zutaten für die Füllung:
400 g Sojajoghurt
200 g vegane Sahne
1 EL Puderzucker
50 ml Kaffee
2 EL Amaretto
1 EL Kakaopulver

Benötigte Utensilien: Backblech, große Schüssel, mittelgroße Schüssel, Handrührgerät, Auflaufform, Esslöffel

15–20 Minuten
+ 1 Stunde Vorbereitungszeit

1. Heize den Backofen auf 180 °C (Ober- und Unterhitze) vor. Vermische das Dinkelmehl gemeinsam mit Zucker, Backpulver und Vanille. Gib dann das Wasser und das Olivenöl hinzu und verrühre alles zu einem glatten Teig. Lege ein Backblech mit Backpapier aus, verteile den Teig gleichmäßig darauf und backe ihn etwa 12 Minuten, bis er eine goldbraune Farbe annimmt. Lass den Biskuitboden komplett abkühlen und schneide ihn anschließend so, dass er in Deine Auflaufform passt.

2. Nun kannst Du den Kaffee aufkochen und anschließend abkühlen lassen. Vermische ihn mit dem Amaretto und stelle ihn zur Seite. In der Zwischenzeit schlägst Du die Sahne auf und hebst den Joghurt zusammen mit dem Puderzucker vorsichtig unter.

3. Lege die Biskuit-Streifen in die Auflaufform und beträufle sie mit 3 EL Amaretto-Kaffee. Darauf kommt die Sahne-Joghurt-Mischung. Fahre so fort, bis alle Zutaten aufgebraucht sind. Bestreue das Tiramisu am Schluss mit dem Kakaopulver. Lasse dein köstliches Wunderwerk nun mindestens 2 Stunden oder am besten über Nacht im Kühlschrank ziehen.

Nährwerte (für 1 Portion):
Kalorien: 292 kcal • Eiweiß: 5g • Kohlenhydrate: 35g • Fette: 14g

Unser Tipp: Beim Schichten kannst Du nicht nur die klassische Auflaufform verwenden, sondern hier Deiner Fantasie freien Lauf lassen: Gläser, kleine Schüsseln etc. eignen sich hierfür genauso gut.

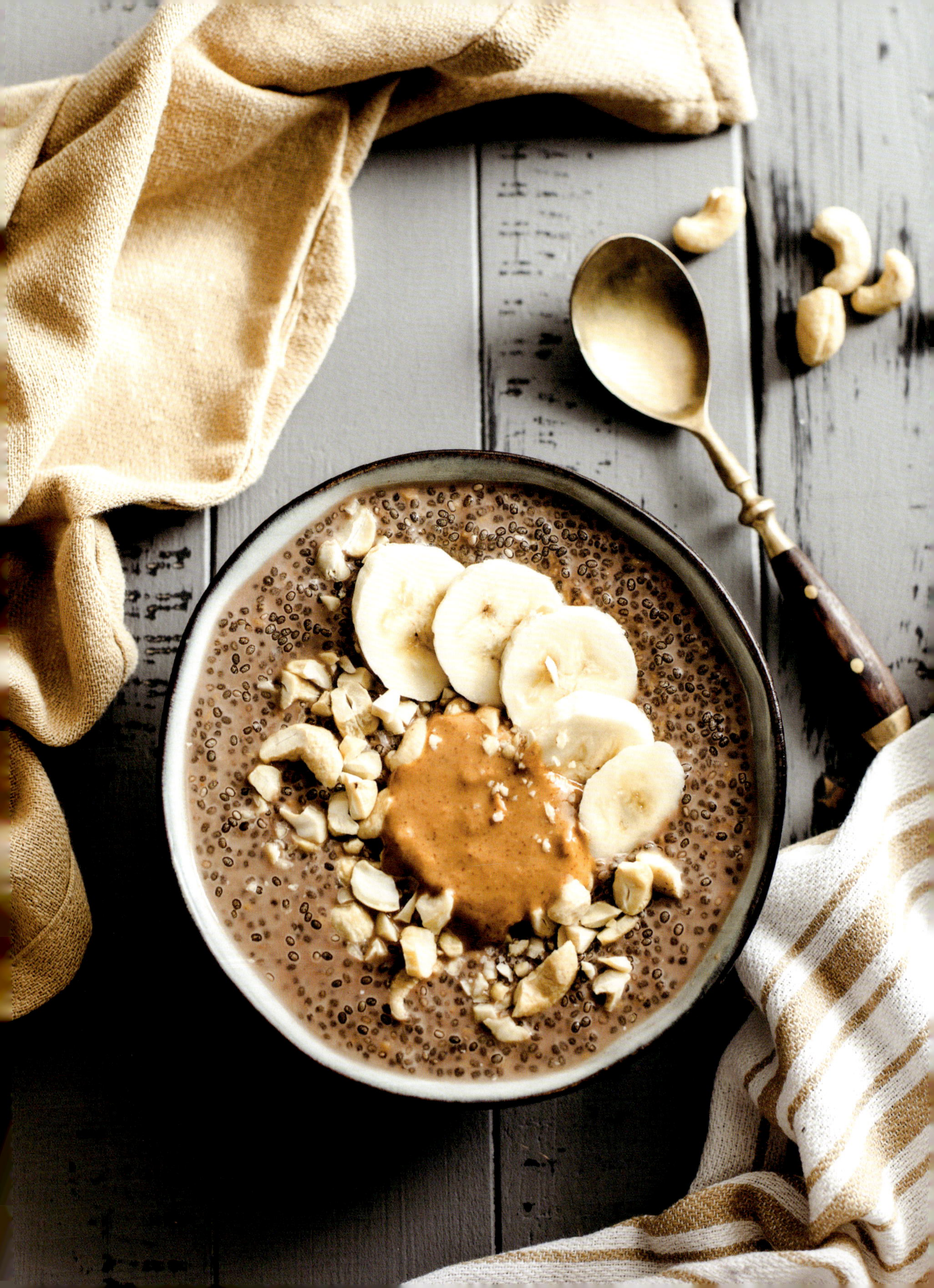

Sportlicher Chia-Pudding mit Erdnuss-Schoko-Kick

Cremig und süß wie ein Dessert, aber gar nicht so sündhaft, wie der Titel vermuten lässt. Chia, das Omega-3- und proteinreiche Superfood der Inkas, ist durch seine Quellfähigkeit die perfekte Basis für ein superschnelles, cremiges Pudding-Dessert oder eben ein reichhaltiges, energiegeladenes Frühstück.

Für 1 Portion brauchst Du

1/2 Banane
20 g Cashewkerne
4 EL Chia-Samen
200 ml Mandelmilch
1 EL Erdnussmus
1 EL Kakaopulver
2 EL Ahornsirup

Benötigte Utensilien:
Müslischüssel, Esslöffel, Schneidebrett, Küchenmesser

10 Minuten
Ruhezeit: mind. 1 Stunde

1. Verrühre den Ahornsirup, das Kakaopulver und das Erdnussmus gründlich in der Mandelmilch. Es sollte eine glatte, cremige Masse ohne Klümpchen entstehen.

2. Gib nun die Chia-Samen hinzu und rühre diese sorgfältig ein, sodass alle Samen gut in der Flüssigkeit quellen können. Stelle den Chia-Pudding mindestens für eine Stunde oder am besten über Nacht, im Kühlschrank kalt.

3. Nimm den Chia-Pudding aus dem Kühlschrank und garniere ihn mit Obst, Nüssen und Erdnussmus vor dem Servieren. Zerhacke hierfür die Cashewkerne grob mit dem Messer, schäle die Banane und schneide sie in Scheiben. Richte alles kunstvoll an und genieße Deine Kreation.

Nährwerte:
Kalorien: 594 kcal • Eiweiß: 28g • Kohlenhydrate: 37g • Fette: 37g

Unser Tipp: Chia-Samen bekommst Du inzwischen in fast jedem Supermarkt oder jeder Drogerie. Das Superfood der Maya und Azteken kann alles und versorgt Dich schon morgens mit einer guten Portion Proteinen (17g auf 100g), wertvollen Mineralien wie Magnesium oder Eisen und Ballaststoffen. Chia-Samen sind nicht nur gesund, sondern halten Dich, dank ihrer starken Quellfähigkeit auch sehr lange satt.

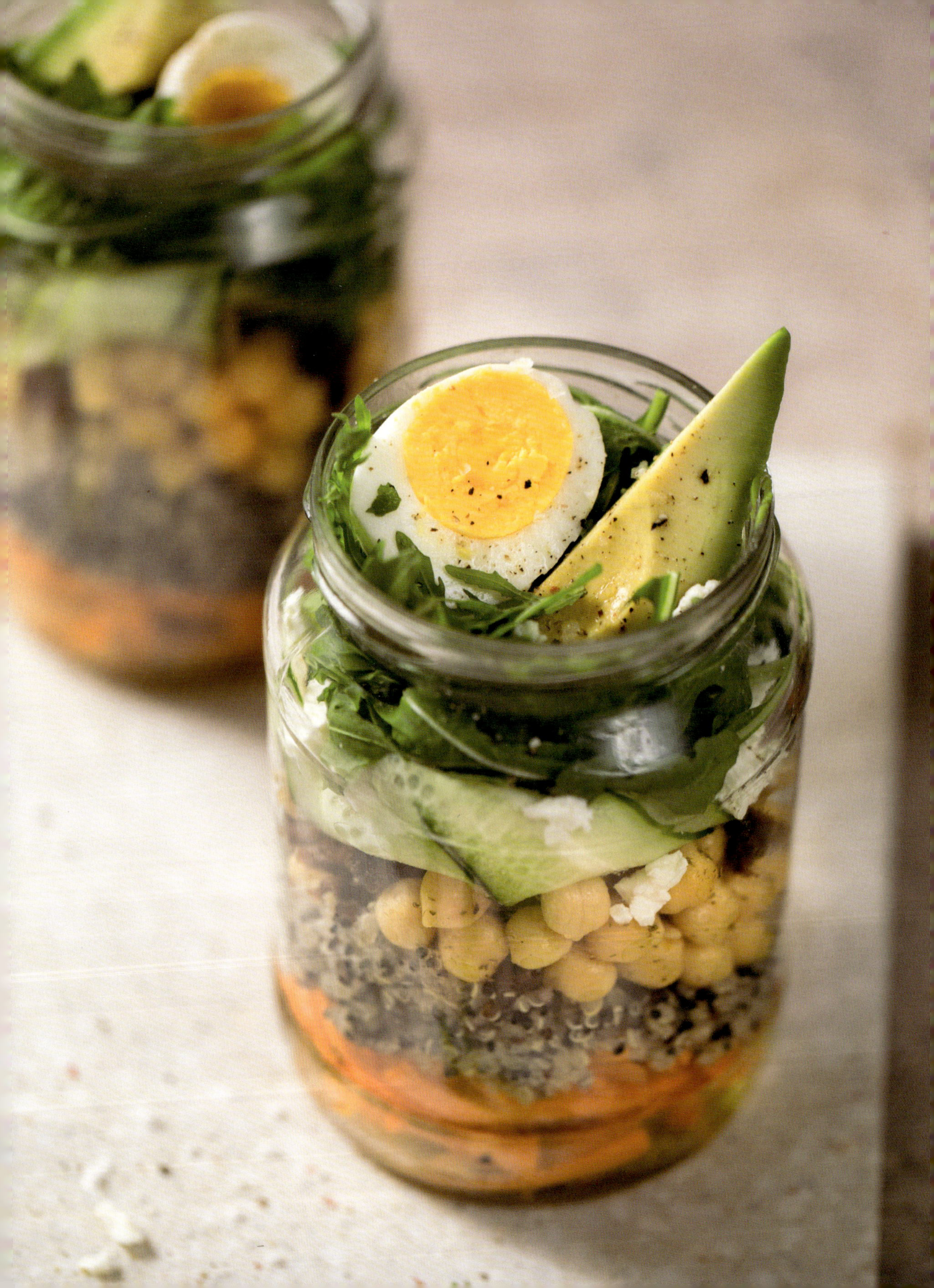

Kichererbsen-Ei-Salat im Glas

Let's schicht it und ran an die Gläser! Bei diesem Kichererbsen-Ei-Salat zählt die Ausrede nicht, dass Du keine Zeit hast. Der Salat lässt sich nämlich auch ganz entspannt am Abend oder auch am Sonntag als Meal-prep-Gericht vorbereiten. Gib am nächsten Tag nur noch die Avocado und die gekochten Eier hinzu und Voilà: Dein Mittagessen für unterwegs ist gesichert!

Für 2 Portionen benötigst Du

Zutaten Zutaten für die Quinoa:
25 g bunte Quinoa
60 ml Wasser
1 EL Zitronensaft
Salz
Pfeffer

Zutaten für die Kichererbsen-Tomaten Mischung:
75 g Kichererbsen
10 g getrocknete Tomaten
1 EL frischer Dill
1 EL frisches Basilikum
Salz
Pfeffer
1 EL Olivenöl

Außerdem:
1 Karotte
1/2 Gurke
40 g Rucola
1/4 Avocado
20 g Feta
1 Ei

Benötigte Utensilien: 2 kleine Kochtöpfe, Küchenmesser, Schneidebrett, 1 Weck-Glas mit Deckel, mittelgroße Schüssel, Esslöffel, Sparschäler

20–25 Minuten

1. Gib die Quinoa in einen Sieb und spüle sie unter fließendem Wasser 1 Minute ab, um Bitterstoffe abzuwaschen. Anschließend gibst Du das Quinoa mit 60 ml Wasser in einen Kochtopf und lässt es bei mittlerer Temperatur 15 Minuten köcheln.

2. Schneide währenddessen die getrockneten Tomaten, das Basilikum und den Dill in kleine Stücke und gib alles zusammen mit den Kichererbsen, Olivenöl, Salz und Pfeffer in eine Schüssel. Verrühre die Mischung gut miteinander. Schmecke die Quinoa mit Zitronensaft, Salz und Pfeffer ab. Bringe das Wasser in einem kleinen Topf zum Kochen, gib dann das Ei hinein. Das Ei sollte hart sein, also etwa 10 Minuten im kochenden Wasser bleiben.

3. Währenddessen wäschst Du die Gurke gründlich ab und schneidest sie in kurze Streifen. Die Avocado zerteilst Du in zwei Hälften, entfernst den Kern und löffelst vorsichtig das Fruchtfleisch aus der Schale. Schneide auch das Fruchtfleisch in Streifen. Schäle die Karotte und schneide sie in Streifen. Den Feta zerteilst Du ebenfalls in Streifen und den Rucola zupfst Du nur ein wenig auseinander

4. Schichte nun alle Zutaten in dein Glas. Fange am besten mit den Karotten an, danach Quinoa, Kichererbsen-Tomaten-Mischung, Gurke, Feta, Rucola, hart gekochtes Ei und Avocado.

Nährwerte:
Kalorien: 563 kcal • Eiweiß: 23g • Kohlenhydrate: 43g • Fette: 32g

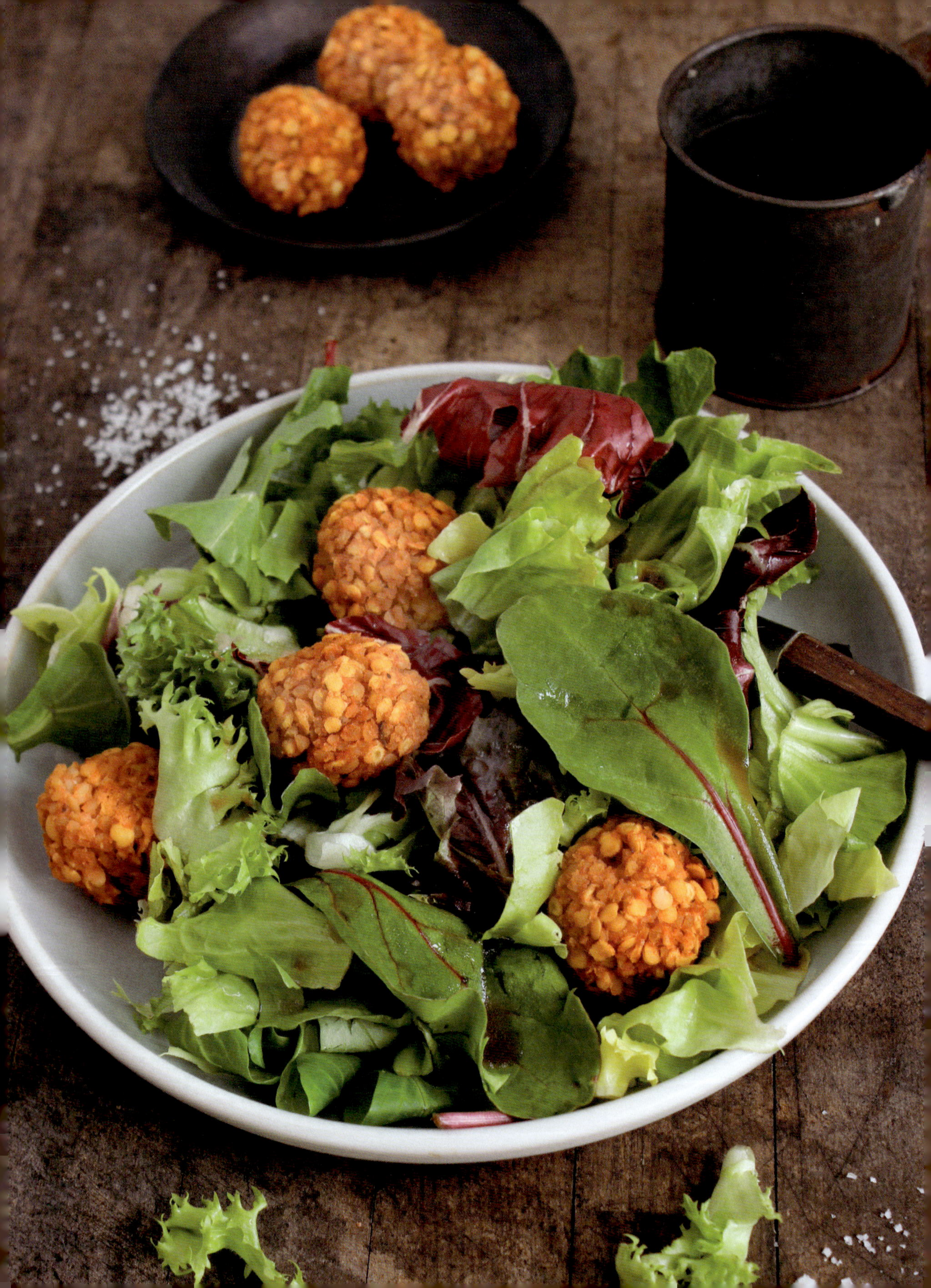

Rote-Linsen-Bällchen auf Salat

Die kleine Rote-Linsen-Bällchen schmecken wirklich in jeder Kombination. Egal, ob auf Salat, als Beilage zu Gemüse oder als Alternative zu Fleischbällchen. In diesem Rezept verleiht Kreuzkümmel den Bällchen eine orientalische Note. Du kannst sie aber auch nach Lust und Laune mit anderen Gewürzen verfeinern.

Für 1 Portion benötigst Du

2 Handvoll Salatblätter
2 TL Tomatenmark
3 Stiele Petersilie
1 TL Zitronensaft
65 g rote Linsen
35 g Bulgur
1/2 TL Ajvar
1/2 TL Gemüsebrühe
125 ml Wasser
1 EL Olivenöl
1 TL Honig
1/2 TL Kreuzkümmel
Salz
Pfeffer
Chiliflocken

Benötigte Utensilien: Salatschleuder, großes Sieb, kleiner Topf mit Deckel, feines Sieb, Schneidebrett, Küchenmesser, 2 Esslöffel, Schüssel, Backblech mit Backpapier, Kochlöffel, Messbecher

50 Minuten

1. Heize zunächst den Backofen auf 200 °C (Ober- und Unterhitze) vor. Gib die Linsen und den Bulgur in das Sieb und spüle beides mit kaltem Wasser ab. Bringe 125 ml Wasser mit der Gemüsebrühe im Topf zum Kochen.

2. Gib Linsen und Bulgur in die Brühe und lass alles 10 Minuten köcheln. Rühre zwischendurch immer mal um. Falls die Masse am Boden anhängt, gib noch 2 EL Wasser dazu. Schalte den Herd aus. Rühre Ajvar, Tomatenmark, Kreuzkümmel und das Olivenöl in die Masse und lass alles mit geschlossenem Deckel noch 12 Minuten auf der ausgeschalteten Herdplatte quellen.

3. Belege das Backblech mit Backpapier. Schneide die Petersilie klein und gib sie zur Linsen-Masse. Forme mithilfe von zwei Esslöffeln golfballgroße Bällchen und lege sie mit etwas Abstand nebeneinander auf das Blech. Lass die Bällchen auf der mittleren Schiene 20 Minuten knusprig backen

4. Wasche den Salat und lass ihn etwas abtropfen. Mische aus Öl, Zitronensaft und Honig ein Dressing und schmecke es mit Salz, Pfeffer und ein paar Chiliflocken ab. Mische den Salat mit dem Dressing. Nun kannst Du den Salat zusammen mit den Linsenbällchen servieren. Eine leichte und sättigende Mahlzeit.

Nährwerte:
Kalorien: 525 kcal • Eiweiß: 22g • Kohlenhydrate: 76g • Fette: 14g

Unser Tipp: Rote Linsen sind geschälte Linsen mit rötlichem Kern. Sie haben eine deutlich kürzere Garzeit als andere Linsen (8 bis 10 Minuten) und sind besser bekömmlich. Wie andere Hülsenfrüchte auch sind rote Linsen eine ideale Proteinquelle für Vegetarier und Veganer. Außerdem enthalten sie viele wertvolle Vitamine, Mineralstoffe und sättigende Ballaststoffe.

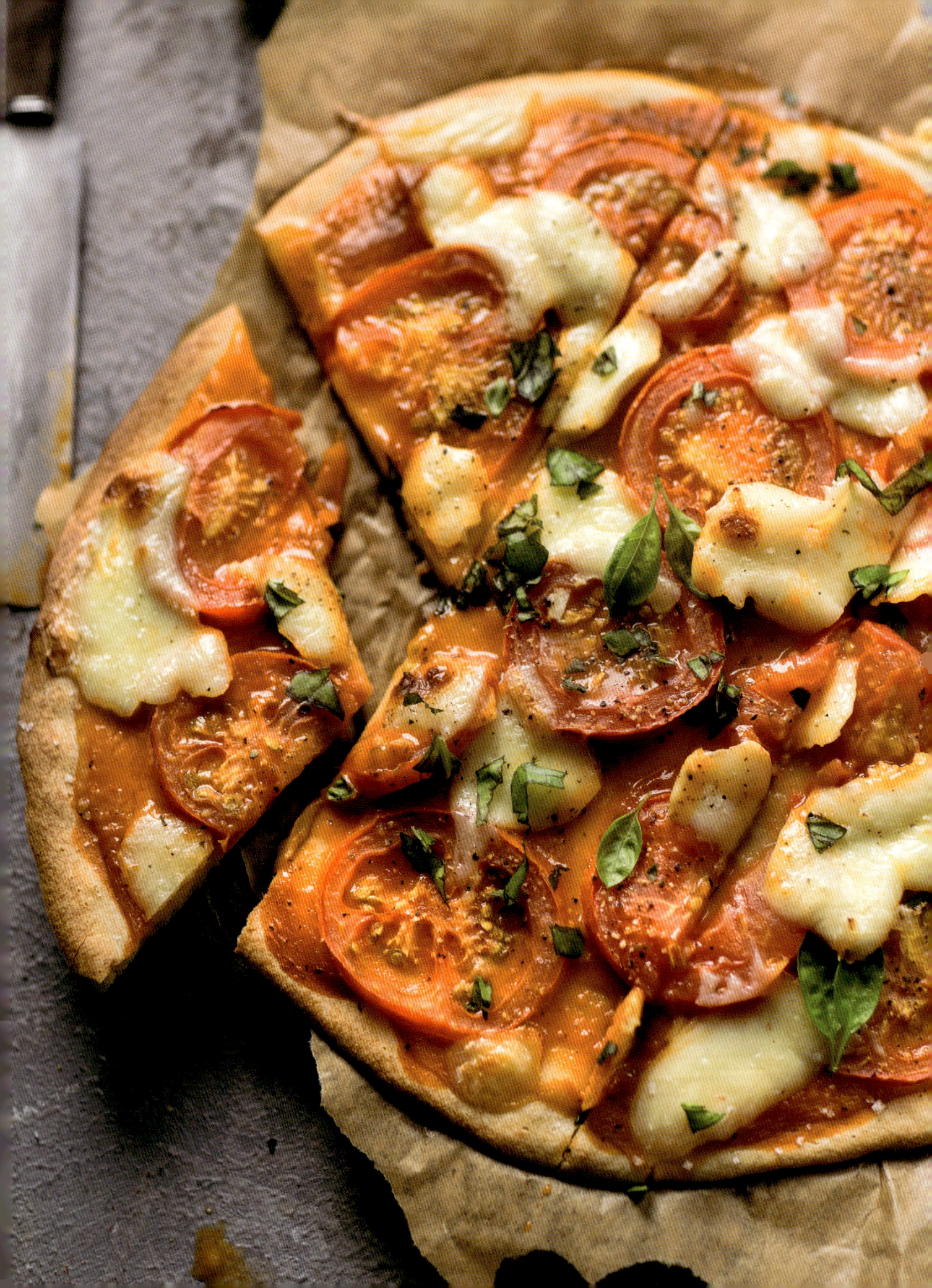

Low-Carb Blumenkohl-Pizza

Endlich ohne schlechtes Gewissen Pizza genießen! Und zwar mit dieser Low-Carb-Pizza. Die funktioniert aber nur durch den Kohl. Du hast richtig gelesen, hier gibt es keinen Blumenkohl als einfache Beilage. Nein, das Gemüse ist tatsächlich der Star und versteckt sich im Teig!

Für 1 Portion brauchst Du

150 g Blumenkohl
1 Tomate
1 EL frisches Basilikum
2 EL passierte Tomaten
50 g vegetarischer Parmesan
20 g Feta
100 g Mozzarella
1 Ei
1 TL getrocknetes Basilikum
1 TL Oregano
Salz
Pfeffer

Benötigte Utensilien: Mixer, Küchenmesser, Mikrowelle, mittelgroße Schüssel, Backblech mit Backpapier, Schneidebrett, Messer

30–35 Minuten

1. Heize den Backofen auf 180 °C (Ober- und Unterhitze) vor. Entferne alle Blätter und den Strunk des Blumenkohls. Nun kannst Du die Röschen in kleine Stücke schneiden, diese in einen Mixer füllen und grob häckseln. Den zerkleinerten Blumenkohl in eine Schüssel geben und für etwa 5 Minuten in der Mikrowelle bei 700 Watt garen.

2. Vermische nun den Blumenkohl mit dem Ei, dem Parmesan, den getrockneten Kräutern sowie Salz und Pfeffer nach Geschmack zu einem Teig. Lege das Backblech mit dem Backpapier aus und lege die Blumenkohlmischung darauf. Bringe den Teig mit den Händen in die gewünschte Form und backe ihn für etwa 15 Minuten bis er goldbraun ist.

3. Bereite am besten alle Zutaten während die Pizza im Ofen ist schon mal vor. Schneide die Tomaten in Scheiben und zerkleinere den Mozzarella in kleine Würfel. Hole die goldbraune Pizza aus dem Ofen und belege die Pizza zuerst mit der Tomatensoße, Tomatenscheiben und Mozzarella. Lasse sie für weitere 10 Minuten backen, bis der Käse goldbraun und verlaufen ist.

4. Teile die Pizza in Stücke auf und serviere sie am besten noch warm mit frischem Basilikum, Salz und Pfeffer.

Nährwerte:
Kalorien: 629 kcal • Eiweiß: 46g • Kohlenhydrate: 14g • Fette: 43g

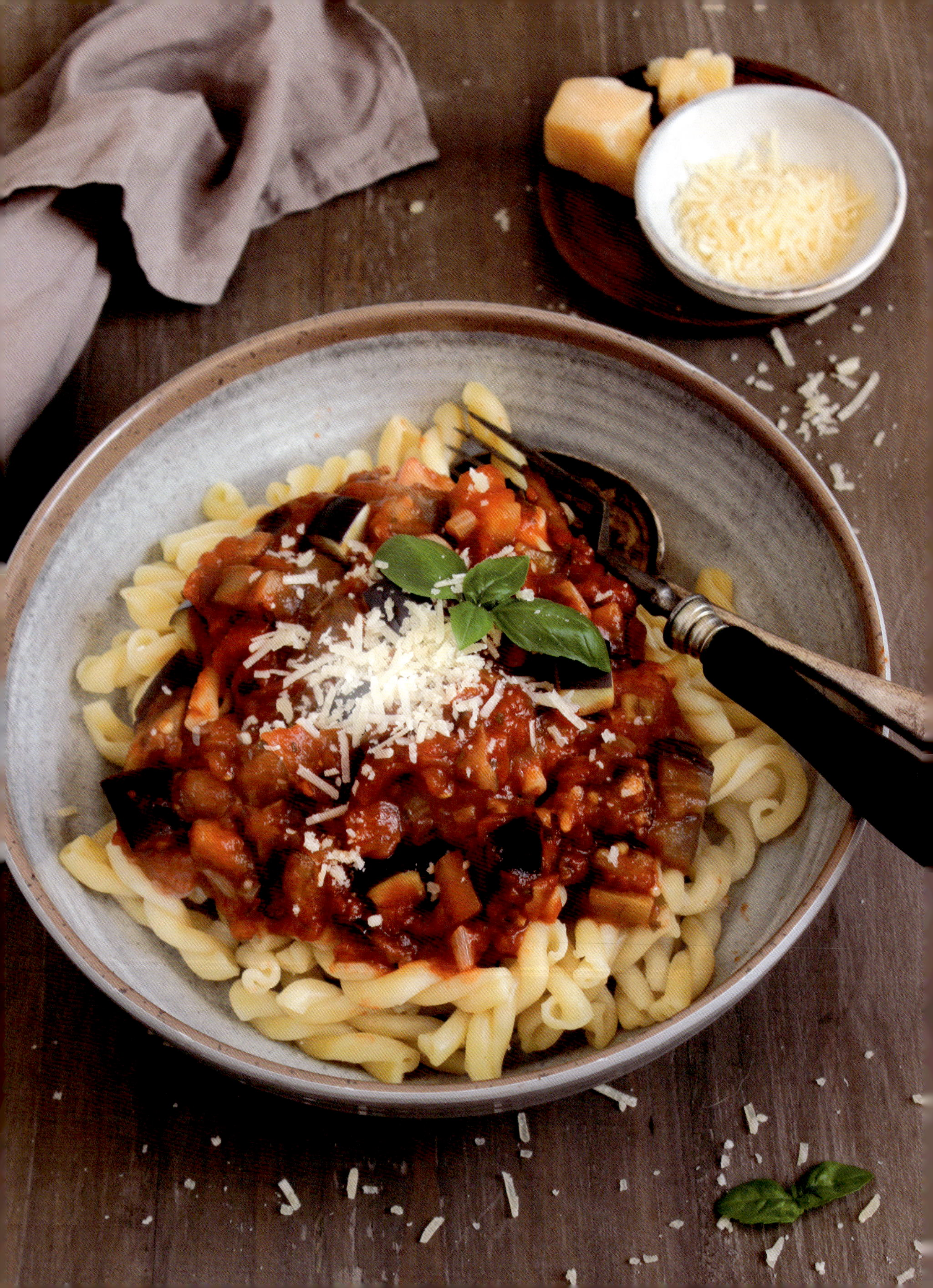

Pasta mit Auberginen-Tomaten-Sugo

Die aromatisch geschmorten Auberginen verleihen diesem einfachen Nudel-Sugo einen ganz besonderen Touch. Das Grundrezept kommt aus Sizilien und ist dort als „Pasta alla Norma" bekannt. Im Original wird es mit Ricotta aus Schafskäse bestreut. Der Einfachheit halber wird dieses spezielle Rezept aber mit vegetarischem Parmesan zubereitet – den bekommst Du nämlich in jedem Supermarkt. Das schmeckt aber ebenfalls sehr lecker!

Für 1 Portion benötigst Du

1/2 kleine Aubergine
1 kleine Zwiebel
1 Knoblauchzehe
200 g gestückelte Tomaten (Dose)
2 Stiele frisches Basilikum
100 g Dinkel-Nudeln
1 EL vegetarischer Parmesan
1 Spritzer Balsamicoessig
1 TL getrockneter Oregano
1 EL Olivenöl
Salz
Zucker
Chili
Pfeffer

Benötigte Utensilien:
Schneidebrett, Küchenmesser, Knoblauchpresse, tiefe Pfanne, großer Topf, großes Sieb, Kochlöffel, Esslöffel

25 Minuten

1. Wasche die Aubergine und halbiere sie. Kratze mit einem Löffel die Kerne heraus und schneide das Fruchtfleisch von einer Hälfte in gleichmäßig große Würfel (ca. 1 cm). Schäle die Zwiebel und schneide sie in kleine Würfel.

2. Fülle Wasser in den großen Topf und lasse es aufkochen. Erhitze das Öl in der Pfanne und brate die Auberginen- und Zwiebelwürfel bei größerer Hitze für ca. 5 Minuten an. Würze das Gemüse mit Salz und Pfeffer und lass es weitere 5 Minuten braten. Dann drückst Du die Knoblauchzehe durch die Knoblauchpresse und gibst die Stücke zusammen mit dem Balsamicoessig in die Pfanne.

3. Gib die gestückelten Tomaten und eine Prise Zucker in die Pfanne und lass den Auberginen-Tomaten-Sugo weitere 10 Minuten auf kleiner Stufe köcheln. Wenn das Wasser im Topf kocht, fügst Du 1 TL Salz und die Dinkel-Nudeln hinzu. Lass die Nudeln etwa 9 Minuten kochen – probiere am besten ab und zu eine Nudel, um zu kosten, ob sie für Dich perfekt sind. Schmecke den Sugo mit Salz, Pfeffer und Chili ab.

4. Gieße die Nudeln durch das Sieb ab und richte sie zusammen mit dem Sugo auf einem Teller an. Zupfe das Basilikum darüber und bestreue alles mit Parmesan.

Nährwerte:
Kalorien: 584 kcal • Eiweiß: 21g • Kohlenhydrate: 85g • Fette: 17g

Unser Tipp: Da Auberginen ziemlich neutral im Geschmack sind, ist die richtige Zubereitung entscheidend. Wichtig ist, immer die Kerne herauszuschaben, da sie zu viel Wasser enthalten. Dann solltest Du die Aubergine bei hoher Hitze kräftig anbraten, bis sie leicht gebräunt ist. Die Röstaromen geben den besonderen Kick. Würze die Auberginen gut. Perfekt harmoniert Knoblauch, etwas dunkler Balsamicoessig und frische Kräuter.

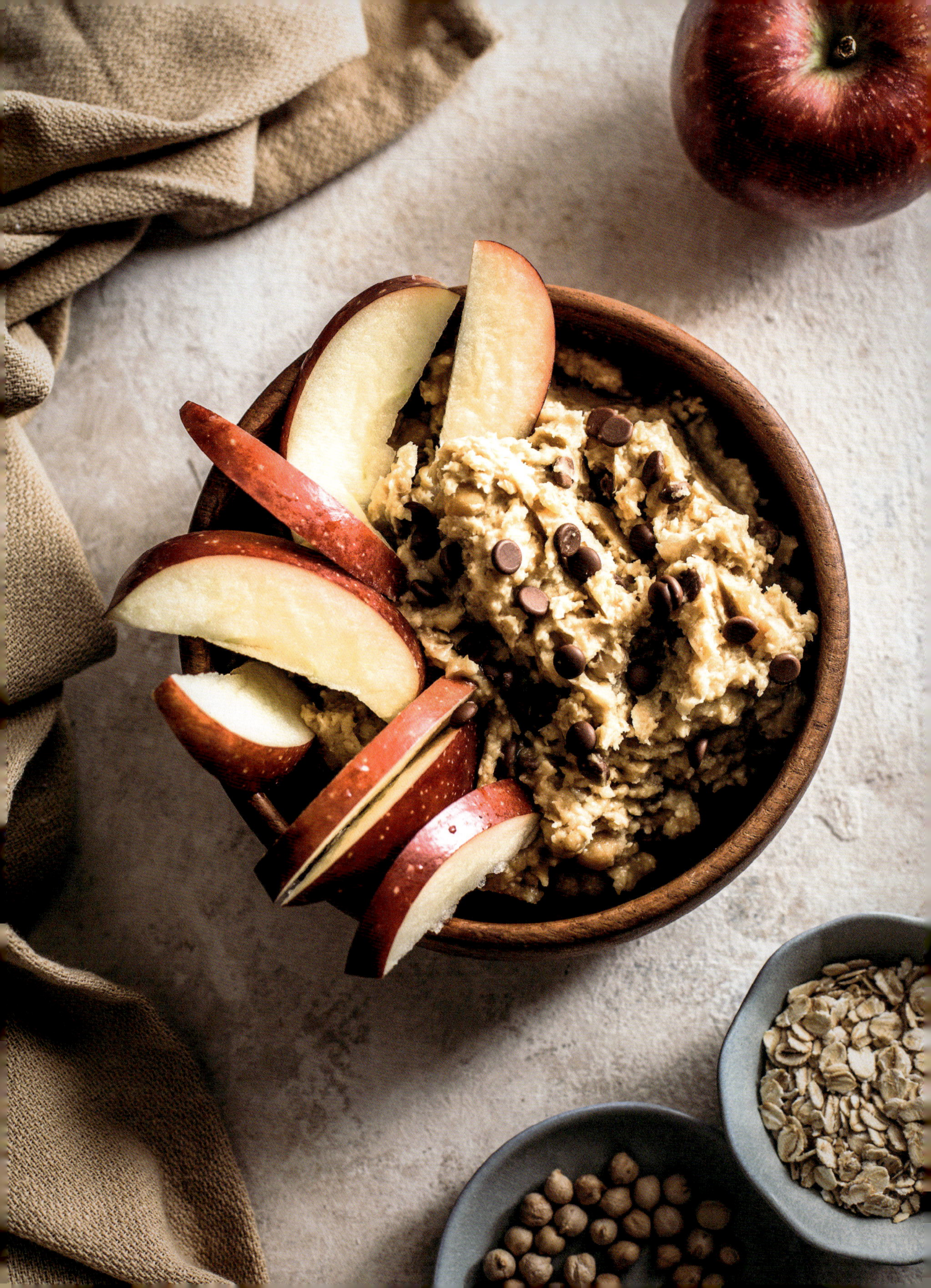

Proteinreicher Kichererbsen-Cookie-Dough zum Wegsnacken

Kichererbsen? Keksteig? Yes! Was nicht nur unglaublich und skurril klingt, sondern auch noch viel zu schön, um wahr zu sein, ist kein Scherz, sondern leckere Realität. Kichererbsen werden die Basis für einen gesunden, proteinreichen Keksteig, der besonders köstlich schmeckt, wenn Du ihn mit sauren Apfelspalten wegsnackst. Das musst Du unbedingt ausprobieren!

Für 1 Portion brauchst Du

1 Apfel
75 g Kichererbsen aus der Dose
25 g Haferflocken
30 ml Ahornsirup
20 g Zartbitterschokolade

Benötigte Utensilien: großes Sieb, mittelgroße Schüssel, Gabel, Stabmixer, Esslöffel, Küchenmesser, Schneidebrett

15 Minuten

1. Gieße die Kichererbsen durch das Sieb ab. Wasche die Kichererbsen gründlich unter fließendem Wasser im Sieb ab, bis sie nicht mehr schäumen, denn so sind sie viel bekömmlicher. Hacke die Zartbitterschokolade grob mit einem Messer.

2. Schütte die Haferflocken, die Kichererbsen und den Ahornsirup in die Schüssel. Nun zerdrücke die Zutaten zunächst grob mit einer Gabel, um anschließend alles mit einem Stabmixer so fein wie möglich zu pürieren. Hin und wieder wirst Du dafür mit der Gabel den Mixer freikratzen müssen – natürlich ausstellen vorher!

3. Wenn Du mit der Konsistenz Deines Cookie Doughs zufrieden bist (es ist nicht schlimm, wenn ein paar Kichererbsen noch ganz sind), kannst Du die Zartbitterschokolade mit dem Esslöffel unterrühren. Wasche dann einen Apfel, schneide ihn auseinander, entferne das Kerngehäuse und teile ihn in dünne Spalten.

4. Mach Dir einen schönen Film an und genieße Deinen gesunden, süßen Snack. Solltest Du die Menge nicht schaffen (durch die Kichererbsen – viele Proteine und Ballaststoffe! – ist der Cookie Dough sehr sättigend) kannst Du den Keksteig einige Tage im Kühlschrank aufbewahren.

Nährwerte:
Kalorien: 467 kcal • Eiweiß: 11g • Kohlenhydrate: 85g • Fette: 9g

Unser Tipp: Hebe das restliche Kichererbsenwasser vom ersten Schritt auf. Daraus lässt sich sehr einfach veganer Eischnee herstellen. Du willst wissen wie und was Du damit anstellen kannst? Schau Dir doch mal das Rezept „weiße Mousse au Chocolat“ auf Seite 87 an.

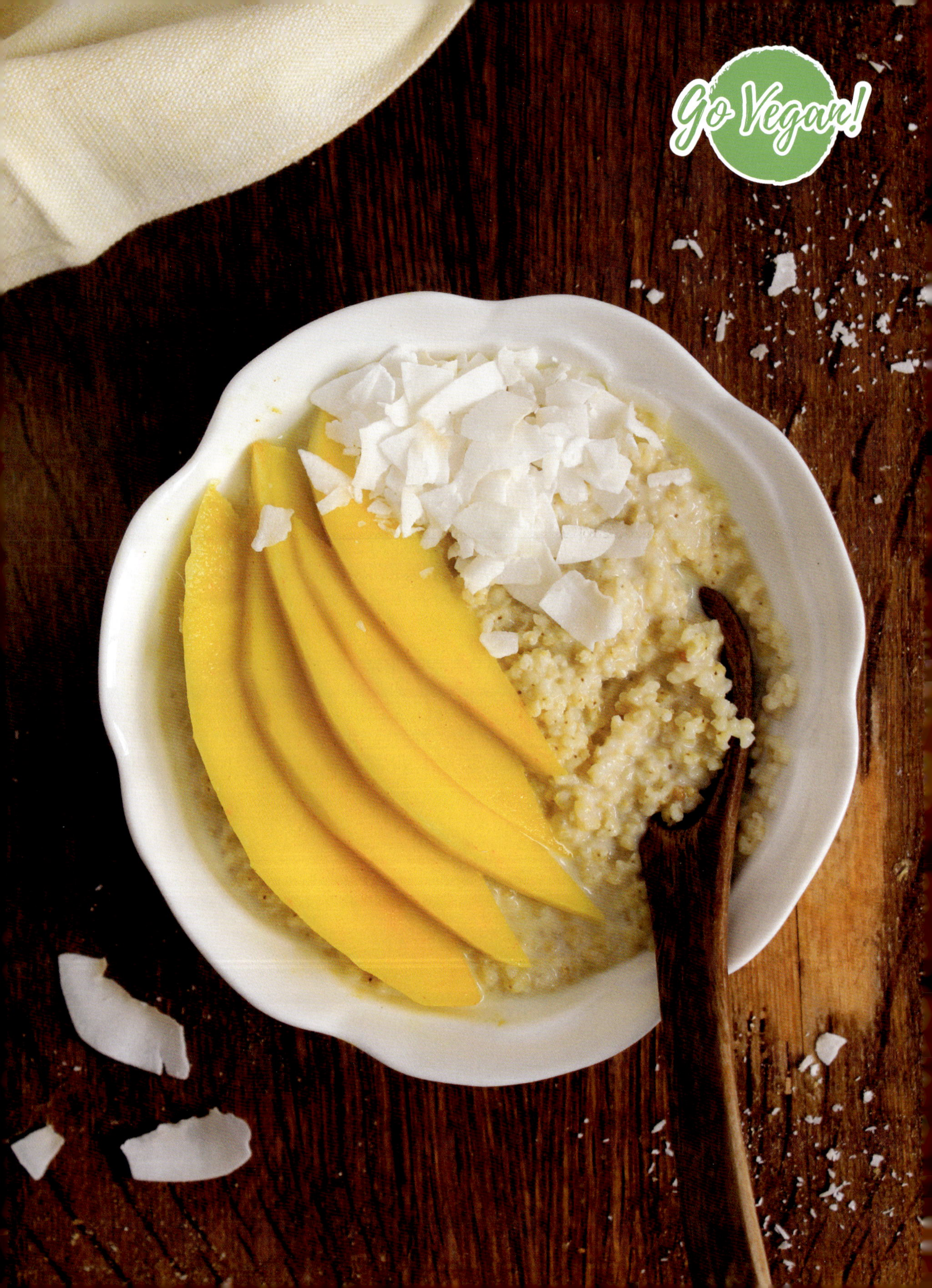
Go Vegan!

Hirse-Kokos-Bowl mit Mango

Beginne Deinen Tag doch mal mit dieser schönen Hirse-Kokos-Bowl. Sie ist nicht nur hübsch anzusehen, sondern steckt auch voll wertvoller Nährstoffe, die Du für einen gesunden Start in den Tag brauchst. Keine Zeit morgens zu kochen? Kein Problem: Füllst Du die Hirse-Kokos-Bowl in ein Schraubglas oder eine Dose mit Deckel, kannst Du sie ganz einfach mitnehmen. Ohne die Mango als Topping hält sich diese Bowl auch prima 1 bis 2 Tage im Kühlschrank.

Für 1 Portion benötigst Du

100g Mango
2 EL Kokosraspeln
200 ml Kokosmilch light
65 g Hirse
2 EL Ahornsirup

Benötigte Utensilien:
Kochlöffel, Teelöffel, kleiner Topf mit Deckel, Schneidebrett, Küchenmesser, Sparschäler, kleine Schüssel zum Servieren

25 Minuten

1. Erhitze die Kokosmilch im Topf. Wenn sie beginnt zu kochen, gibst Du die Hirse dazu und lässt sie 8 Minuten bei kleiner Hitze köcheln. Rühre immer mal wieder um, damit nichts anbrennt. Schalte dann die Herdplatte aus und lass die Hirse mit aufgelegtem Deckel noch 15 Minuten quellen. Rühre auch hier zwischendurch immer mal um. Gib den Ahornsirup hinzu und rühre auch diesen gut ein.

2. Halbiere und viertel die Mango und löse den Stein vorsichtig heraus. Schäle ein Viertel der Mango und schneide sie in Scheiben. Fülle den Hirse-Kokos-Brei in eine Schüssel und verziere die Bowl mit Mangoscheiben und Kokosraspeln.

Nährwerte:
Kalorien: 476 kcal • Eiweiß: 9g • Kohlenhydrate: 72g • Fette: 17g

Unser Tipp:

Hirse enthält recht viel Eisen. Wenn Du regelmäßig Hirse isst, kannst Du damit Deinen Eisenhaushalt aufbessern. Die kleinen Körnchen sind aber auch sonst echte Nährstoff-Bomben und stecken voller Vitamine und Mineralstoffe.

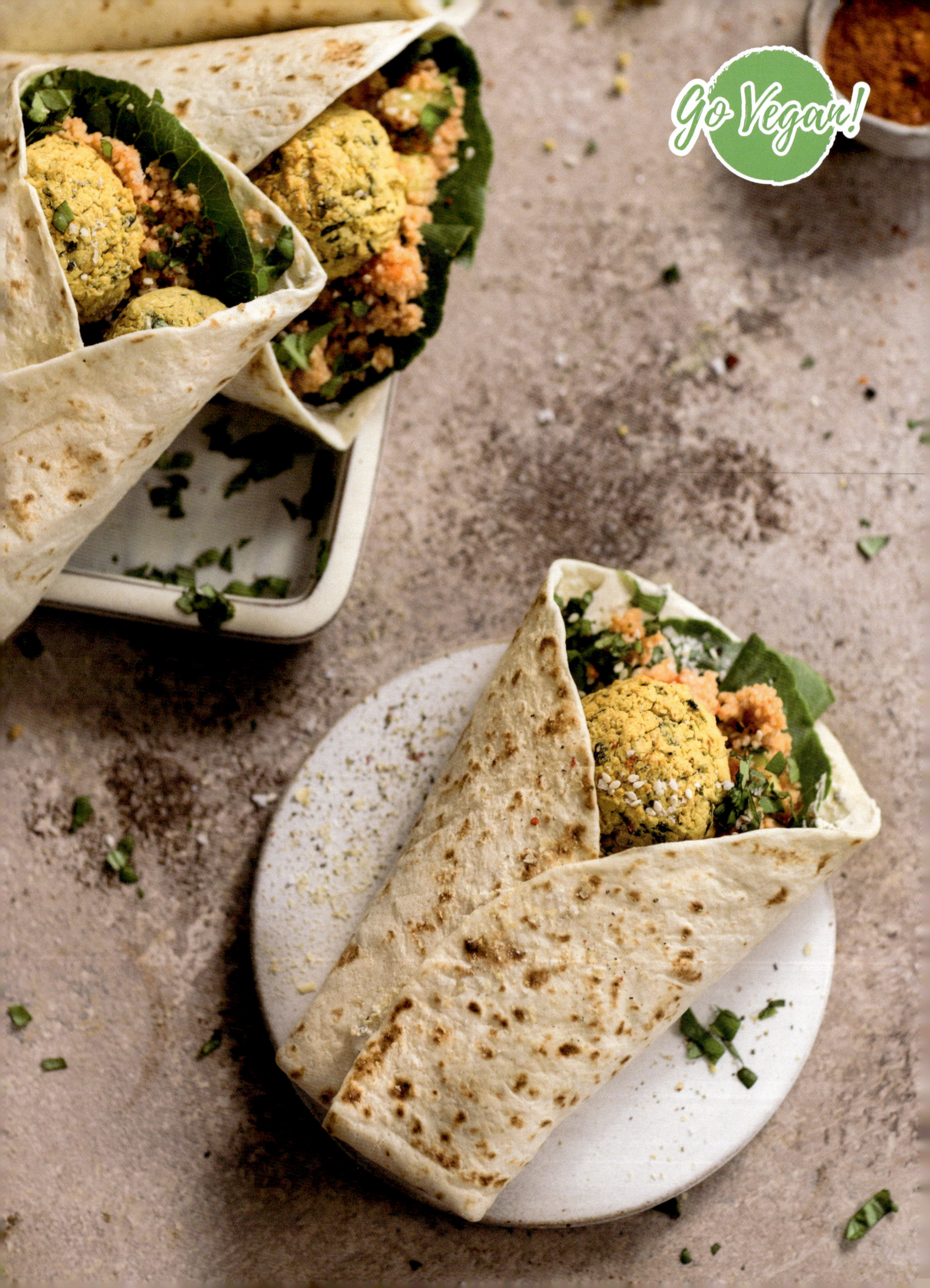
Go Vegan!

Falafel-Wraps mit Hummus und Taboulé

Für 1 Portion benötigst Du:

Zutaten für die Falafel:
100 g Kichererbsen aus der Dose
1 Knoblauchzehe
10 g Petersilie
1 EL Zitronensaft
20 g Buchweizenmehl
1 TL Koriander
1 TL Kreuzkümmel
Salz
Pfeffer

Zutaten für das Taboulé:
1/4 Salatgurke
1 Tomate
1 EL frische Petersilie
1 EL frische Minze
1 EL frischer Koriander
1 TL Zitronensaft
20 g Couscous
1 TL Olivenöl
20 ml Wasser
Salz
Pfeffer

Außerdem:
2 Salatblätter
1 Wrap
2 EL Hummus

Benötigte Utensilien: mittelgroße Schüssel, große Schüssel, Mixer, Backblech mit Backpapier, Küchenmesser, Schneidebrett, großes Sieb, Wasserkocher

30–35 Minuten

Falafel sind wohl eines dieser Gerichte, die einem zu Beginn etwas zu schwierig erscheinen. Aber nur Vertrauen in Dich selbst: Es lohnt sich, sie selbst herzustellen, und ist gar nicht so schwierig wie häufig gedacht! Du kannst die Kichererbsen-Masse bei diesem Rezept ohne viel Öl und Bratengeruch ganz einfach im Backofen backen. Zu den Wraps gibt es außerdem noch ein Taboulé, dabei handelt es sich um einen Salat, der aus Couscous, Gurke, Tomaten und frischen Kräutern besteht.
Also ran an die Bouletten ... äh ... Falafel!

1. Heize den Backofen auf 180 °C (Ober- und Unterhitze) vor. Schütte die Kichererbsen in das Sieb und spüle sie einmal gründlich unter fließendem Wasser durch. Schäle die Knoblauchzehe. Schneide die Petersilie fein und gib sie zusammen mit Kichererbsen, Knoblauchzehe, Buchweizenmehl, Zitronensaft, Korianderpulver und Kreuzkümmel in Deinen Mixer. Püriere alles, bis Du eine feine Masse hast. Sollte sie zu klebrig sein, gib noch etwas mehr Buchweizenmehl hinzu. Schmecke die Masse mit Salz und Pfeffer ab.

2. Lege das Backpapier auf das Backblech. Forme mit angefeuchteten Händen aus dem Teig ungefähr 3 bis 4 gleich große Falafel und lege sie auf das Backblech. Backe sie für 20 Minuten, bis sie goldbraun sind. Für eine Portion benötigst Du nur 2 Falafel, den Rest kannst Du bequem für den nächsten Tag aufbewahren.

3. Erhitze das Wasser im Wasserkocher (nicht kochen!) und gib es mit dem Couscous in eine große Schüssel. Lasse ihn für 10 Minuten abgedeckt aufquellen und schneide in der Zwischenzeit die Gurke, die Tomaten sowie die 3 Kräuter Petersilie, Minze und Koriander. Zu dem aufgequollenen Couscous gibst Du das geschnittene Gemüse, die Kräuter, das Öl und zum Abschmecken Salz und Pfeffer. Vermenge alles gut miteinander.

4. Nimm einen Wrap, bestreiche ihn mit 1 EL Hummus und gib darauf 2 Salatblatter, die Falafel und das Taboulé. Guten Appetit!

Nährwerte:
Kalorien: 638 kcal • Eiweiß: 25g • Kohlenhydrate: 102g • Fette: 13g

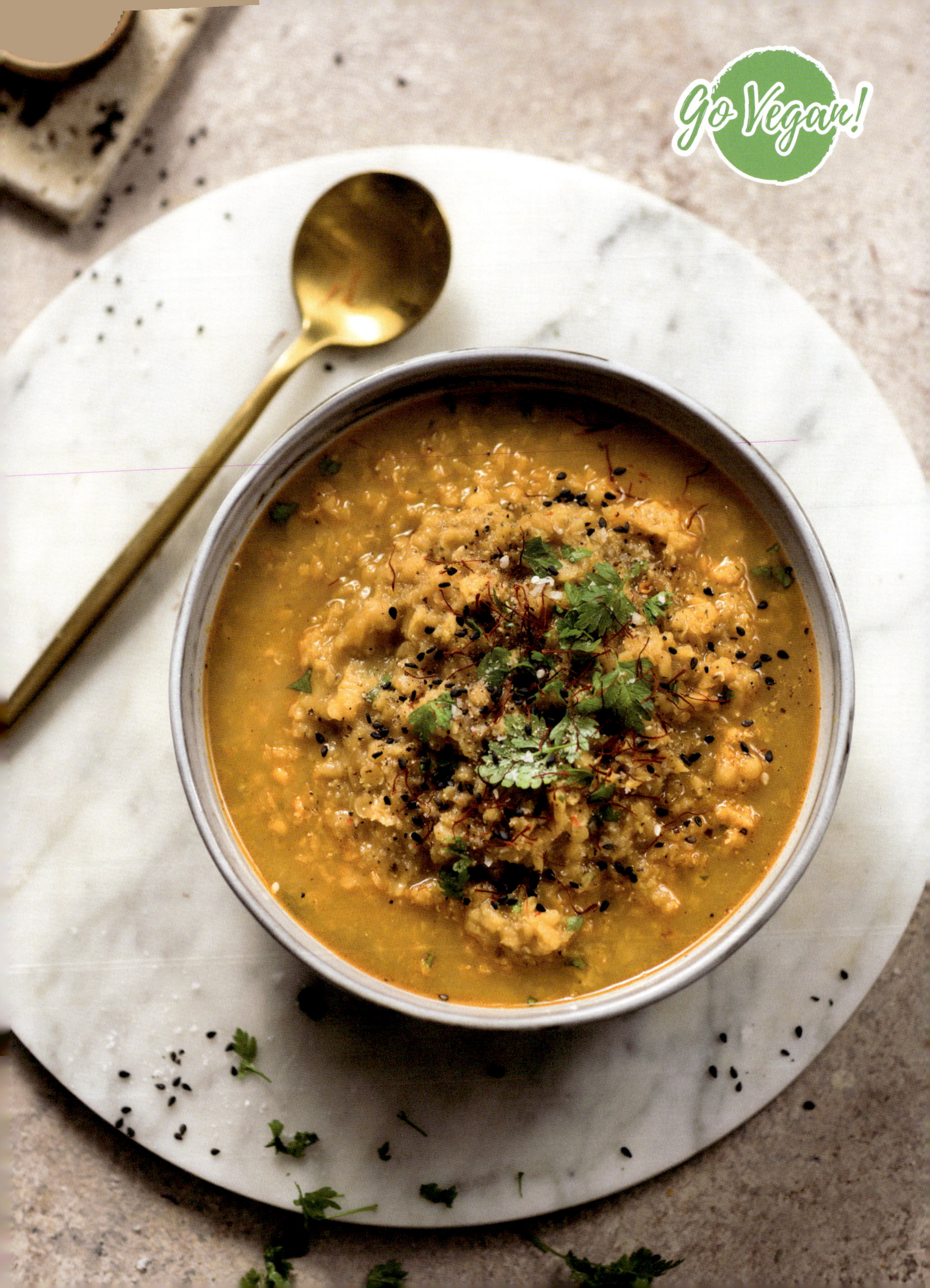
Go Vegan!

Linsen-Dal-Suppe

Das Wetter ist ungemütlich, stürmisch und grau? Dann ab auf die Couch und mit Dir eine Schüssel der warmen Linsen-Dal-Suppe! Natürlich ist sie nicht nur bei kaltem Wetter perfekt, eigentlich kannst Du sie zu jeder Jahreszeit genießen.

Für 1 Portion benötigst Du

100 g rote Linsen
1/2 Zwiebel
2 EL Zitronensaft
1 TL frische Petersilie
750 ml Wasser
1 TL Kreuzkümmel
1 TL Kurkuma
1 TL schwarze Sesamkörner
1 Prise Safran
1 EL Olivenöl
Salz
Pfeffer

Benötigte Utensilien: mittelgroßer Topf, Schneidebrett, kleines Messer

40–45 Minuten

1. Schäle die Zwiebel und schneide sie in feine Streifen. Erhitze einen Topf mit 1 EL Olivenöl und schwitze die Zwiebel darin glasig an. Nun kannst Du die Linsen hinzugeben und für 1 Minute braten lassen. Lösche die Linsen mit dem Wasser ab und lasse sie für 35 Minuten bei niedriger Temperatur köcheln.

2. Schmecke die Linsen-Dal-Suppe mit Kreuzkümmel, Kurkuma, Salz, Pfeffer und Zitronensaft ab.

3. Fülle die fertige Suppe in eine Schüssel und richte sie mit Petersilie, Safran und schwarzen Sesamkörner an.

Nährwerte:
Kalorien: 589 kcal • Eiweiß: 27g • Kohlenhydrate: 60g • Fette: 26g

Unser Tipp: Solltest Du die Suppe lieber feiner mögen, kannst Du sie auch mit einem Stabmixer pürieren.

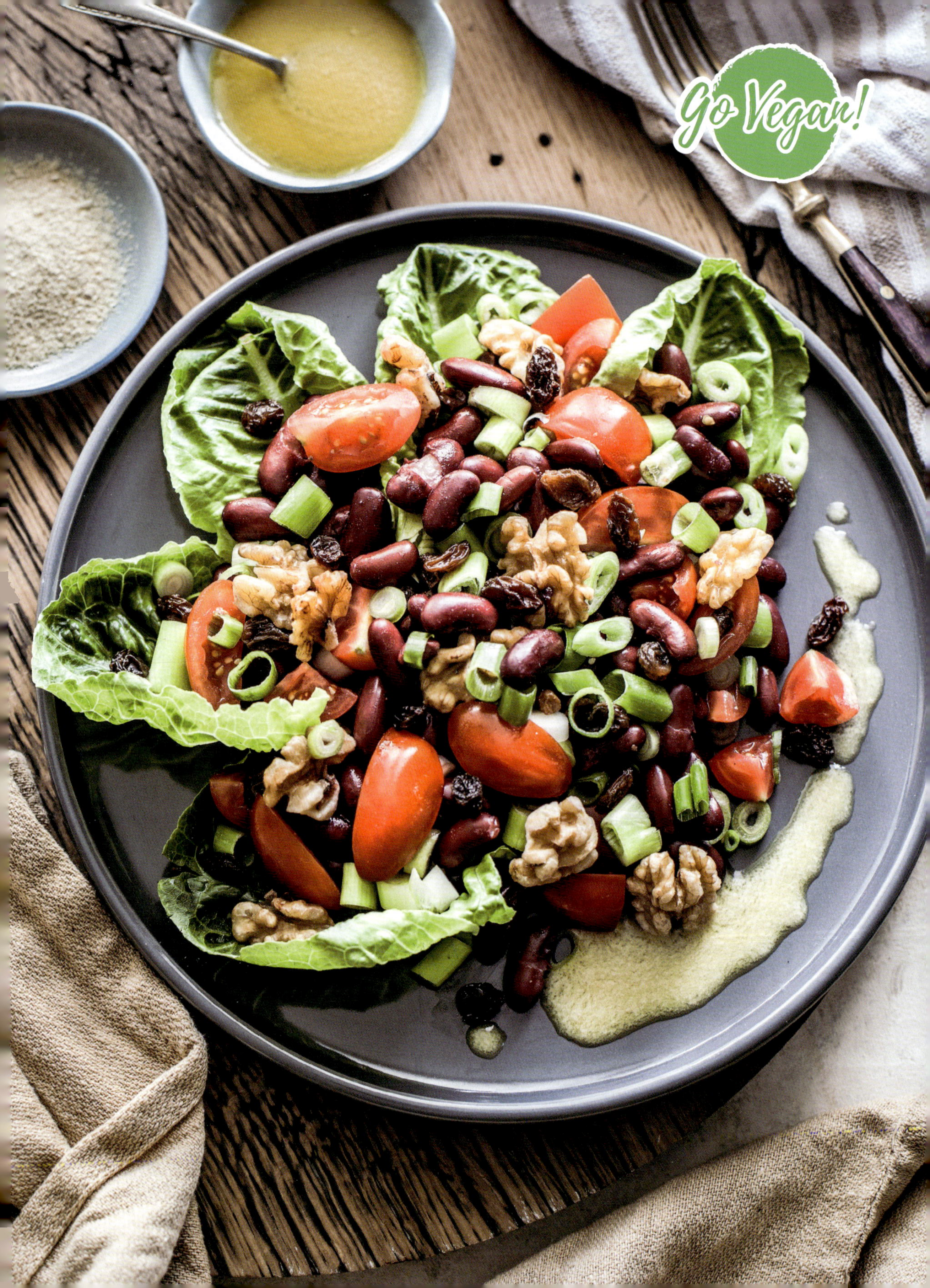
Go Vegan!

Bunter Salat mit Hefeflocken-Tahin-Dressing

Wenn Du den Herd auch gern mal auslässt und auf vielfältige, bunte Salatrezepte zurückgreifst, habe ich hier was ganz Besonderes für Dich. Einen bunten Salat mit einem cremigen, leicht käsigen und herben Dressing. Die Kombination aus Hefeflocken und Sesampaste (Tahin) ist hier der Clou. Die würzigen Hefeflocken, die an Parmesan erinnern, und die herbe, cremige Sesampaste werden mit Zutaten wie Kidneybohnen (der sättigende Proteinfaktor) und Rosinen (der süße Touch) ergänzt und runden den Salat so perfekt ab.

Für 1 Portion brauchst Du

150 g Cocktailtomaten
200 g Kidneybohnen
1 Handvoll Rosinen
1 Handvoll Nüsse
1 Salatherz
1 Lauchzwiebel

Für das Dressing:
1 TL Ahornsirup
1 TL Hefeflocken
1 TL Essig
2 EL Olivenöl
1 TL Sesampaste
2 EL Wasser
Salz

Benötigte Utensilien: Salatschüssel, Esslöffel, Schneidebrett, Küchenmesser, großes Sieb

20 Minuten

1. Nimm eine große Salatschüssel und rühre darin das Dressing aus Essig, Öl, Tahin, Ahornsirup, Salz, Hefeflocken und etwas Wasser zusammen. Stelle die Schüssel zur Seite und bereite ganz entspannt die restlichen Zutaten zu.

2. Wasche und viertel die Cocktailtomaten. Gieße die Kidneybohnen über einem Sieb ab und wasche sie gründlich ab, bis die Bohnen aufhören zu schäumen. Wasche das Salatherz, entferne den Strunk und schneide den Salat in mundgerechte Portionen. Die Nüsse grob hacken.

3. Gib alle Salatzutaten, die Tomaten, die Kidneybohnen, die Nüsse, den Salat und die Rosinen in der Schüssel mit dem Dressing und rühre alles gut um. Lasse den Salat für eine Stunde ziehen. Garniere ihn zum Schluss mit einer fein geschnittenen Lauchzwiebel. Anschließend kannst Du ihn sofort servieren. Der Salat hält sich bis zu 2 Tage im Kühlschrank.

Nährwerte:
Kalorien: 634 kcal • Eiweiß: 33g • Kohlenhydrate: 60g • Fette: 29g

Unser Tipp: Was ist Tahin?

Tahin ist eine Paste aus Sesam und stammt aus der arabischen Küche. Pur schmeckt Tahin, oder auch Sesampaste, sehr bitter. Als Basis für Dressings und Saucen oder als Grundzutat für Hummus ist es allerdings der perfekte Begleiter. Inzwischen bekommst Du Tahin in jedem gut sortieren Supermarkt, Biomärkten oder im türkischen Supermarkt.

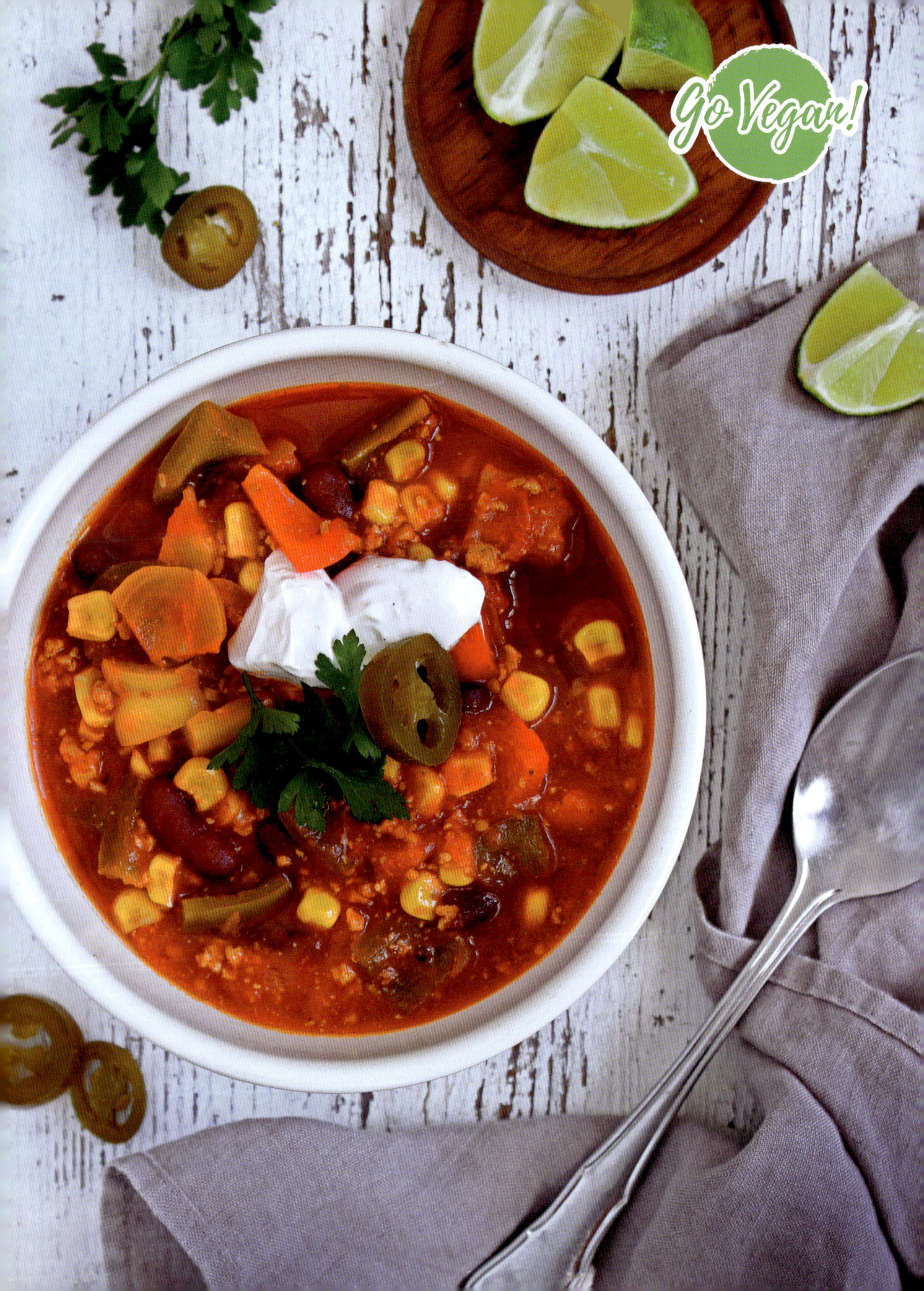
Go Vegan!

Veganes Chili sin Carne

Für 1 Portion benötigst Du

1 kleine Zwiebel
1 Knoblauchzehe
1/2 Dose Kidneybohnen (200 g)
1 Paprikaschote
1 Mini-Dose Mais
250 ml passierte Tomaten
2 Stiele Petersilie
1 TL veganer Frischkäse
1 TL Agavendicksaft
100 g Tofu-Hack
1 Messerspitze Kreuzkümmel
1 Messerspitze geräuchertes Paprikapulver
1 EL Olivenöl
Chilipulver
Salz
Pfeffer

Benötigte Utensilien:
Schneidebrett, Küchenmesser, Esslöffel, Teelöffel, großes Sieb, großer Topf mit Deckel, Kochlöffel, Schöpfkelle

35 Minuten

Dieser leckere Klassiker schmeckt auch ohne Fleisch ganz hervorragend. Außerdem ist das Chili super schnell zubereitet. Alles in einem Topf und schon kocht es sich fast von allein. Ob als Party-Suppe, als Lunch zum Mitnehmen und Aufwärmen oder einfach als Soulfood-Abendessen auf dem Sofa: das vegane Chili sin Carne passt einfach immer.

1. Schäle die Zwiebel und den Knoblauch und schneide beides in feine Würfelchen. Wasche die Paprika, halbiere sie, schneide das Kerngehäuse heraus und schneide die Paprika in Würfel. Gieße die Kidneybohnen und den Mais durch das Sieb ab und wasche beides gründlich unter fließendem Wasser. Zum Schluss hackst Du noch die Petersilie klein.

2. Erhitze 1 EL Öl im Topf. Zerbrösele das Tofu-Hack mit den Händen in das heiße Öl und brate es 1 Minute bei hoher Hitze an. Gib dann die Zwiebeln und den Knoblauch dazu und brate alles so lange weiter, bis das Tofu-Hack schön knusprig ist. Schmecke das Tofu-Hack mit geräuchertem Paprikapulver sowie Salz und Pfeffer ab.

3. Gib die Paprikawürfel, die passierten Tomaten, 1 TL Agavendicksaft und 1 Messerspitze Kreuzkümmel mit in den Topf und lass alles 5 Minuten mit geschlossenem Deckel garen. Jetzt kannst Du die Bohnen und den Mais zugeben. Lass das Chili weitere 10 Minuten bei mittlerer Hitze köcheln.

4. Schmecke das Chili nochmals mit Salz und Pfeffer ab und schärfe es nach Belieben mit Chili nach. Serviere das Chili sin Carne mit einem Löffel veganem Frischkäse und Petersilie.

Nährwerte:
Kalorien: 643 kcal • Eiweiß: 38g • Kohlenhydrate: 62g • Fette: 27g

Unser Tipp: Besonders lecker ist vorfrittiertes Tofu-Hack. Es ähnelt in seiner Konsistenz echtem Hackfleisch und lässt sich prima knusprig anbraten. Du findest es meist in kleinen, quadratischen 200-g-Päckchen im Kühlregal.

Das vegane Chili sin Carne ist DAS perfekte Essen zum Vorbereiten, Einfrieren und Mitnehmen. Denn es gewinnt nach dem Aufwärmen noch mehr an Geschmack, wenn alle Zutaten schön durchziehen konnten.

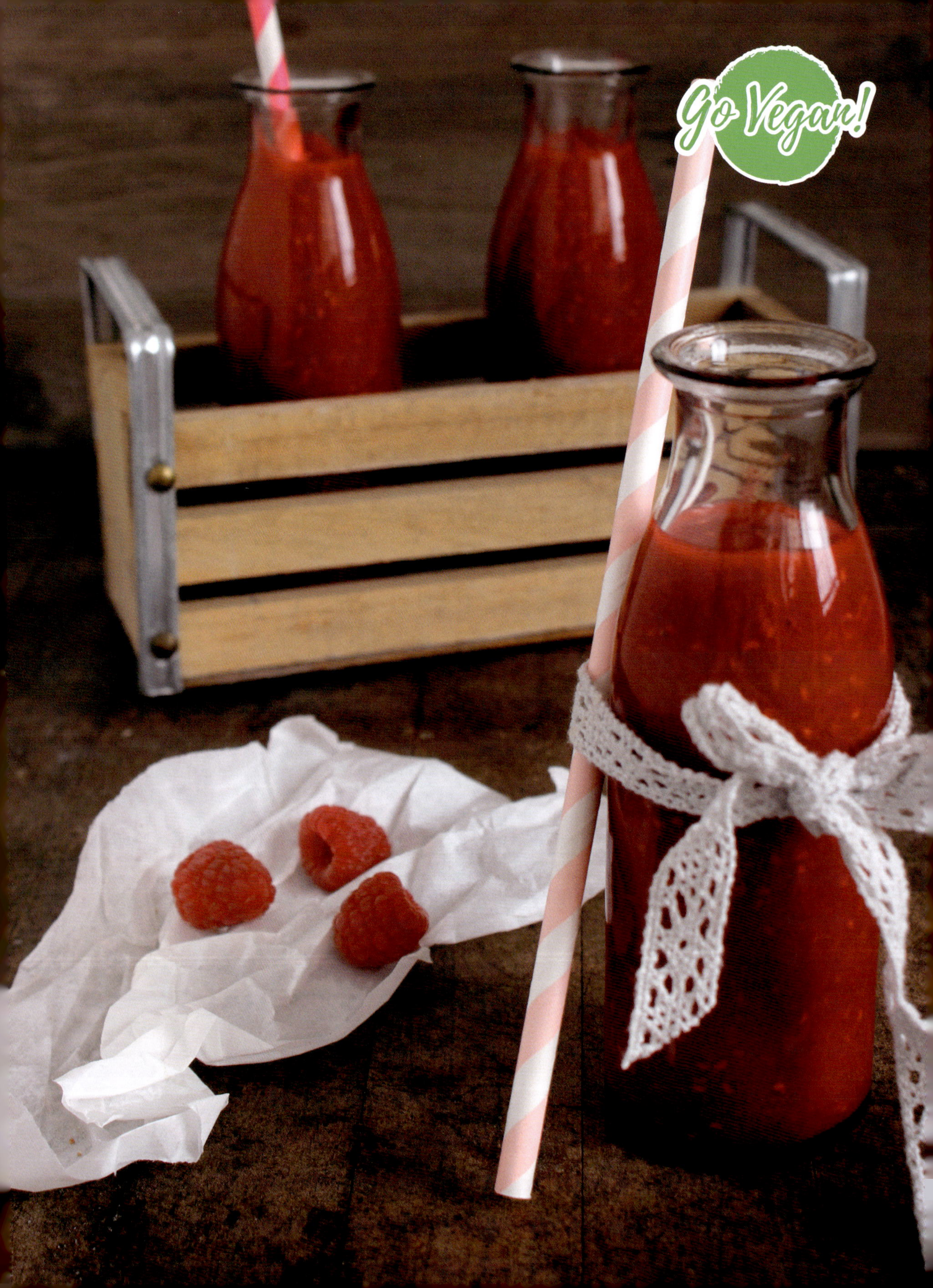
Go Vegan!

Himbeer-Rote-Bete-Smoothie

Rote Bete ist nicht so Dein Ding? Dann probiere unbedingt mal diesen Himbeer-Rote-Bete-Smoothie aus. Der frisch-fruchtige Himbeergeschmack dominiert die Rote Bete. Wetten, dass es keiner herausschmeckt?

Für 1-2 Portionen benötigst Du

125 g TK-Himbeeren
1/2 Rote Bete (vorgegart, vakuumverpackt)
150 ml Orangensaft
1 TL Agavendicksaft

Benötigte Utensilien:
Stabmixer, hoher Becher, Esslöffel, hohes Glas, Küchenmesser, Schneidebrett, Küchenhandschuhe

5 Minuten

1. Lasse die gefrorenen Beeren zuerst 10 Minuten antauen.

2. Zieh Dir zunächst die Küchenhandschuhe über, denn es wird rot! Du musst nämlich die Rote Bete vor dem Pürieren erst etwas mit dem Messer zerkleinern, vierteln reicht vollkommen. Achtung: Rote Bete färbt stark, Du solltest Deine Kleidung und Möbel vor dem Saft schützen. Am besten schneidest Du die Rote Bete nur auf dem Schneidebrett. Pass auch beim Pürieren auf, dass nichts spritzt bzw. dass Du alles direkt wegwischst.

3. Gib die Rote Bete zusammen mit den Himbeeren und dem Agavendicksaft in den Becher und püriere alles fein. Gib dann so viel Orangensaft hinzu, bis Deine gewünschte Konsistenz erreicht ist. Schütte den Smoothie in das Glas und lass ihn Dir schmecken.

Nährwerte:
Kalorien: 161 kcal • Eiweiß: 4g • Kohlenhydrate: 31g • Fette: 1g

Unser Tipp: Verantwortlich für die intensive Farbe von Roter Bete ist der Farbstoff Betanin. Der sekundäre Pflanzenstoff kann Dein Immunsystem stärken und hat eine entzündungshemmende Wirkung.

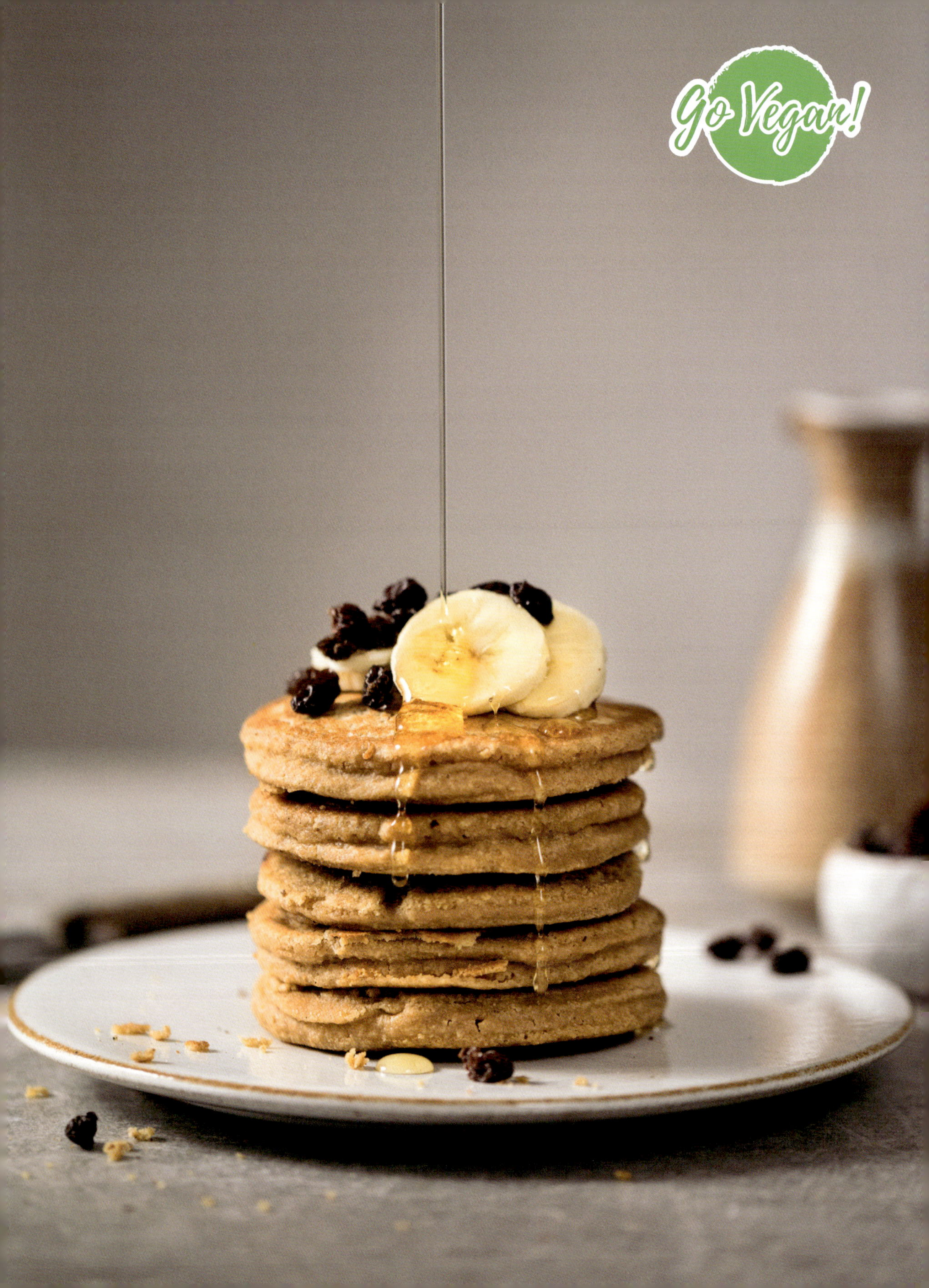

Gesunde Hochstapler: glutenfreie Pancakes

Morgens ist die beste Zeit zum Hochstapeln – am gesündesten mit diesen superleckeren und fluffigen Pancakes. Diese kleinen Köstlichkeiten sind alles andere als aufwendig, vor allem sind sie schnell gemacht! Wenn Du nicht nur nach einer pflanzlichen, sondern auch glutenfreien Alternative zum amerikanischen Klassiker suchst, dann bist Du hier genau richtig.

Für 1 Portion benötigst Du

60 g feine Haferflocken
10 g brauner Zucker
1 TL Backpulver
50 ml Mandelmilch
2 TL Kokosöl
1 TL Zimt
1/4 TL Salz

Toppings:
1 Banane
2 TL Rosinen
2 EL Ahornsirup

Benötigte Utensilien: Mixer, mittelgroße Pfanne, mittelgroße Schüssel, Schneebesen, Pfannenwender, Esslöffel, Küchenmesser, Schneidebrett

15–20 Minuten

1. Zunächst gibst Du die Haferflocken in einen Mixer und mahlst sie zu feinem Mehl.

2. Das entstandene Haferflockenmehl schüttest Du in die Schüssel und gibst darauf den braunen Zucker, das Backpulver, den Zimt, das Salz und die Mandelmilch. Rühre alle Zutaten so lange mit dem Schneebesen durch, bis Du einen glatten Teig ohne Klumpen erhältst.

3. Erhitze nun die Pfanne mit dem Kokosöl und gib 2 EL Teig hinein. Brate die Pancakes von beiden Seiten goldbraun an. Wiederhole den Vorgang so lange, bis alle Pancakes fertig sind und der Teig aufgebraucht ist. Staple jeweils die fertigen Pancakes zu einem kleinen Turm auf.

4. Am Schluss schneidest Du die Banane in Scheiben und verteilst sie mit Ahornsirup und den Rosinen über den Pancakes.

Nährwerte:
Kalorien: 551 kcal • Eiweiß: 12g • Kohlenhydrate: 91g • Fette: 15g

Unser Tipp: Um sie besonders schön rund zu bekommen, benutzen wir immer einen Eisportionierer! Außerdem kannst Du aus den trockenen Zutaten (Haferflocken, brauner Zucker, Backpulver, Zimt und Salz) eine fertige Pancake-Mischung im Glas erstellen, so brauchst Du nicht jedes Mal die Haferflocken zu mahlen.

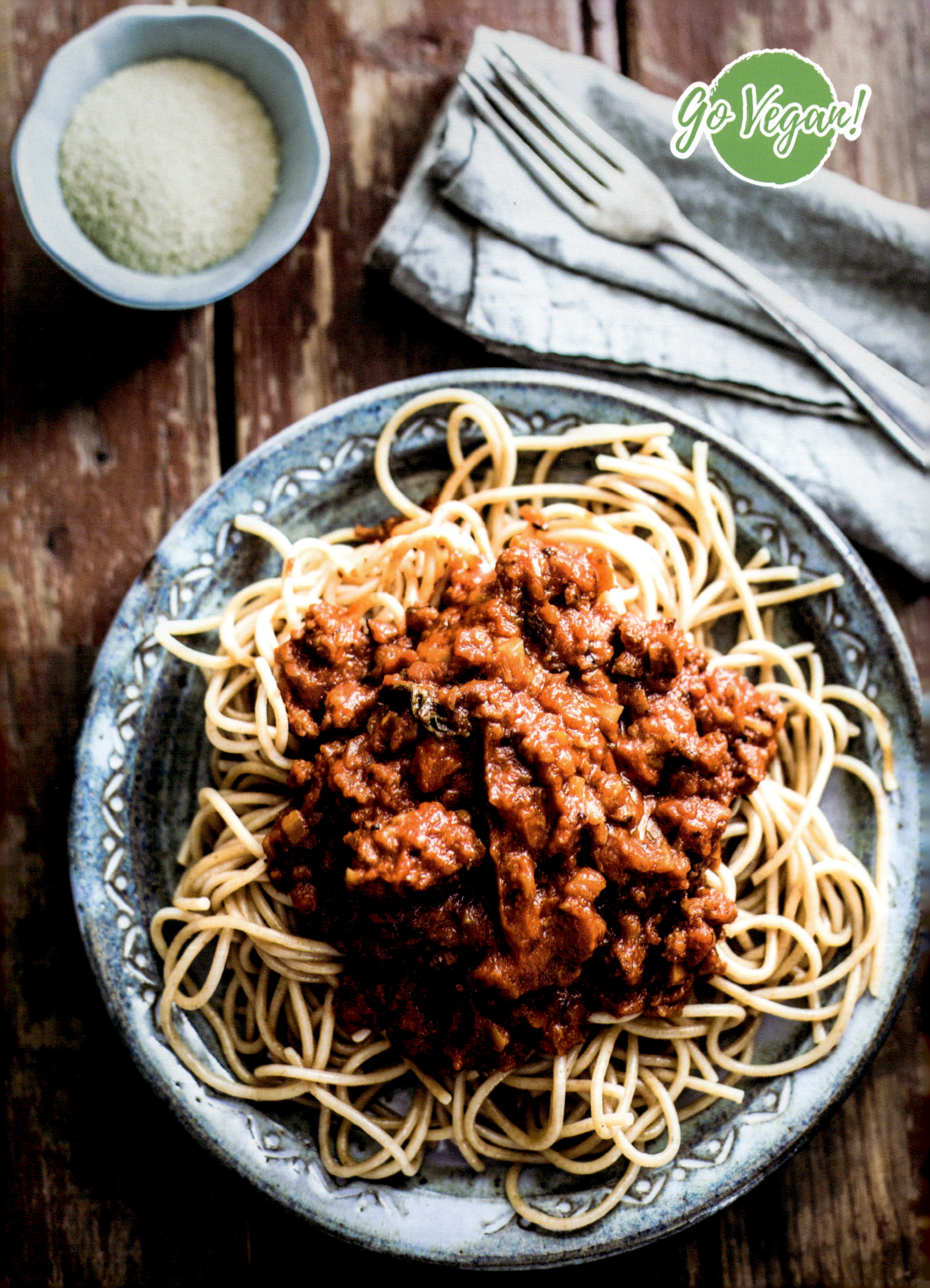
Go Vegan!

Extrem geile Veggi-Bolognese

Dieser Traum von vegetarischer Spaghetti Bolognese überzeugt garantiert jeden Fleischesser. Wenn Du vorhast, Family and Friends unbemerkt ein pflanzliches Gericht unterzujubeln, ist diese 100 % fleischfreie Bolognese-Soße genau das Richtige. Der Trick hierbei ist Rauchsalz, was das rauchige Fleischaroma imitiert. In 2 von 3 Fällen konnten wir unsere Testesser bereits täuschen. Probiere es aus!

Für 1 Portion brauchst Du

1 kleine Karotte
1/4 Stangensellerie
1/2 kleine Zwiebel
200 g passierte Tomaten
50 g Tomatenmark
1 Handvoll frisches Basilikum
400 ml Wasser
80 g Vollkorn-Spaghetti
50 g Sojaschnetzel
1 TL Gemüsebrühe
1 TL Paprikapulver
2 TL Hähnchengewürz
1/2 TL Rauchsalz
1 EL Olivenöl
2 TL Salz

Benötigte Utensilien: Wasserkocher, mittelgroße Schüssel, Schneidebrett, Küchenmesser, Sparschäler, große Pfanne, großer Topf, Kochlöffel, Sieb

50 Minuten

1. Bringe 400 ml Wasser im Wasserkocher zum Kochen und gebe die Sojaschnetzel samt Gemüsebrühe in eine Schüssel. Sobald das Wasser kocht, übergieße die Sojaschnetzel damit und rühre alles gut durch, damit sich auch die Gemüsebrühe gut auflöst. Lass das Gemisch quellen, bis es in Schritt 3 zum Einsatz kommt.

2. Wasche in der Zwischenzeit die Karotte und würfele sie fein, schäle die Zwiebel und den Sellerie und schneide sie ebenfalls in feine Würfel. Erhitze das Öl in einer Pfanne auf mittlerer Hitze und brate das Gemüse für ca. 10 Minuten an.

3. Drücke überschüssiges Wasser aus den Sojaschnetzeln heraus und gib sie zusammen mit dem Paprikapulver, dem Hähnchengewürz und dem Rauchsalz zu dem Gemüse in die Pfanne. Brate alles zusammen weitere 10 Minuten. Fülle währenddessen Wasser in den Topf und bringe das Wasser darin zum Kochen – das ist für die Spaghetti.

4. Gib nun die passierten Tomaten, das Tomatenmark und die Basilikumblätter in die Pfanne (hebe zwei Blätter für die Deko auf) und lass die Bolognese-Soße noch weitere 10 Minuten köcheln. Je länger die Bolognese vor sich hin köcheln darf, umso intensiver wird der Geschmack. Gib währenddessen die Spaghetti zusammen mit dem Salz in das kochende Wasser und koche sie ca. 10 Minuten, bis sie bissfest sind. Probiere am besten ab und zu eine Nudel, um zu kosten, ob sie für Dich perfekt sind.

5. Gieße die fertigen Spaghetti durch das Sieb ab und richte sie zusammen mit der Bolognese-Soße auf einem Teller an. Die Bolognese sieht besonders hübsch aus, wenn Du sie noch mit frischen Basilikumblättern und Hefeflocken garnierst. Kleiner Extratipp: Am nächsten Tag schmeckt die Bolognese sogar noch besser!

Nährwerte:
Kalorien: 679 kcal • Eiweiß: 31g • Kohlenhydrate: 95g • Fette: 19g

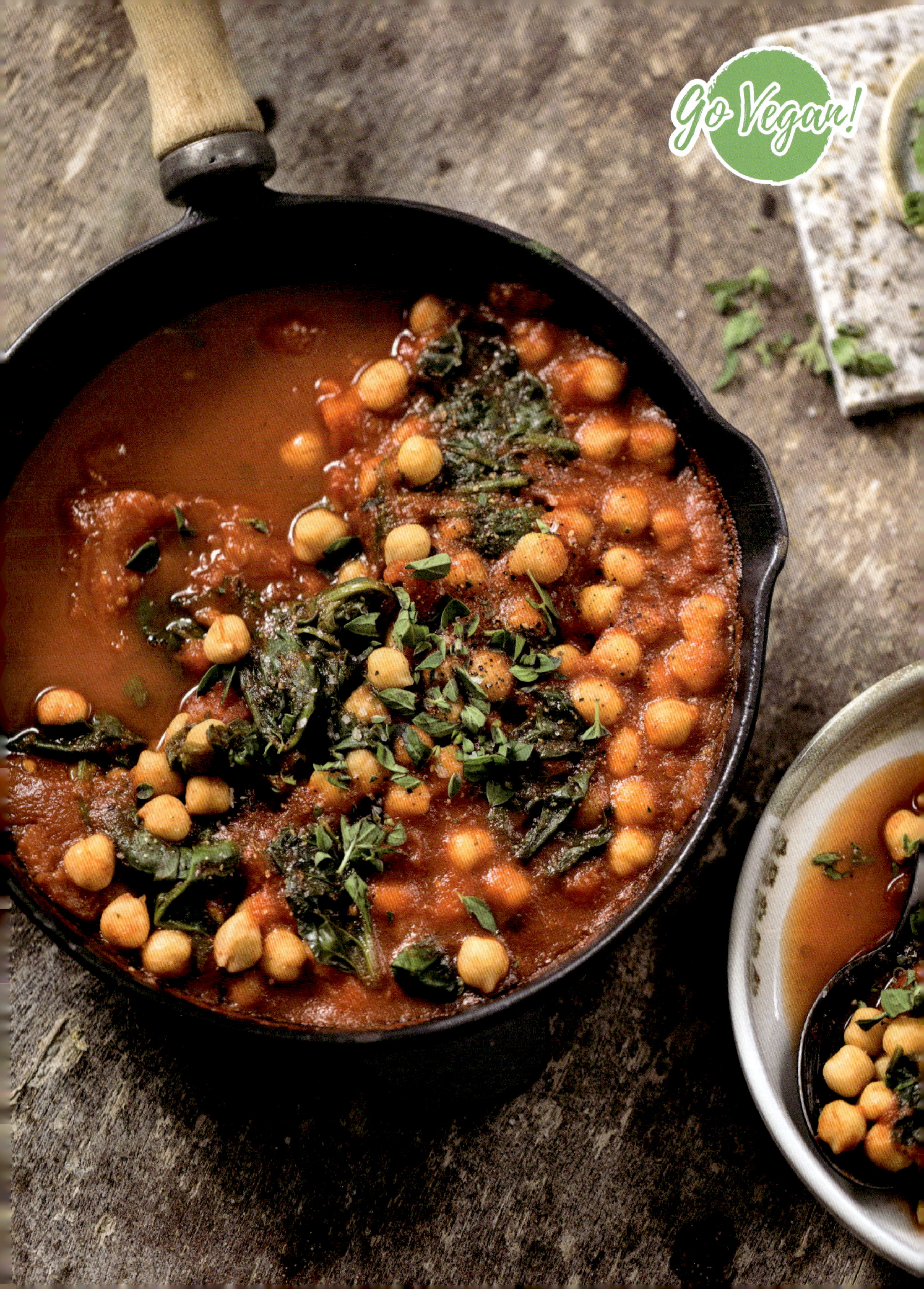

Vitamin C, K,
Magnesium, Eisen

Mediterrane Kichererbsen-Pfanne

In weniger als 20 Minuten hast Du mit dieser Kichererbsen-Pfanne ein köstliches mediterranes Gericht. Die Kombination aus Kichererbsen und Spinat ist ein wahrer Eisen-Booster und damit nicht nur wahnsinnig lecker, sondern auch ein echter Wachmacher für den Nachmittag!

Für 1 Portion benötigst Du

1 kleine Zwiebel
1 Knoblauchzehe
200 ml Tomaten aus der Dose
90 g Kichererbsen aus der Dose
100 g Spinat
1 TL getrockneter Oregano
1 TL getrockneter Thymian
1/2 TL Chiliflocken
60 ml Gemüsebrühe
1 EL Weißweinessig
2 EL Olivenöl
Salz
Pfeffer

Benötigte Utensilien: mittelgroße Pfanne, Küchenmesser, Schneidebrett, großes Sieb

15–20 Minuten

1. Schäle Zwiebel und Knoblauch und schneide beides in feine Würfel. Erhitze 2 EL Olivenöl in einer Pfanne auf mittlerer Hitze und schwitze beides zusammen 2 Minuten an. Anschließend löschst Du es mit Tomaten, Gemüsebrühe und Weißweinessig ab.

2. Gieße die Kichererbsen in das Sieb ab und wasche sie gut unter fließendem Wasser ab. Gib sie zusammen mit dem Spinat und den getrockneten Kräutern in die Pfanne. Verrühre alles miteinander und lass es für 12 Minuten köcheln. Schmecke es mit Chiliflocken, Salz und Pfeffer ab.

Nährwerte:
Kalorien: 404 kcal • Eiweiß: 14g • Kohlenhydrate: 30g • Fette: 24g

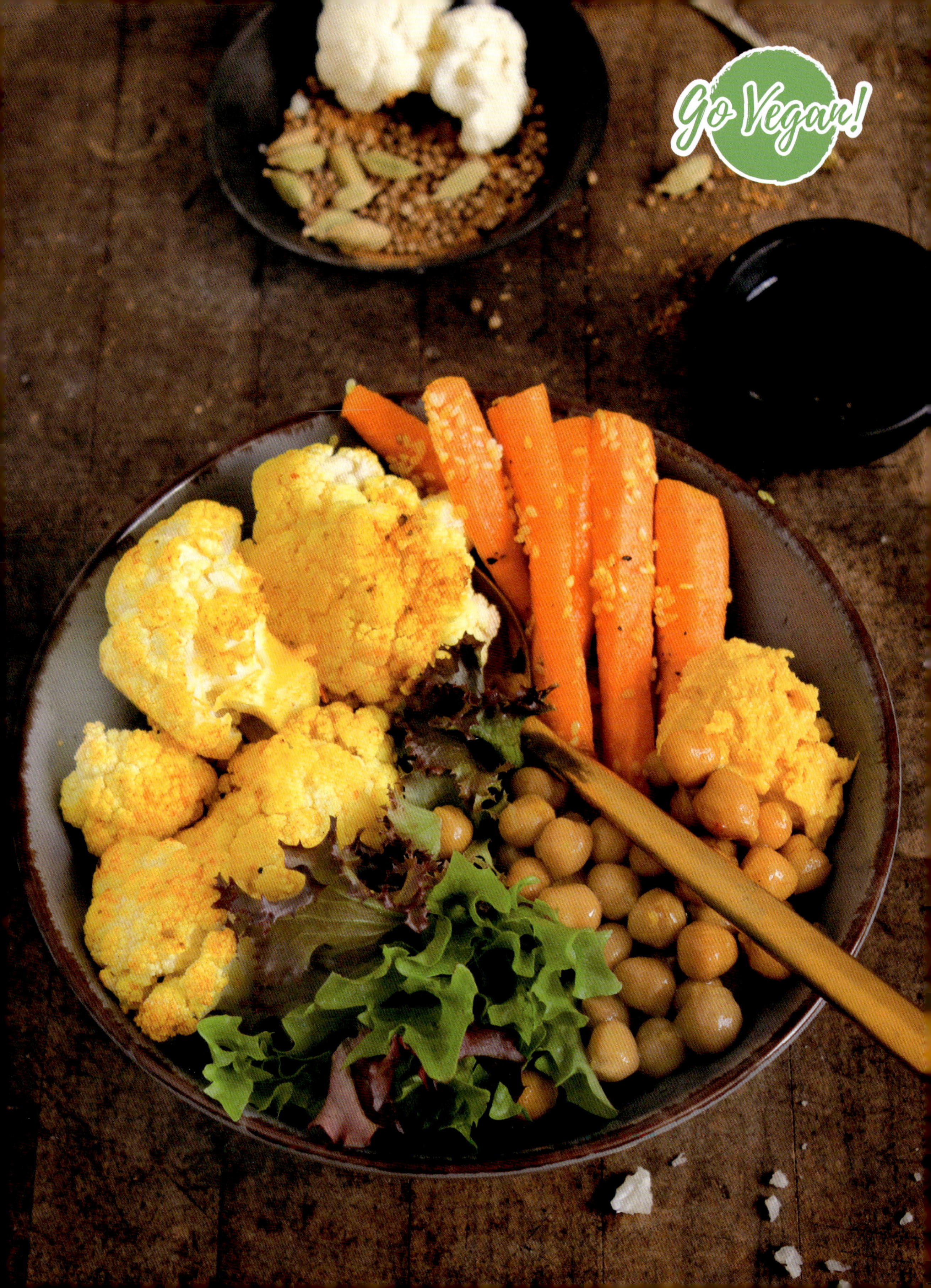
Go Vegan!

Orientalische Detox-Gemüse-Bowl

Den besonderen Kick erhält diese orientalische Gemüse-Bowl durch das Gemüse, das mit leckeren Gewürzen aromatisch im Ofen geröstet wird. So bekommt auch Blumenkohl, der ja sonst eher mild und etwas fad schmeckt, ein richtig tolles Aroma.

Für 1 Portion benötigst Du

1/2 Kopf Blumenkohl
2 kleine Karotten
130 g Kichererbsen
1 Handvoll Pflücksalat
1 TL Sesamöl
1 TL heller Balsamicoessig
1 TL Ahornsirup
1 EL Hummus
25 g gesalzene Pistazien
1/2 TL Sesam
2 EL Olivenöl
1/2 TL Currypulver
1 Messerspitze Kreuzkümmel
1 Messerspitze Koriander
1 Messerspitze Ingwer
Salz
Pfeffer

Benötigte Utensilien: Sieb, Schneidebrett, Küchenmesser, Sparschäler, Teelöffel, Esslöffel, große Schüssel, tiefer Teller, kleine Schüssel, Backblech mit Backpapier

40 Minuten

1. Heize den Backofen auf 180 °C (Ober- und Unterhitze) vor und belege ein Backblech mit Backpapier. Schneide die Blumenkohl-Röschen vom Strunk, gib sie in das Sieb und spüle sie mit kaltem Wasser ab. Schäle die Karotten und halbiere sie jeweils einmal der Länge nach. Verrühre 1 EL Olivenöl mit allen Gewürzen bis auf den Sesam in der großen Schüssel. Gib die Blumenkohl-Röschen dazu und vermenge alles gut mit einem Löffel.

2. Verrühre im tiefen Teller 1 EL Olivenöl mit Salz und Pfeffer, wende die Karotten darin und bestreue sie mit Sesam. Schütte den Blumenkohl und die Karotten nebeneinander auf das Blech und schiebe es für 30 Minuten auf der mittleren Schiene in den Ofen. Wenn Du die Röschen sehr klein geschnitten hast, kannst Du auch schon nach 20 Minuten überprüfen, ob sie weich sind.

3. Wasche den Salat und leg ihn zum Abtropfen beiseite. Schütte die Kichererbsen im Sieb ab und spüle sie gut unter fließendem Wasser durch. Mische aus Öl, Essig und Ahornsirup ein Dressing und schmecke es mit Salz und Pfeffer ab.

4. Löse die Pistazien aus der Schale und hacke sie auf dem Brett in grobe Stücke. Mische den Pflücksalat mit dem Dressing. Richte das Ofengemüse zusammen mit den Kichererbsen und dem Salat an. Gib zum Schluss je einen Klecks Hummus darauf und bestreue die orientalischen Gemüse-Bowls mit den Pistazien.

Nährwerte:
Kalorien: 461 kcal • Eiweiß: 13g • Kohlenhydrate: 27g • Fette: 33g

Unser Tipp:

Anders als die meisten anderen Kohlsorten ist Blumenkohl gut bekömmlich. Außerdem ist Blumenkohl sehr gesund, denn er enthält bestimmte sekundäre Pflanzenstoffe, sogenannte Glucosinolate, die eine krebshemmende Wirkung haben sollen.

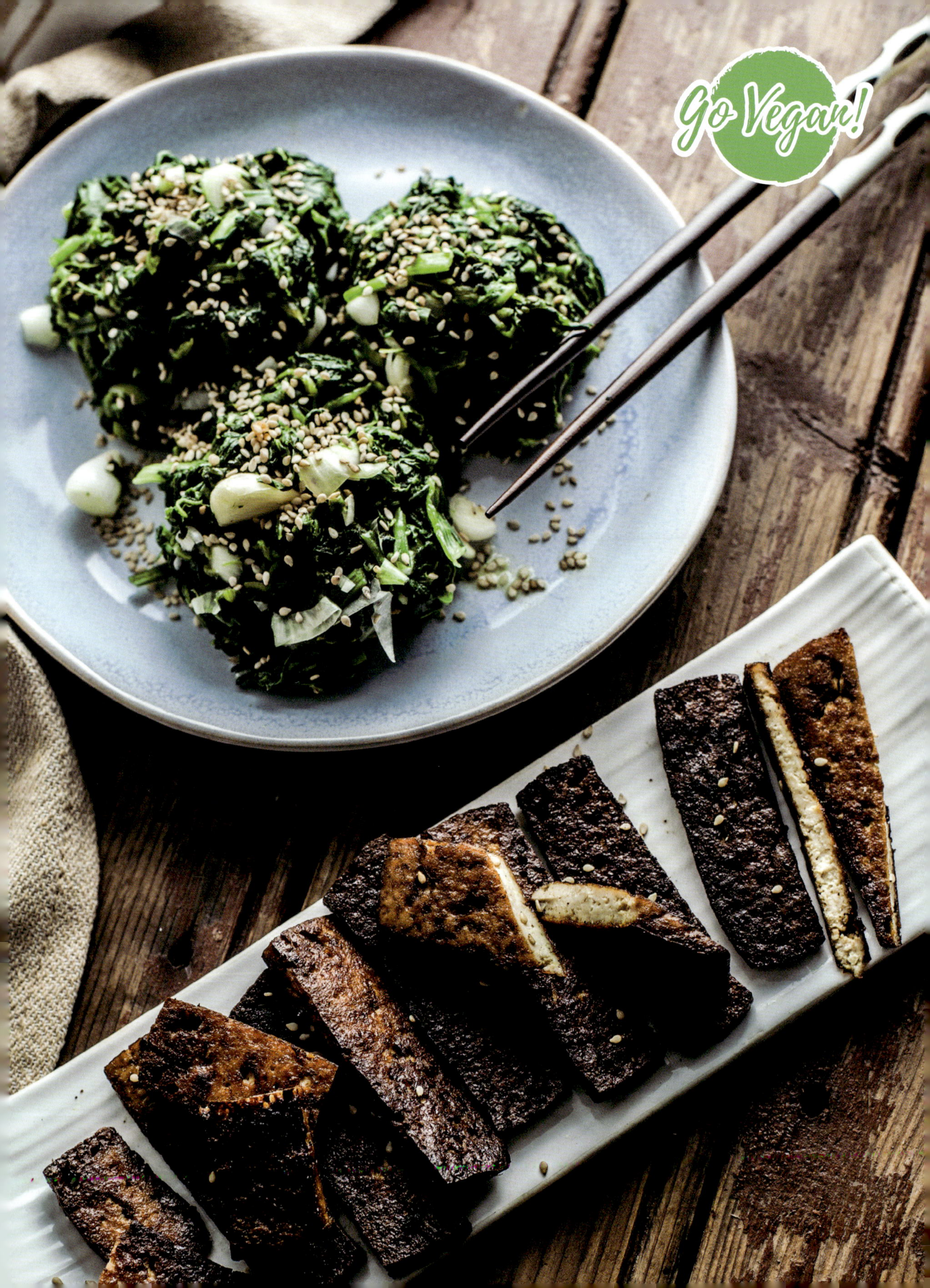
Go Vegan!

Koreanischer Low-Carb Spinatsalat mit gebratenem Tofu in Knoblauch-Ingwer-Marinade

Dieser Spinatsalat klingt zwar exotisch, aber er ist im Nu zubereitet. Du solltest jedoch zusehen, dass Du an eine große Packung frischen Spinat herankommst, denn sobald Du das Grün im Wasserbad blanchiert hast, verwandelt sich das vorher noch üppige Volumen eines ausgewachsenen Waldes in ein Händchen voll koreanischem Spinatsalat. Also großzügig einkaufen und sich dann an dem fremden, exotischen Geschmack erfreuen.

Für 1 Portion brauchst Du

400 g frischer Spinat
2 Frühlingszwiebel
1 EL gerösteten Sesam
1 EL Reisessig
1 EL Sesamöl
30 ml Sojasoße
30 ml Wasser
1 TL Reissirup
1 TL Salz

Für den Tofu:
1 Knoblauchzehe, fein gehackt
1 daumengroßes Stück Ingwer, fein gehackt
150 g Tofu
20 ml Sojasoße
20 ml Teriyaki-Soße
1 EL Reissirup
50 ml Wasser
1 EL Öl

Benötigte Utensilien:
3 Schneidebretter, Küchenpapier, Küchenmesser, schwere Pfanne, großer Topf, großes Sieb, mittelgroße Schüssel

15 Minuten

1. Schneide den Tofu in etwa 2 cm dicke Scheiben. Lege die Tofuscheiben zwischen zwei Küchenpapiere und Schneidebretter und beschwere sie mit einer Pfanne oder einem Topf. So wird der Tofu das überschüssige Wasser los und kann so richtig schön knusprig werden.

2. Schäle den Knoblauch und den Ingwer und hacke beides schön klein. Nun rührst Du die Marinade aus Sojasoße, fein gehacktem Knoblauch und Ingwer, Teriyaki-Soße, Reissirup und etwas Wasser in der Schüssel an.

3. Fülle Wasser in den Topf und bringe ihn zum Kochen. Danach streust Du das Salz ins Wasser. Während das Wasser anfängt zu kochen, wäschst Du den Spinat. Wenn das Wasser kocht, kann der Spinat ins sprudelnd kochende Wasser. Der Spinat bleibt nur für 1 Minute im Topf, danach gießt Du ihn durch das Sieb.

4. Drücke den Spinat vorsichtig mit den Händen aus, um überschüssiges Wasser loszuwerden. Zerkleinere ihn anschließend grob mit einem Messer. Verrühre in einer Schüssel gehackte Frühlingszwiebeln, Sesam, Reisessig, Sesamöl, Sojasoße, Wasser und Reissirup zu einem Dressing und gib den Spinat ebenfalls dazu. Vermenge alles ordentlich, forme den Spinat zu kleinen Bällen, richte ihn auf einem Teller an und garniere ihn mit den Sesamkörnern.

5. Erhitze das Öl in der Pfanne und lege den gepressten Tofu darin aus. Backe ihn schön von beiden Seiten aus, bis er eine goldene Kruste bekommt. Drehe die Hitze nun stark herunter, warte 2 Minuten und gib nun die Marinade in die Pfanne. Lass den Tofu die Marinade aufnehmen und richte ihn auf einem separaten Teller oder mit dem Spinatsalat zusammen an.

Nährwerte:
Kalorien: 562 kcal • Eiweiß: 40g • Kohlenhydrate: 18g • Fette: 36g

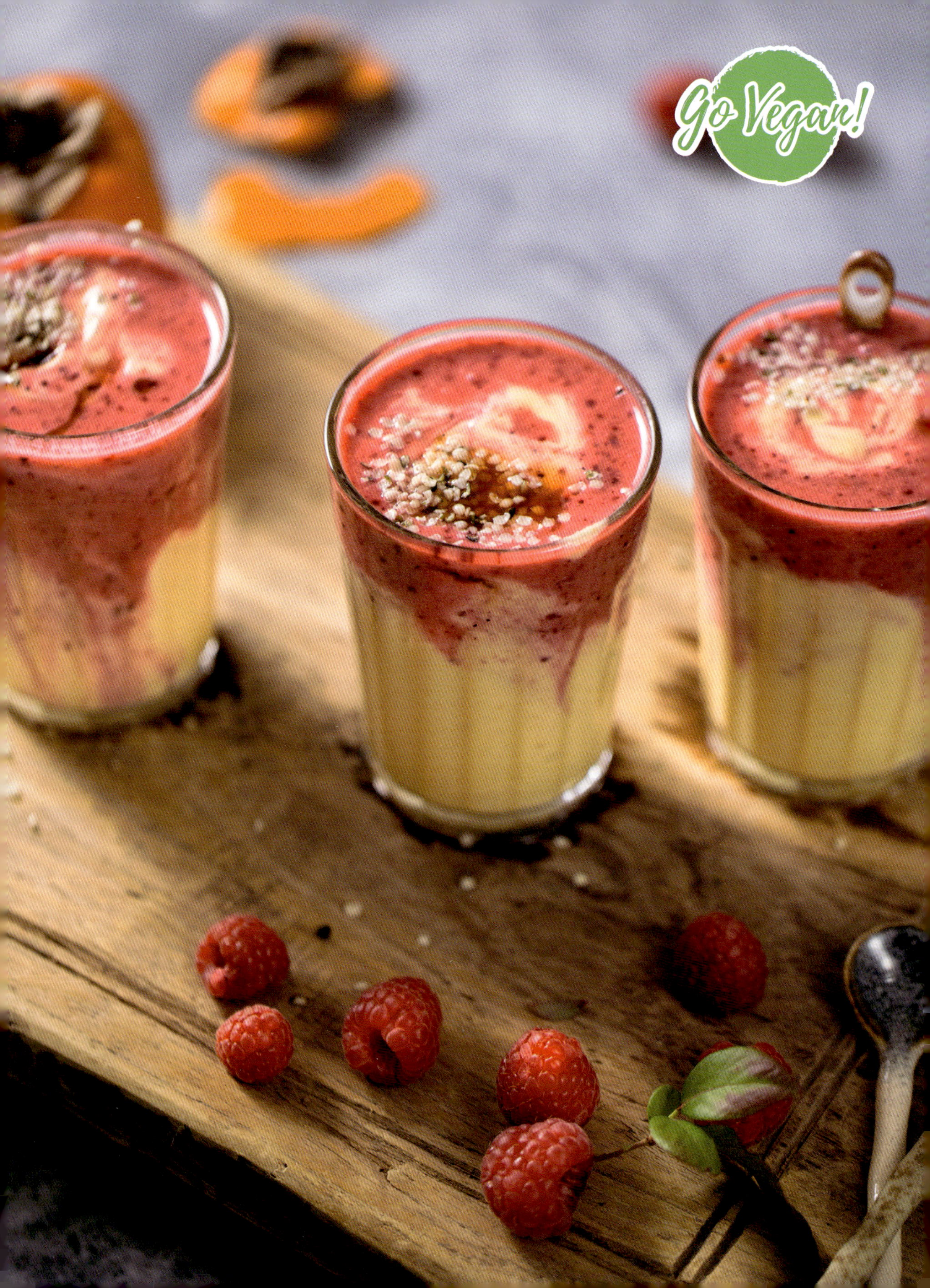
Go Vegan!

Immune Booster Smoothie

Und schon wieder läuft die Nase, der Hals tut weh, es hat Dich schon wieder mit einer Erkältung erwischt? Dieser Immune Booster Smoothie kann Dich wohl nicht das ganze Jahr davor schützen, aber er hilft dein Immunsystem aufrecht zu erhalten und das ist ja wohl ein voller Erfolg.

Für 1 Portion benötigst Du:

50 g gefrorene Mango
2 EL Zitronensaft
100 ml Orangensaft
50 g Kaki
1 EL frischer Ingwer
1/2 kleine Rote Bete
75 g gefrorene Himbeeren/ Beerenmischung
50 g Grapefruit
1/2 TL Kurkuma
1 Prise schwarzer Pfeffer

Benötigte Utensilien: Mixer, Schneidebrett, Küchenmesser

5-10 Minunten

1. Schäle zunächst die Kaki und schneide sie in grobe Stücke. Anschließend gibst Du sie mit der Mango, Zitronensaft, Kurkuma, Pfeffer sowie dem Orangensaft in einen Mixer. Alles gut miteinander mixen bis die gewünschte Konsistenz für den Smoothie entsteht. Fülle diesen in hohe Gläser, sodass sie ungefähr zu 2/3 gefüllt sind.

2. Zerkleinere die Rote Beete und gebe sie mit allen restlichen Zutaten in den Mixer. Sobald Du hier die gewünschte Konsistenz erzielt hast, füllst Du ihn zu dem ersten Smoothie hinzu.

Nährwerte:
Kalorien: 250 kcal • Eiweiß: 5g • Kohlenhydrate: 49g • Fette: 2g

Unser Tipp: Den Mixer brauchst Du zwischen den beiden Mischungen nicht ausspülen. Bei Bedarf kannst Du natürlich auch alle Zutaten in einem Schritt zu einem Smoothie mixen.

Durch die Mischung aus Mango, Kurkuma, Orangensaft, Ingwer, Grapefruit und Rote Bete hast Du nicht nur einen leckeren und fruchtigen Smoothie, nein er ist auch noch vollgepackt mit Vitamin C und vielen Nährstoffen wie Ballaststoffen und Antioxidantien. Solltest Du erstmal skeptisch der roten Bete gegenüber stehen, können wir versichern, dass Du sie durch die Beeren nicht herausschmecken wirst!

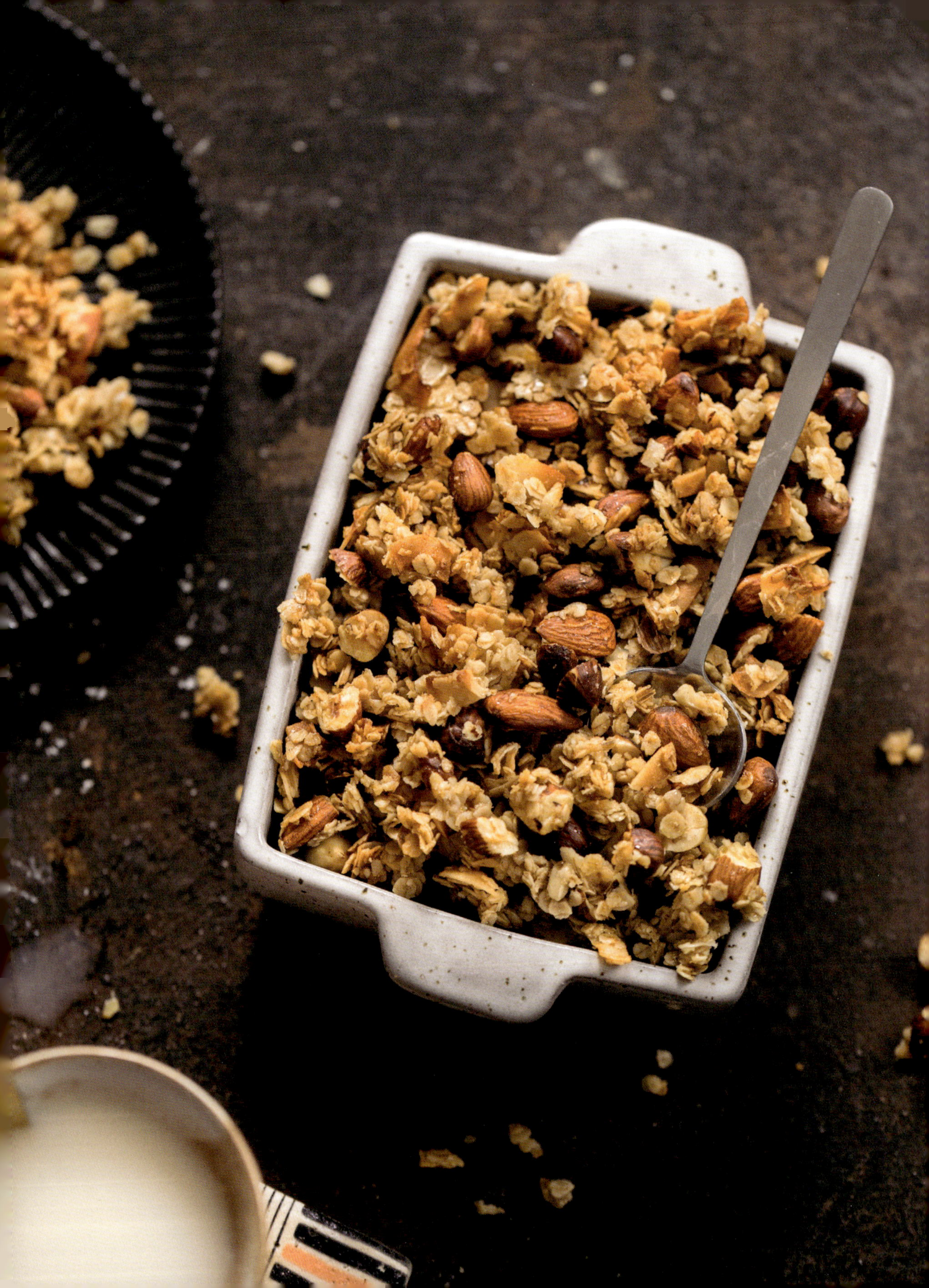

Knusprig-goldenes Granola mit Mandeln und Kokosflocken

Granola-what?! Besser ist es bekannt als die neue und hippe Bezeichnung für Müsli. Für uns steht Granola schon seit Längerem ganz oben auf der Liste, wenn es um einfache Frühstücksideen oder auch selbst gemachte Geschenke geht. Diese Idee kommt einfach immer und überall gut an. Und das Beste ist: Es schmeckt einfach immer und den himmlischen Geruch, den Deine Küche für mehrere Stunden annimmt, bekommst Du on top.

Für 4 Portionen Müsli brauchst Du

60 g Mandeln
30 g Kokosflocken
140 g Haferflocken
50 ml Kokosöl
1 TL Zimt
1 TL Salz
85 ml Agavendicksaft

Benötigte Utensilien: kleiner Topf, große Schüssel, Kochlöffel, Backblech, Backpapier, Pfannenwender, Aufbewahrungsdose

15–20 Minuten

1. Heize den Backofen auf 180 °C (Ober- und Unterhitze) vor und lege das Backblech mit dem Backpapier aus. Gieße nun das Kokosöl in den kleinen Topf und erhitze es vorsichtig auf dem Herd, bis es flüssig ist.

2. Vermische die Haferflocken, die Mandeln, die Kokosflocken, den Zimt sowie eine Prise Salz in einer großen Schüssel miteinander.

3. Hebe den Agavendicksaft und das flüssige Kokosöl unter die eben hergestellte Haferflocken-Mischung und verrühre alles so lange, bis es gleichmäßig vermengt ist.

4. Verteile nun das Granola gleichmäßig auf dem mit Backpapier ausgelegten Backblech. Gib es in den vorgeheizten Backofen und backe es für 10 Minuten goldbraun. Wende es immer mal wieder mit dem Pfannenwender, damit das Granola eine einheitliche Bräune bekommt.

5. Nimm das fertige Granola aus dem Ofen und lass es auf dem Blech komplett abkühlen. Danach kannst Du es in die Aufbewahrungsdose füllen, oder Dir direkt eine Portion mit Milch oder Joghurt zum Frühstück machen.

Nährwerte (für 1 Portion):
Kalorien: 439 kcal • Eiweiß: 9g • Kohlenhydrate: 39g • Fette: 27g

Unser Tipp: Herkömmliche Müslis haben meistens ziemlich viel Zucker. Wenn Du Nüsse, Körner etc. hinzugeben möchtest, kannst Du das je nach Lust und Laune machen. Auch mit einem Löffel Nussmus, als flüssige Zutat, schmeckt es ganz wunderbar.

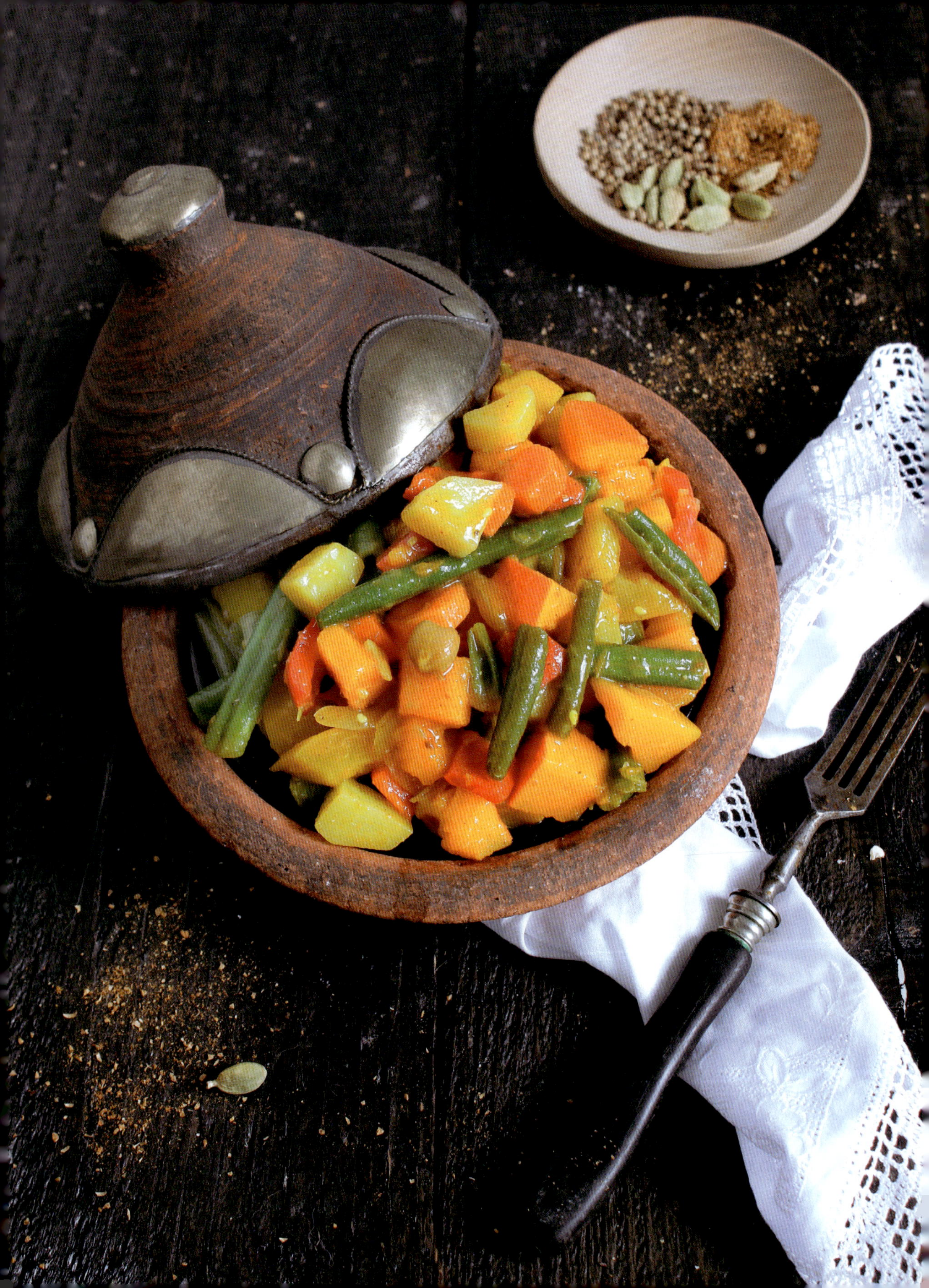

Marokkanische Gemüsepfanne

Es gibt so viele tolle Variationen, Gemüse zuzubereiten. Diese marokkanische Gemüsepfanne verdankt ihr besonderes Aroma den unterschiedlichen orientalischen Gewürzen. Die vielen bunten Gemüsesorten versorgen Dich außerdem mit der vollen Ladung gesunder Vitalstoffe – und ganz nebenbei ist dieses Gericht auch noch superkalorienarm.

Für 1 Portion benötigst Du

1 kleine Zwiebel
1 Knoblauchzehe
1/2 Zucchini
1 kleine Karotte
1 Zitrone
1/4 rote Paprikaschote
100 g grüne Bohnen
150 g Hokkaido-Kürbis
2 mittelgroße Kartoffeln
1 cm frischer Ingwer
1/4 TL Currypulver
1 Messerspitze gemahlener Kreuzkümmel
1 Messerspitze gemahlener Koriander
100 ml Wasser
3 Stiele Petersilie
2 EL Olivenöl
Salz
Pfeffer

Benötigte Utensilien: Sieb, Schneidebrett, großes Messer, Sparschäler, Teelöffel, Esslöffel, große Schüssel, tiefe Pfanne, Pfannenwender, Zitronenpresse, Küchenwaage, Küchenmesser

40 Minuten

1. Stell Dir eine große Schüssel bereit, in der Du das geschnittene Gemüse sammelst. Schäle die Kartoffeln und die Karotte und schneide beides in etwa 2 cm große Würfel. Wasche die Zucchini gründlich ab, halbiere sie und schneide die Hälfte in ebenso große Würfel. Schneide die Bohnen in kleine Stücke. Halbiere den Kürbis, entferne die Kerne mit einem Esslöffel und schneide den Rest auch in Würfel. Halbiere die Paprikaschote, entferne das Kerngehäuse und schneide auch die Paprika in gleich große Würfel. Zum Schluss schälst Du noch die Zwiebel und den Knoblauch und hackst beides fein.

2. Schäle den Ingwer und schneide ihn sehr fein. Erhitze das Olivenöl in der Pfanne und gib Zwiebeln, Knoblauch, Ingwer, Curry, Kreuzkümmel und Koriander dazu. Lass alles 1 Minute anbraten. Schütte nun das Gemüse mit in die Pfanne und gieße 150 ml Wasser hinein. Es dauert etwa 25 Minuten, bis die Kartoffel- und Kürbiswürfel gar sind. Rühre zwischendurch immer mal wieder um und würze das Gemüse mit Salz und Pfeffer.

3. Halbiere die Zitrone und presse eine Hälfte aus. Hacke die Petersilie klein und wirf sie zusammen mit dem Zitronensaft zur Gemüsepfanne. Schmecke Deine orientalische Köstlichkeit noch mit Salz und Pfeffer ab und lasse es Dir schmecken.

Nährwerte:
Kalorien: 488 kcal • Eiweiß: 11g • Kohlenhydrate: 56g • Fette: 23g

Unser Tipp: Kürbisse sind reich an Carotinoiden (eine Gruppe der sekundären Pflanzenstoffe), die für die intensive Orangefärbung verantwortlich sind. Carotinoide sind bedeutende Schutzstoffe, die als Antioxidantien der Bildung von freien Radikalen (schädliche Sauerstoffmoleküle) und Zellschädigungen im Körper entgegenwirken und so vor Krebs, Herz- und Gefäßerkrankungen schützen können.

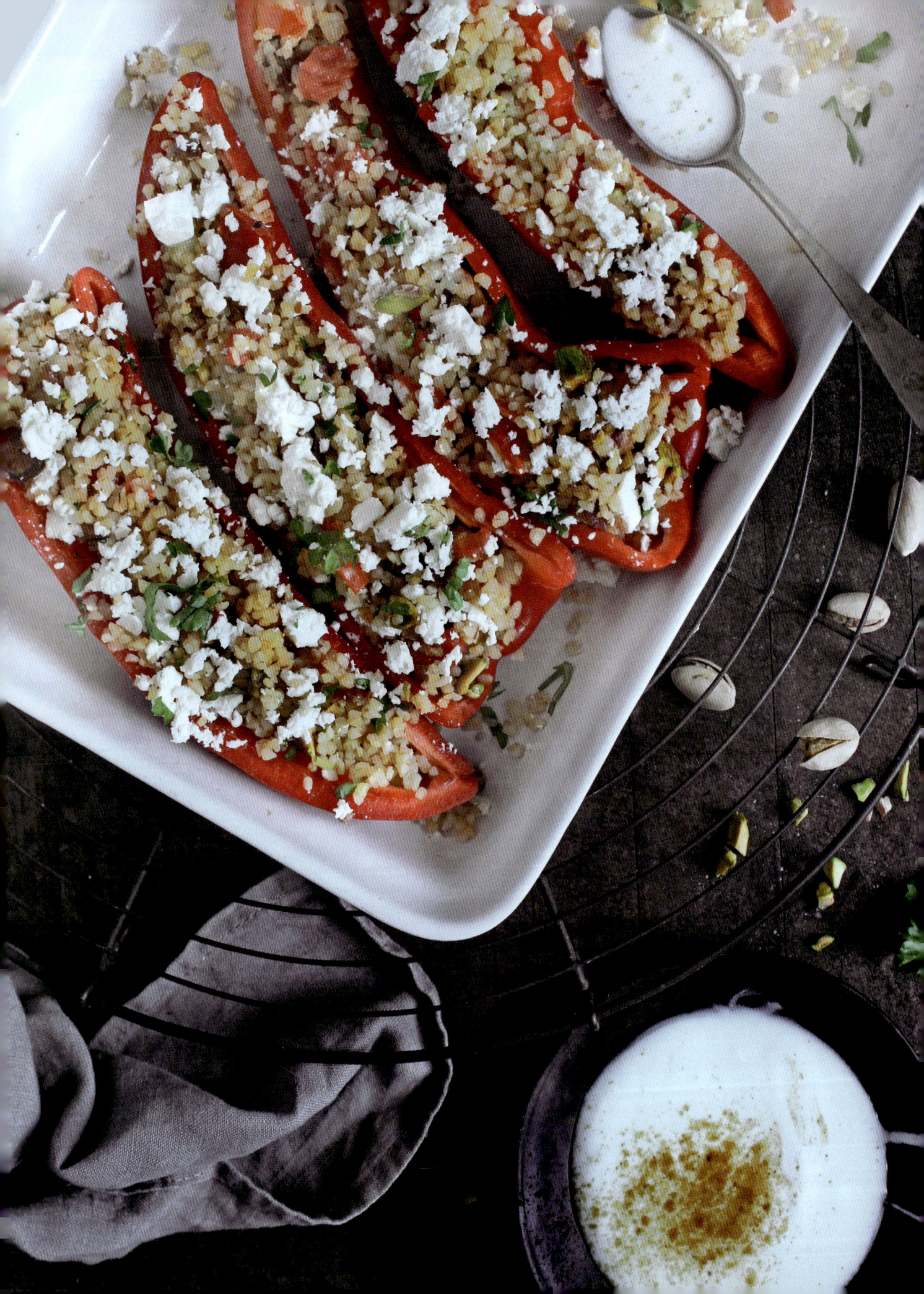

Gefüllte Spitzpaprika mit Bulgur und Feta

Die vegetarisch gefüllten Spitzpaprika mit Bulgur und Feta sind einfach ein Gedicht. Pistazien, Datteln und Gewürze verleihen der Füllung einen ganz besonderen orientalischen Touch. Der Feta sorgt für Würze und der Joghurt-Dip bringt eine cremige, frische Komponente in das Gericht.

Für 1 Portion benötigst Du

1 kleine Zwiebel
1 Knoblauchzehe
2 Spitzpaprika
30 g Kirschtomaten
25 g gesalzene Pistazien
1 TL Zitronensaft
3 Stiele Petersilie
2 Datteln
50 g Bulgur
1/2 TL Gemüsebrühe
Orientalische Gewürze wie z. B. Kreuzkümmel, Koriander, Chili
50 g Feta
50 g Joghurt
Salz
Pfeffer
1 EL Olivenöl

Benötigte Utensilien:
Schneidebrett, Küchenmesser, mittelgroßer Topf, Messbecher, feines Sieb, Auflaufform, zwei kleine Schüsseln, Teelöffel, Esslöffel, Zitronenpresse

40 Minuten

1. Gib den Bulgur in das Sieb und spüle ihn mit kaltem Wasser ab. Bringe 100 ml Wasser mit der Gemüsebrühe im Topf zum Kochen. Gib den Bulgur hinein und lass ihn 8 Minuten köcheln, bis er die Flüssigkeit aufgesogen hat. Löse in der Zwischenzeit die Pistazien aus ihrer Schale und gib sie in die kleine Schüssel.

2. Wasche die Paprika und die Kirschtomaten. Halbiere die Paprika der Länge nach und entferne das Kerngehäuse. Streiche die Auflaufform mit etwas Olivenöl ein und lege die halbierten Paprika nebeneinander hinein. Schäle die Zwiebel und den Knoblauch und schneide beides in kleine Würfelchen. Viertel die Kirschtomaten und schneide die Datteln in möglichst kleine Stückchen. Hacke die Petersilie und die Pistazienkerne klein und presse von der Zitrone 1 TL aus.

3. Heize den Backofen auf 200 °C (Ober- und Unterhitze) vor. Erhitze 1 TL Olivenöl in der Pfanne und dünste Zwiebel- und Knoblauchwürfelchen darin kurz an. Gib den Bulgur, den Zitronensaft, die Petersilie, die Pistazien und die Dattelstückchen dazu und schmecke die Masse mit den orientalischen Gewürzen nach Deinem Geschmack ab. Salze die Paprikaschoten von innen. Verteile dann die Masse gleichmäßig in den Paprikahälften und zerbrösele dann den Feta mit der Hand über die gefüllten Spitzpaprika. Rühre 50 ml Wasser mit 1 Messerspitze Gemüsebrühe an und gieße die Brühe auf den Boden der Auflaufform. Lass die Paprika auf der mittleren Schiene 25 Minuten überbacken.

4. Gib den Joghurt in eine kleine Schüssel und würze ihn mit Salz und Kreuzkümmel. Hol die gefüllten Spitzpaprika aus dem Ofen und serviere sie mit dem Joghurt-Dip.

Nährwerte:
Kalorien: 646 kcal • Eiweiß: 23g • Kohlenhydrate: 62g • Fette: 33g

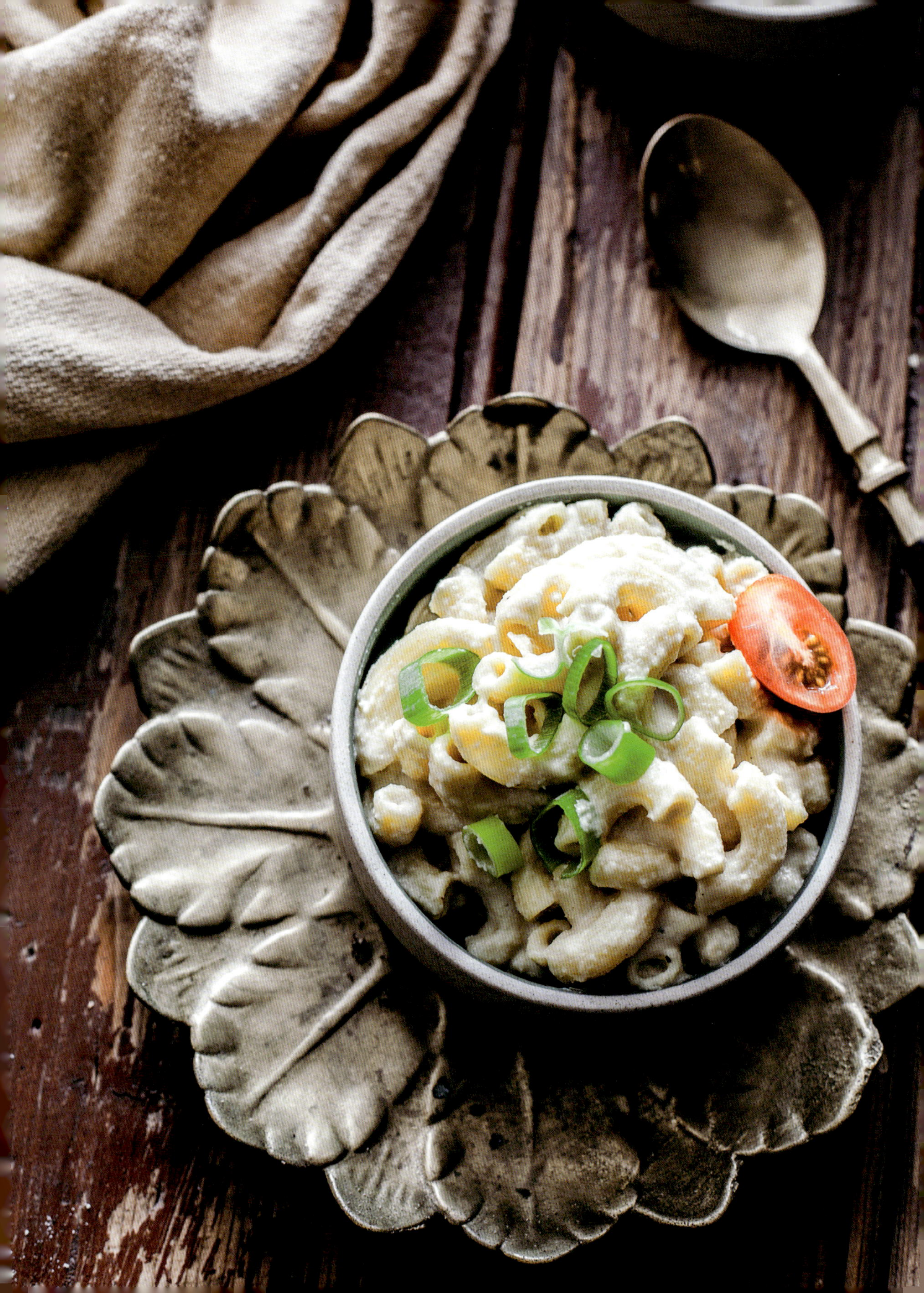

Vegane Cashew Mac'n'Cheese

Cremig, deftig, schlotzig. Ja, das gibt es jetzt auch vegan. Denn Mac'n'Cheese ist auch ganz ohne Käse möglich, wenn man denn weiß wie. Wir teilen hier mit Dir das Geheimnis um das käsige Potenzial von Cashewkernen. Du solltest also keine Zeit verlieren und schnell die paar Zutaten besorgen, die für dieses gar köstliche Comfortfood benötigt werden.

Für 1 Portion brauchst Du

75 g Makkaroni
50 g Cashewkerne
1 EL Hefeflocken
1 Knoblauchzehe
1 TL Senf
20 ml Pflanzenmilch
20 ml Wasser
1/2 TL Salz
Pfeffer

Benötigte Utensilien: mittelgroße Schüssel, Wasserkocher, Stabmixer, hohes Gefäß, kleiner Topf, großer Topf, großes Sieb, Esslöffel

30 Minuten
+ 20 Minuten Quellzeit

1. Starte zuerst den Wasserkocher mit reichlich Wasser, lass das Wasser nach dem Kochen noch 3 Minuten stehen. Gib nun die Cashewkerne in die Schüssel und übergieß sie mit dem heißen Wasser. Lasse die Kerne für mindestens 20 Minuten oder über Nacht quellen. Schütte das Einweichwasser anschließend weg und wasche die Cashews gründlich mit frischem Wasser.

2. Fülle reichlich Wasser in den Topf und bringe es zum Kochen. Sobald das Wasser kocht, schüttest Du das Salz und die Nudeln hinein. Lass die Makkaroni etwa 12 Minuten kochen – probiere am besten ab und zu eine Nudel, um zu kosten, ob sie für Dich perfekt sind.

3. Schäle 2 Knoblauchzehen und gib sie zusammen mit den Cashewkernen, den Hefeflocken, dem Senf und der Pflanzenmilch in das hohe Gefäß und mixe alles durch. Schütte nach und nach etwas Wasser hinzu und püriere alles zu einer sämigen Masse. Schmecke die Soße mit Salz und Pfeffer ab. Sobald die Masse gleichmäßig sämig ist, schütte sie in einen Topf, um sie kurz aufzukochen.

4. Wenn Dir die Soße zu dünn ist, lasse sie etwas länger bei offenem Deckel kochen, damit sie noch etwas einkochen kann. Ist die Soße für Dich jedoch zu dick, gib noch etwas Wasser hinzu. Sobald die Nudeln fertig sind, kannst Du sie durch ein Sieb abgießen und in den Topf zur Soße geben. Nimm den Topf vom Herd, rühre alles gut um und serviere es sofort.

Nährwerte:
Kalorien: 638 kcal • Eiweiß: 29g • Kohlenhydrate: 71g • Fette: 27g

Unser Tipp: What the fuck sind Hefeflocken?!

Die kleinen Flocken sind das Must-have in der veganen Küchen. Denn ihr intensiv würziger Geschmack verleiht vielen veganen Käseprodukten das charakteristische Aroma. Wir lieben Hefeflocken und setzen sie daher in vielen unserer Gerichte ein. In diesem Rezept dienen die Hefeflocken als Parmesanersatz, so wird die pflanzliche Bolognese nicht nur zum echten Hingucker, sondern zum kulinarischen Highlight.

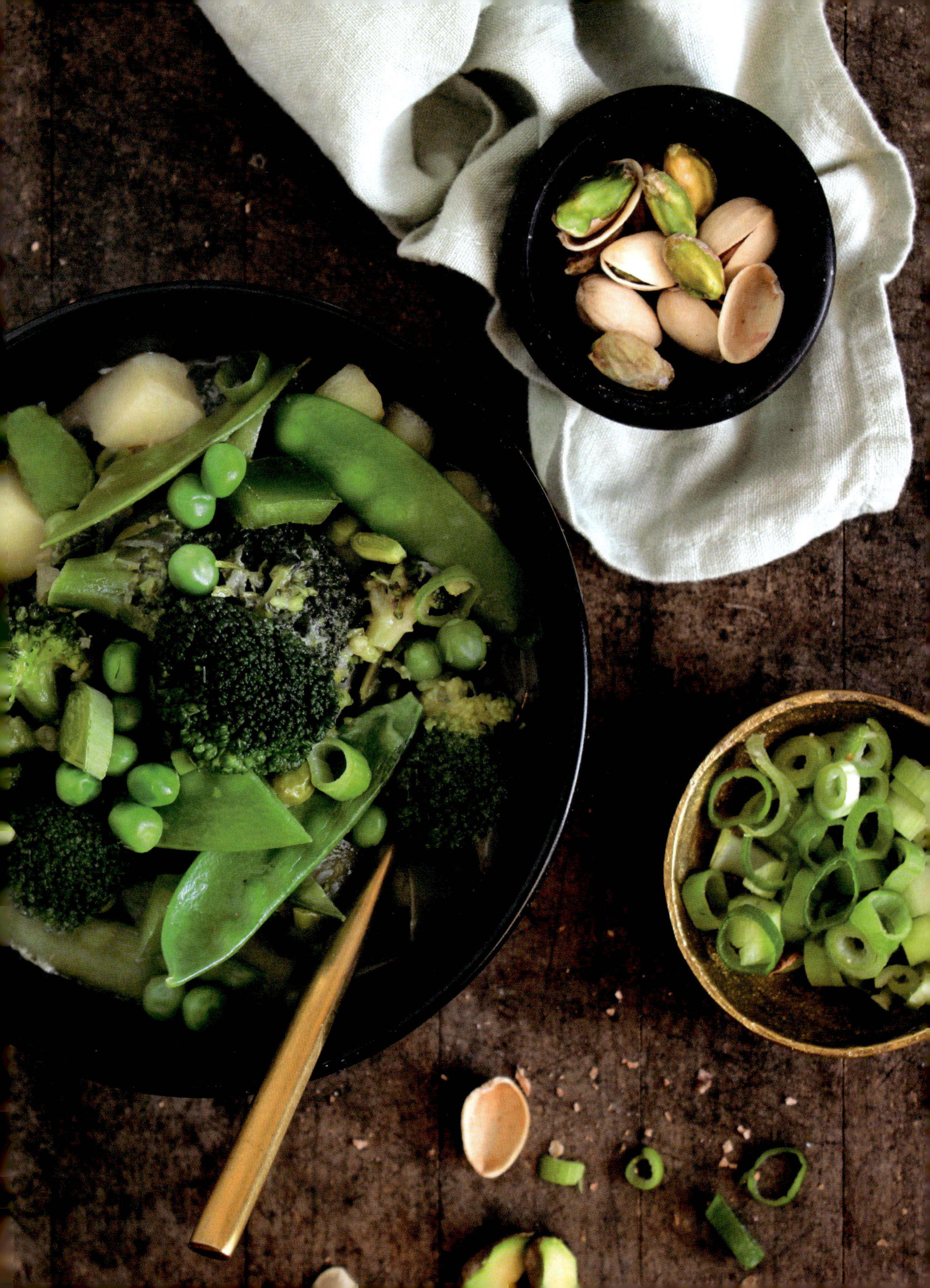

Grünes Gemüse-Curry mit Pistazien

Ein leckeres Gemüse-Curry geht einfach immer! Ob aufgewärmt zum Lunch oder als Soulfood am Abend. Dieses würzige grüne Gemüse-Curry wird mit cremiger Kokosmilch abgerundet und mit knackigen, gesalzenen Pistazien bestreut serviert.

Für 1 Portion benötigst Du

1/4 Brokkoli
2 Kartoffeln
1 Frühlingszwiebel
1/4 grüne Paprika
50 g TK-Erbsen
50 g Zuckerschoten
35 g gesalzene Pistazien
1/2 TL rote Currypaste
100 ml Kokosmilch
100 ml Wasser
1 EL Olivenöl
1/2 TL Salz
Pfeffer

Benötigte Utensilien:
Schneidebrett, Küchenmesser, großes Sieb, mittelgroße Schüssel, Teelöffel, Esslöffel, Kochlöffel, großer Topf, Sparschäler

35 Minuten

1. Gib das gefrorene Gemüse zum Auftauen in eine Schüssel. Wasche die Frühlingszwiebel, die Paprika und den Brokkoli. Schäle die Kartoffel und schneide sie in gleichgroße Würfel. Schneide 1/3 des oberen grünen Endes und die Wurzelplatte der Frühlingszwiebel ab und schneide sie in feine Ringe. Halbiere die Paprika, entferne den Strunk und das Kerngehäuse und schneide 1/4 der Paprika in Würfel. Schneide die Brokkoli-Röschen vom Strunk ab und zerteile große Röschen noch einmal.

2. Erhitze das Öl im Topf. Gib die Hälfte der Frühlingszwiebeln und 1/2 TL Currypaste dazu und brate alles 30 Sekunden an. Gib das Gemüse, 100 ml Wasser und 1/2 TL Salz sowie die Kokosmilch hinzu und lass das Curry mit Deckel 20 Minuten leicht köcheln.

3. Schäle die Pistazien aus ihrer Schale heraus. Schmecke zum Schluss noch das grüne Gemüse-Curry mit Salz und Pfeffer ab. Serviere das Curry heiß mit Pistazien bestreut.

Nährwerte:
Kalorien: 581 kcal • Eiweiß: 22g • Kohlenhydrate: 55g • Fette: 30g

Unser Tipp: Grüne Gemüsesorten haben einen hohen Gehalt an Kalzium und sind besonders für Veganer eine gute Quelle für den knochenstärkenden Mineralstoff.

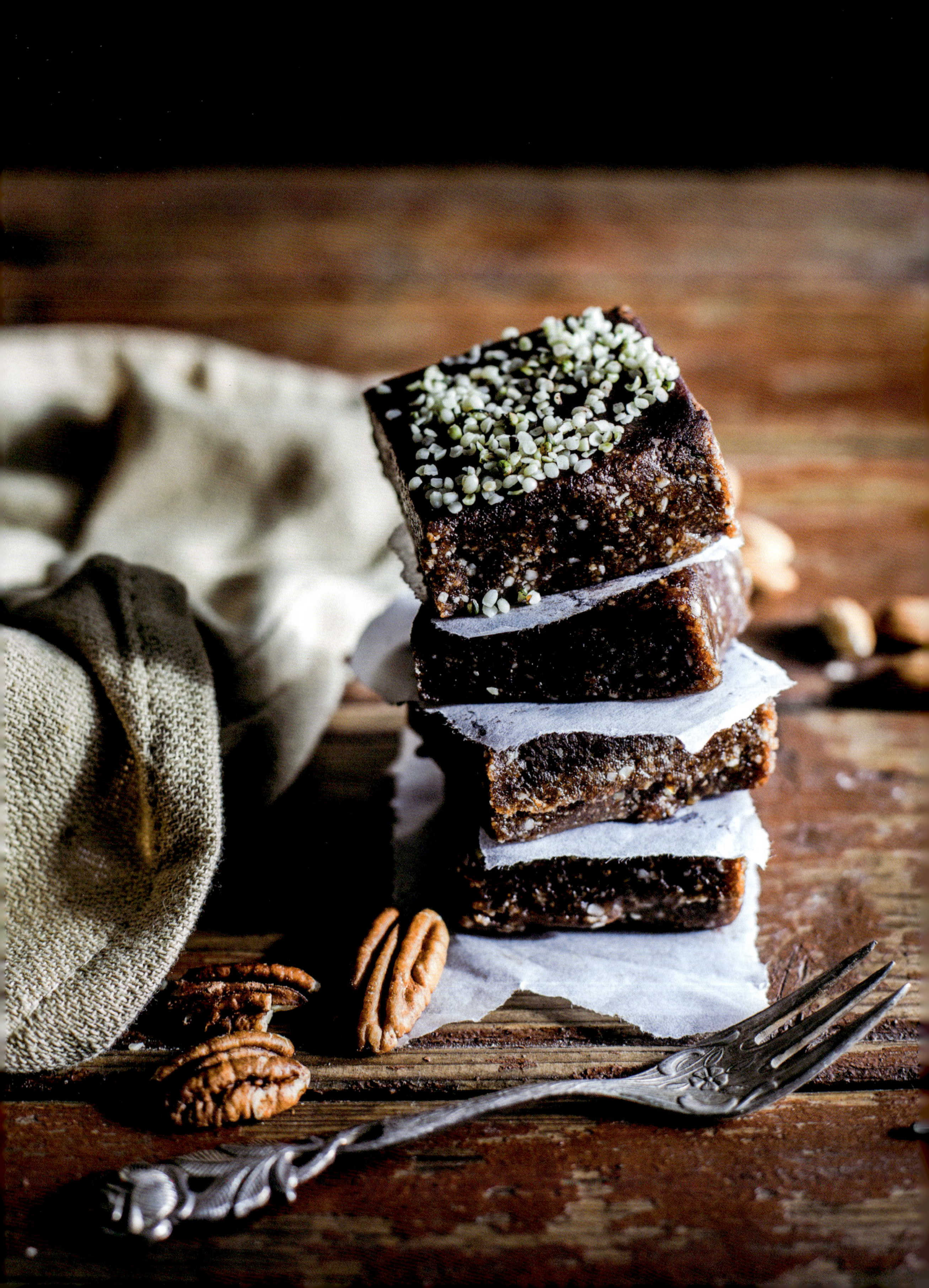

Raw Vegan Dattel-Nuss-Brownies

Gerade an den heißen Sommertagen möchte man den Herd gern mal auslassen und trotzdem nicht auf süße, schokoladige Brownies verzichten. Da ist es gut, dass es auch eine No-bake-Variante gibt, die nicht nur super schokoladig und vollmundig schmeckt, sondern auch noch ziemlich gesund daherkommt. Mit einer Basis aus Datteln und Nüssen sind sie vielleicht keine Leichtgewichte, aber definitiv vollgepackt mit guten Nährwerten und einer Sattmacher-Garantie – also immer eine Sünde Wert.

Für 10 Brownies brauchst Du

250 g Medjool Datteln
100 g Pekannüsse
100 g Mandeln
30 g Hanfsamen
2 EL Kakao
1 Prise Salz

Benötigte Utensilien:
Küchenmaschine, Teigschaber, kleines Backblech, Backpapier, Küchenmesser

20 Minuten / mind. 1 Stunde kalt stellen

1. Entferne aus den Datteln die vielleicht noch vorhandenen Kerne. Zermahle die Pekannüsse und Mandeln mit dem Salz und 1 EL Kakaopulver im Mixer, bis keine groben Stücke mehr vorhanden sind. Nun kannst Du die Datteln mit in den Mixer geben und ihn so lange laufen lassen, bis Du einen klebrigen und festen Teig hast. Es ist gut möglich, dass Du zwischendurch die Masse mit einem Teigschaber vom Rand zurück in die Mitte kratzen musst. Lass Dir beim Mixen etwas Zeit und schau ab und zu mal in den Mixer hinein.

2. Lege ein kleines Backblech mit Backpapier aus. Nimm den Teig aus der Küchenmaschine und drücke ihn auf das Backblech. Die Masse sollte etwa 2 cm dick sein und muss die Form nicht komplett ausfüllen. Die freien Ränder kannst Du mit dem Teigschaber gerade zurechtdrücken. Stelle die Brownies auf dem Backblech für mindestens eine Stunde in den Kühlschrank.

3. Nimm die Rohkost-Brownies erst kurz vor dem Servieren aus dem Kühlschrank. Schneide sie in 8 gleichgroße Stücke und bestreue sie mit Kakaopulver und Hanfsamen. Die Brownies kannst Du mehrere Tage im Kühlschrank aufbewahren und auch prima als Snack für zwischendurch mitnehmen.

Nährwerte (für 1 Portion):
Kalorien: 150 kcal • Eiweiß: 4g • Kohlenhydrate: 17g • Fette: 7g

Unser Tipp: Medjool Datteln werden nicht umsonst als „Königin der Datteln“ bezeichnet. Sie zeichnen sich durch ihre besonders cremige Konsistenz, ihre Größe und ihren zuckersüßen, leicht karamelligen Geschmack aus. Suche sie im Biomarkt oder im türkischen Supermarkt. Solltest Du keine Medjool-Datteln finden, kannst Du auch gewöhnliche getrocknete Datteln verwenden.

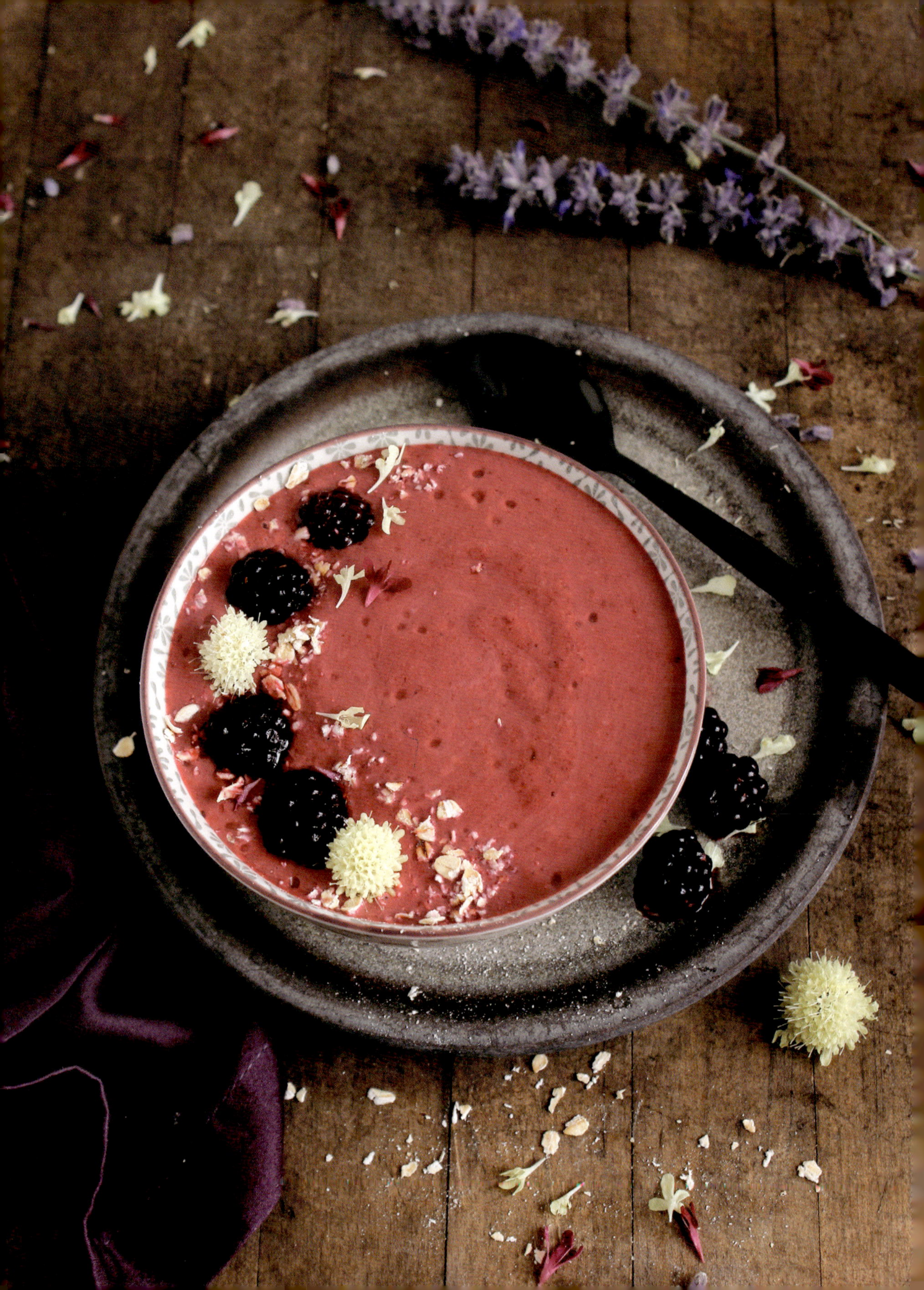

Brombeer-Smoothie-Bowl

Dieser leckere Brombeer-Smoothie zum Löffeln macht nicht nur optisch etwas her. Denn in einer Smoothie-Bowl stecken auch jede Menge Vitamine und gesunde sekundäre Pflanzenstoffe. Ein schnell gemachtes Frühstück, das Du auch ganz einfach am Abend vorher vorbereiten kannst.

Für 1 Portion benötigst Du:

125 g Brombeeren
1 kleine Banane
30 g Haferflocken (zart)
150 ml Pflanzendrink
2 EL Honig

Benötigte Utensilien:
Stabmixer, hoher Becher, mittelgroße Schüssel, Esslöffel, großes Sieb

10 Minuten

1. Wasche die frischen Brombeeren im Sieb und lasse sie dort abtropfen. Lege einige Brombeeren für die Deko beiseite.

2. Schäle die Banane, brich sie einmal in der Mitte durch und gib sie zusammen mit den Brombeeren und den Haferflocken in den Becher. Püriere alles und gib so viel Pflanzendrink hinzu, bis Du Deine gewünschte Konsistenz erreicht hast.

3. Süße den Brombeer-Smoothie nach Geschmack mit Honig, fülle ihn in die Schüssel und gib zum Schluss ein paar Brombeeren obendrauf.

Nährwerte:
Kalorien: 347 kcal • Eiweiß: 12g • Kohlenhydrate: 63g • Fette: 4g

Unser Tipp: 100 Gramm Brombeeren enthalten knapp 1 mg Eisen. Das ist zwar nicht allzu viel, aber dafür kann der Körper den Mineralstoff dank des ebenfalls enthaltenen Vitamin C besonders gut aufnehmen. Eisen ist wichtig für die Blutbildung und den Sauerstofftransport im Körper. Vegetarier und Veganer sollten ihren Eisenspiegel im Blick behalten, da es bei fleischfreier Ernährung leichter zu einem Mangel kommen kann.

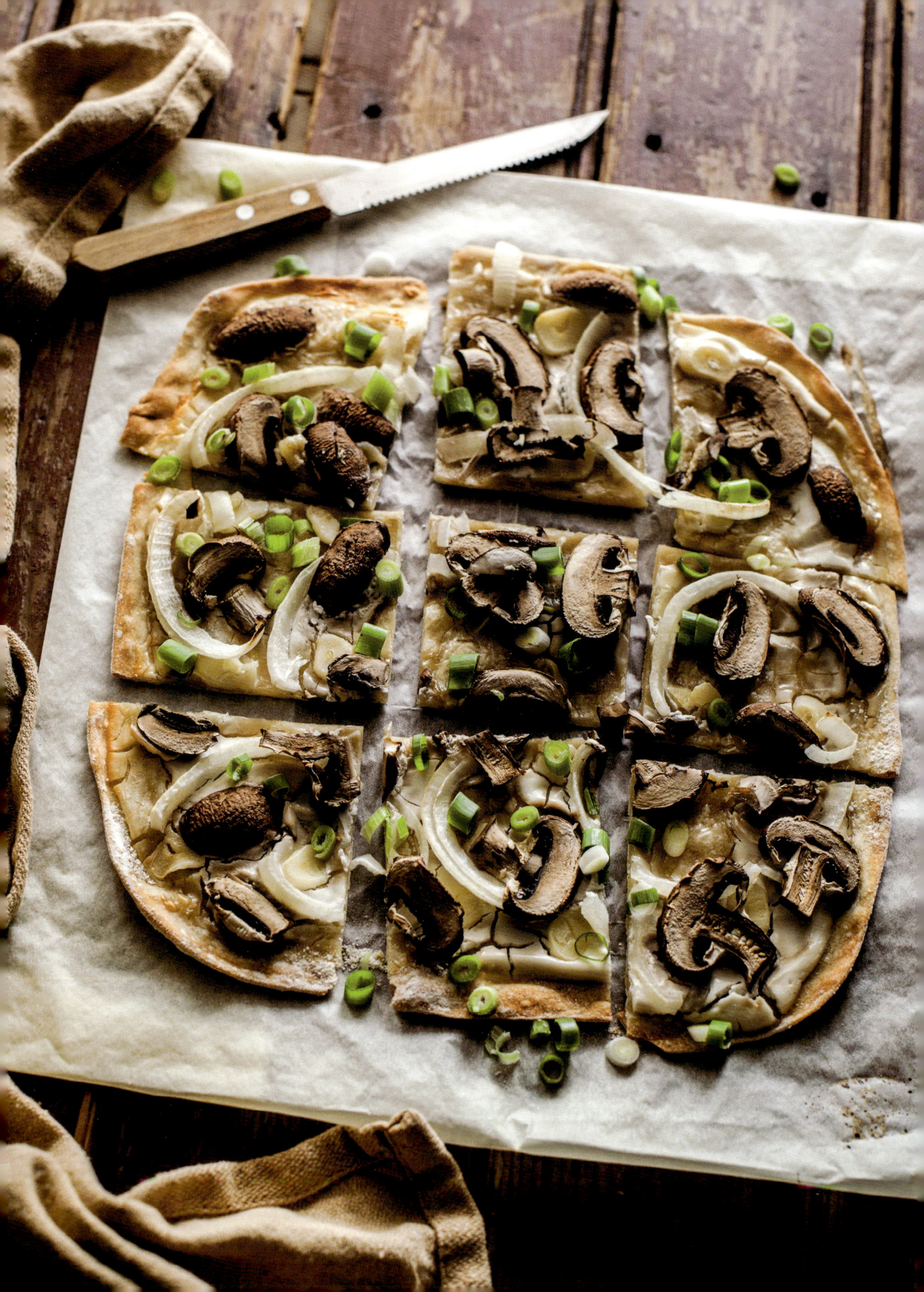

Veggie-Flammkuchen mit Knoblauch, Zwiebeln und Pilzen

Knusprig dünner Teig, Crème fraîche und Zwiebeln – ja, das muss ein Flammkuchen-Rezept sein. Du solltest direkt die doppelte Menge machen, denn Du wirst diesen veganen Flammkuchen lieben und bestimmt noch eine Portion wollen!

Für 1 Portion brauchst Du

1 Knoblauchzehe
1 kleine Zwiebel
100 g Champignons
5 EL Creme Fraîche
120 g Mehl
60 ml Wasser
1 Prise Salz
1 EL Olivenöl

Benötigte Utensilien: Frischhaltefolie, Schneidebrett, Küchenmesser, große Schüssel, kleine Schüssel, Esslöffel, Backblech mit Backpapier, Nudelholz, Pizzaschneider

40 Minuten
+ 30 Minuten Gehzeit

Nährwerte:
Kalorien: 437 kcal • Eiweiß: 8g • Kohlenhydrate: 21g • Fette: 36g

1. Verknete in einer Schüssel Mehl, Wasser, Salz und Öl zu einem glatten Teig. Je länger Du knetest, desto besser lässt sich der Teig später ausrollen – es sollten aber mindestens 5 Minuten sein. Forme den Teig zu einem flachen Ball, umwickle ihn mit etwas Frischhaltefolie und lasse ihn bei Zimmertemperatur für ca. 30 Minuten ruhen. Wenn Du den Teig am Vortag vorbereitest, kannst Du ihn im Kühlschrank aufbewahren. Nimm ihn aus dem Kühlschrank, wenn Du mit den Vorbereitungen beginnst, damit er sich wieder auf Zimmertemperatur erwärmen kann – dann lässt er sich nämlich viel einfacher ausrollen.

2. Heize zunächst den Ofen auf 200 °C Umluft vor. Putze nun die Champignons, indem Du schmutzige Stellen trocken abwischst oder ganz entfernst (nicht mit Wasser arbeiten!). Schäle dann den Knoblauch und schneide alles in dünne Scheiben. Schäle die Zwiebel und schneide sie in Ringe. Verrühre in einer Schüssel am Schluss noch die Creme Fraîche mit etwas Salz.

3. Lege ein Stück Backpapier auf Deiner Arbeitsfläche aus und verteile darauf ein wenig Mehl. Entpacke den Flammkuchenteig und lege ihn mittig auf das Backpapier. Rolle ihn mit einem Nudelholz etwa 0,5 cm dünn aus. Bevor Du den Teig belegst, solltest Du das Backblech nun unter das Backpapier mit dem ausgerollten Teig schieben. Das geht jetzt nämlich noch am einfachsten. Bestreiche den Flammkuchenteig großzügig bis an den Rand mit der Creme Fraîche und belege ihn anschließend schön dicht mit den vorbereiteten Pilzen, Zwiebelringen und Knoblauchscheiben. Die Champignons werden im Ofen stark zusammenschrumpfen und Du möchtest ja trotzdem mit jedem Bissen was vom Belag abbekommen.

4. Backe den Flammkuchen für 12 bis 20 Minuten, je nach Leistung Deines Ofens, bis der Teig goldbraun und knusprig ist. Nimm das Backblech aus dem Ofen, lasse den Flammkuchen kurz abkühlen und schneide ihn in handgerechte Portionen. Lass es Dir schmecken!

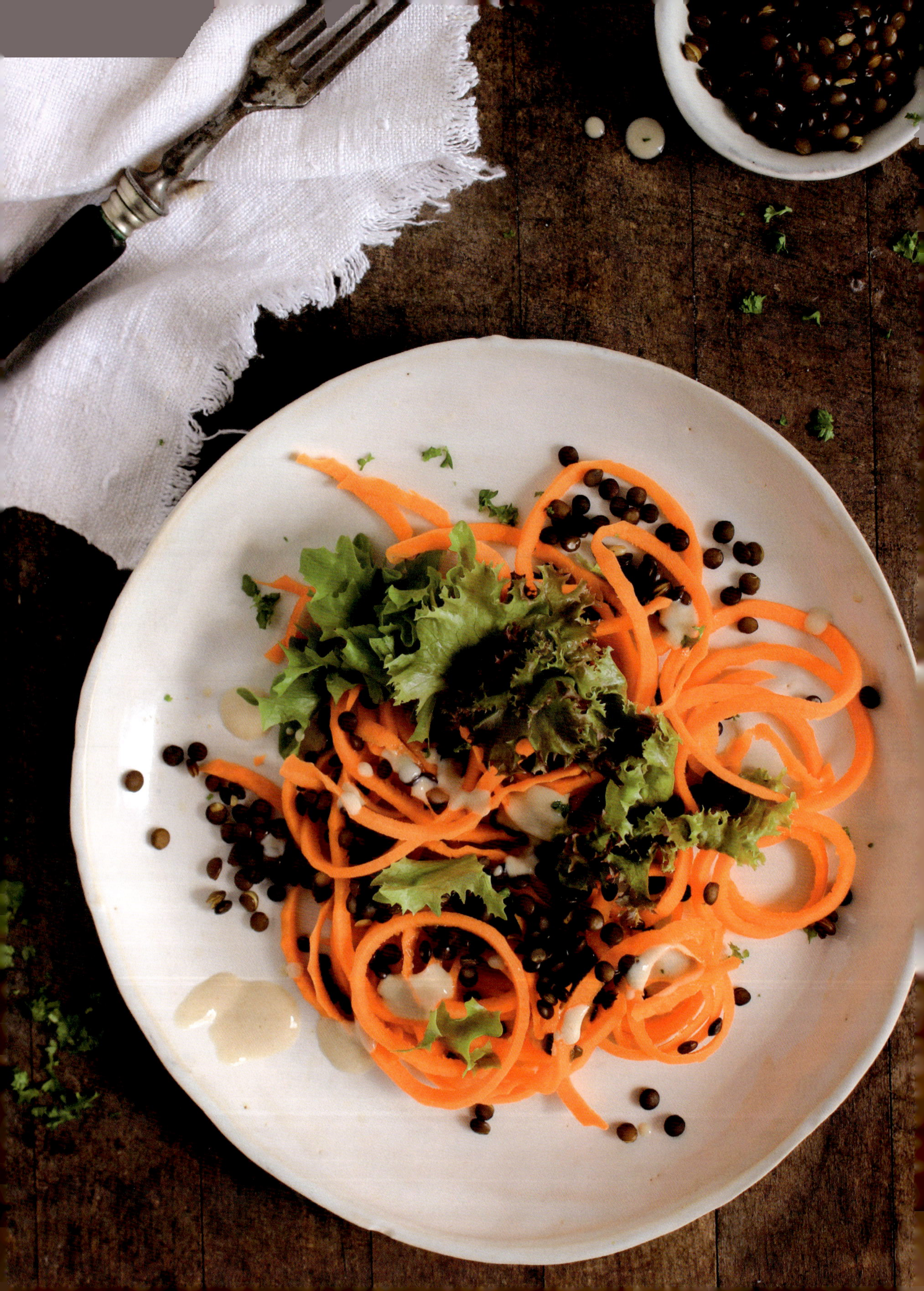

Karottenspaghetti-Linsen-Salat

Sieht raffiniert aus, ist aber ganz leicht gemacht: Dieser Karottenspaghetti-Linsen-Salat mit Mandel-Nuss-Dressing überzeugt aber nicht nur optisch, sondern er schmeckt auch köstlich.

Für 1 Portion benötigst Du

2 Karotten
1 Handvoll Salat
75 g Beluga-Linsen
1/2 TL Gemüsebrühe
1 EL Walnussöl
2 EL Mandelmus
1 EL weißer Balsamicoessig
200 ml Wasser
Salz
Pfeffer

Benötigte Utensilien:
großes Sieb, kleiner Topf, Schneidebrett, Küchenmesser, Sparschäler, Spiralschneider, Teelöffel, kleine Schüssel, mittelgroße Schüssel

30 Minuten

1. Bringe 200 ml Wasser mit der Gemüsebrühe in einem kleinen Topf zum Kochen. Gib die Linsen hinzu und lasse sie 20 Minuten kochen. Schäle in der Zwischenzeit die Karotten und drehe sie durch einen Spiralschneider zu Karottenspaghetti. Alternativ kannst Du auch mit dem Sparschäler dünne Streifen herunterschälen. Wasche den Salat und lass ihn im Sieb gut abtropfen. Schneide oder zupfe ihn dann in kleinere Stücke und lege ihn in die mittelgroße Schüssel.

2. Verrühre Gemüsebrühe, Walnussöl, Mandelmus,etwas Wasser, Essig sowie Salz und Pfeffer in der kleinen Schüssel zu einem Dressing und schmecke es mit Salz und Pfeffer ab. Schütte die Linsen in das Sieb ab.

3. Gib die Karottenspaghetti und die Linsen in die Schüssel zum Salat und vermische alles mit dem Dressing. Lass den Karottenspaghetti-Linsen-Salat 5 Minuten durchziehen, bevor Du ihn genießt.

Nährwerte:
Kalorien: 437 kcal • Eiweiß: 8g • Kohlenhydrate: 21g • Fette: 36g

Unser Tipp: Beluga-Linsen

Beluga-Linsen haben, wie übrigens alle Hülsenfrüchte, einen hohen Gehalt an pflanzlichem Eiweiß und liefern außerdem komplexe Kohlenhydrate und viele Ballaststoffe, die Dich langanhaltend sättigen.

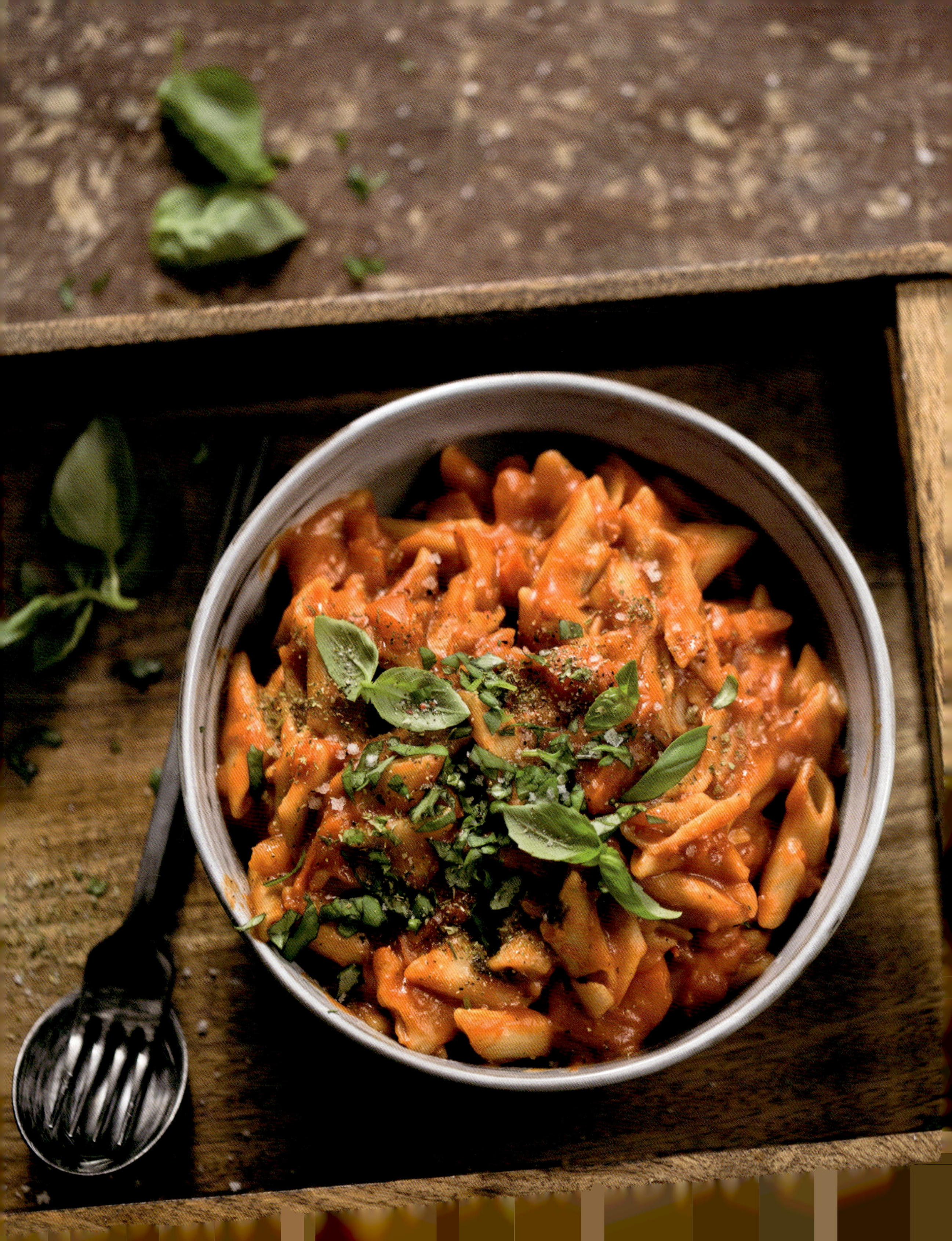

One-Pot-Tomaten-Pasta

One-Pot-Tomaten-Pasta ist so etwa die beste Erfindung seit der Erfindung des Topfes. Du sparst Dir nicht nur wahnsinnig viel Zeit, indem eigentlich alle Zutaten – auch die rohen Nudeln – in einen Topf wandern, sondern auch eine Menge Geschirr. Das sollte ganz besonders für Haushalte ohne Spülmaschine und für die mit nur einer sehr kleinen Küche interessant sein! Also gib alles rein in den Topf, Deckel drauf und nach 15 Minuten hast Du eine leckere Pasta mit einer cremigen Soße.

Für 1 Portion benötigst Du

300 g gestückelte Tomaten aus der Dose
50 g frische Tomaten
1/2 Zwiebel
1 Knoblauchzehe
1 TL Oregano
1 Handvoll frisches Basilikum
100 g Penne
200 ml Wasser
Salz
Pfeffer

Benötigte Utensilien: großer Topf, Schneidebrett, Küchenmesser

20 Minuten

1. Halbiere die Tomaten und schäle die Knoblauchzehe und die Zwiebel. Schneide alles in kleine Stücke, ganz wie Du es möchtest.

2. Fülle nun alle Zutaten, auch von Schritt 1, in einen großen Topf und erhitze ihn bei mittlerer Hitze. Rühre immer mal wieder um, damit nichts am Topfboden anbrennt. Sobald die Nudeln nach etwa 15 Minuten gar sind und die Tomaten eine cremige Soße gebildet haben, kannst Du sie mit Salz und Pfeffer abschmecken und vom Herd nehmen.

3. Richte alles auf einem tiefen Teller an und garniere die Portion mit ein paar Blättern Basilikum.

Nährwerte:
Kalorien: 547 kcal • Eiweiß: 25g • Kohlenhydrate: 56g • Fette: 25g

Unser Tipp: One-Pot-Pasta, bedeutet Du brauchst nicht extra Nudeln kochen, während in einem zweiten Topf Deine Soße vor sich hin köchelt. Du sparst Dir sozusagen den einen Schritt und auch einen zweiten Topf. Je nach Saison kannst Du natürlich bei dem Gemüse variieren. Das Gericht ist perfekt, um alles Mögliche aus Deinem Kühlschrank aufzubrauchen bzw. zu verwerten.

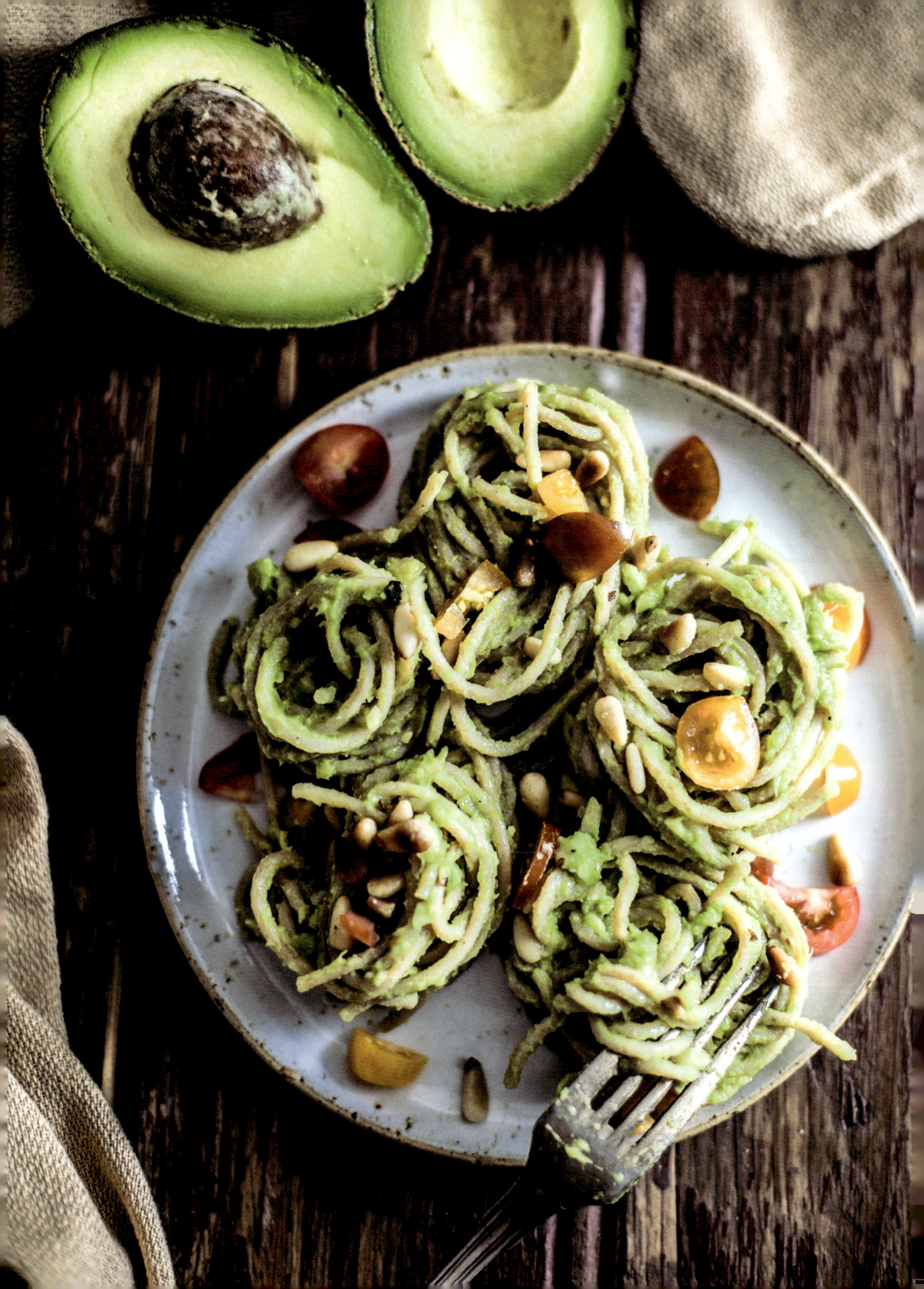

Spaghetti mit Avocado-Pesto und Tomaten

Vegetarisch, einfach, schnell und extra cremig. Nudeln mit Pesto sind so ziemlich die schnellste Art, an ein nahrhaftes und glücklich machendes Feierabendgericht zu kommen. Zu der cremigen Avocado gesellen sich fruchtige Tomaten und geröstete Pinienkerne für den gewissen Biss. Vom Wasser aufsetzen bis zum fertig servierten Abendessen, vergehen dafür nicht einmal 20 Minuten.

Für 1 Portion brauchst Du

100 g Vollkorn-Spaghetti
1/2 Avocado
4 Cocktailtomaten
1 TL Zitronensaft
15 g Pinienkerne
Salz
Pfeffer
1 EL Olivenöl

Benötigte Utensilien: großer Topf, kleine Pfanne, Pfannenwender, Küchenmesser, Esslöffel, Gabel, Nudelzange, kleine Schüssel, mittelgroße Schüssel, großes Sieb

20 Minuten

1. Fülle Wasser in den Topf und bringe es zum Kochen. Sobald das Wasser kocht, schüttest Du das Salz und die Nudeln hinein. Lass die Vollkorn-Spaghetti etwa 12 Minuten kochen – probiere am besten ab und zu eine Nudel, um zu kosten, ob sie für Dich perfekt sind. Zeitgleich kannst Du eine kleine Pfanne auf dem Herd erhitzen und darin die Pinienkerne ohne Öl goldbraun rösten und sie bis zum Servieren in einer Schüssel zur Seite stellen.

2. Wasche und viertel die Tomaten und brate sie in der noch heißen, kleinen Pfanne mit dem Öl an und würze sie mit Pfeffer und Salz. Brate sie bis zur gewünschten Bissfestigkeit an.

3. Halbiere die Avocado, entferne den Kern und höhle die Frucht mit einem Löffel aus. Zerdrücke die Avocado sorgfältig mit einer Gabel in einer Schüssel. Gib etwas Zitronensaft und Öl dazu und schmecke alles mit Pfeffer und Salz ab.

4. Gieße die Nudeln durch das Sieb ab und gib sie in die Schüssel mit dem Avocado-Pesto. Rühre alles mit einer Zange gründlich zusammen. Garniere die Spaghetti mit den gebratenen Tomaten und den gerösteten Pinienkernen.

Nährwerte:
Kalorien: 641 kcal • Eiweiß: 19g • Kohlenhydrate: 77g • Fette: 28g

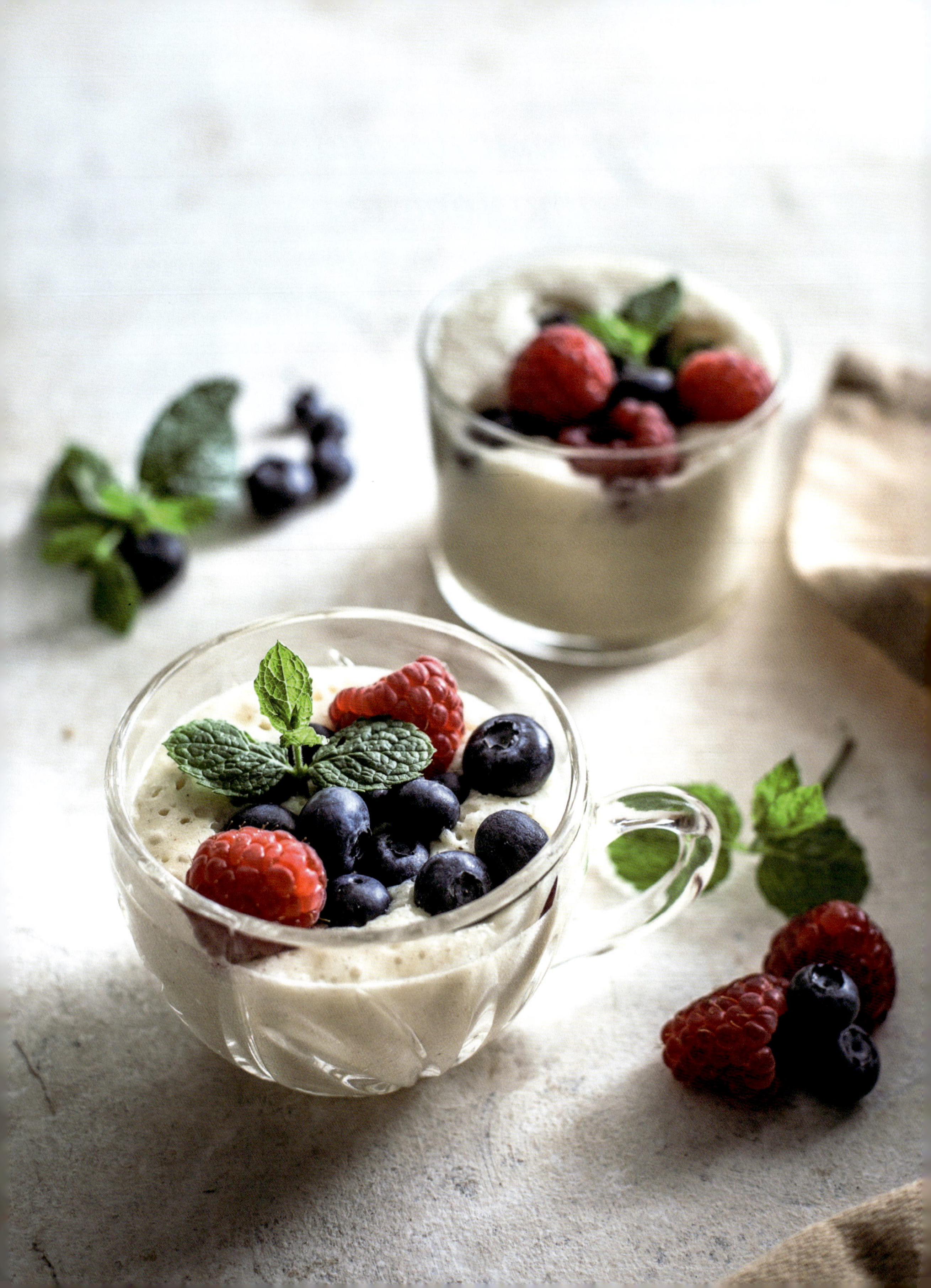

Weiße Mousse au Chocolat

Wenn Du einem guten Essen noch eine Krone aufsetzen möchtest, dann probiere diese superschnelle und trotzdem extrem edle Mousse au Chocolat aus. Mit nur 3 Zutaten ist dieses Rezept ganz easy gemacht und Du wirst trotzdem auf jeder Party glänzen. Die vegane Mousse au Chocolat greift auf eine Wunderwaffe der veganen Küche zurück: Aquafaba (aqua: Wasser, faba: Bohne). Das Wasser, in dem die Kichererbsen in der Dose liegen, lässt sich wie Eiweiß verarbeiten und zu einem weichen, fluffigen veganen „Eischnee" aufschlagen, der die Basis dieser veganen Mousse au Chocolat ausmacht.

Für 2 Portionen brauchst Du

1/2 Handvoll Himbeeren
100 ml Kichererbsenwasser
100 g vegane weiße Schokolade
3 Blätter frische Minze

Benötigte Utensilien: große Schüssel, Handrührgerät, mittelgroßer Topf, kleine Schüssel, Esslöffel, Teigschaber, großes Sieb, Messbecher, Dessertglas

15 Minuten / mind. 1 Stunde kalt stellen

Nährwerte (für 1 Portion):
Kalorien: 273 kcal • Eiweiß: 5g • Kohlenhydrate: 28g • Fette: 16g

1. Schütte den Inhalt einer Dose Kichererbsen durch ein Sieb und fange das enthaltene Wasser in einem Messbecher auf. Reinige eine große Schüssel von allen Fettrückständen und gieße 100 ml Kichererbsenwasser hinein. Die Kichererbsen sowie das überschüssige Aquafaba kannst Du im Kühlschrank aufbewahren und innerhalb weniger Tage verbrauchen oder einfrieren und später verwenden. Schlage das Bohnenwasser mit einem elektrischen (Muskelkraft reicht hier leider nicht aus) Handrührgerät für 5 bis 10 Minuten auf, bis eine feste, schaumige, weiße Masse entsteht.

2. Bringe zunächst Wasser im Topf zum Kochen. Brich die Schokolade in kleine Stücke und gib sie in die kleine Schüssel. Stelle diese Schüssel auf den Topf und bringe die Schokolade unter gelegentlichem Rühren mit dem Teigschaber langsam zum Schmelzen. Pass dabei auf, dass kein Wasser an die Schokolade gelangt, da sie sonst anfängt zu klumpen. Sobald die Schokolade komplett geschmolzen und keine Stückchen mehr vorhanden sind, kannst Du die Schüssel vom Topf nehmen und etwa 5 Minuten abkühlen lassen.

3. Hebe die geschmolzene, leicht abgekühlte Schokolade vorsichtig mit dem Teigschaber unter den Eischnee. Ein Handrührgerät solltest Du an dieser Stelle nicht mehr verwenden, da der Aquafaba-Schnee in sich zusammenfallen könnte. Fülle die Masse anschließend in das Dessertglas um und stelle es für mindestens eine Stunde im Kühlschrank kalt, damit die Mousse fest werden kann. Vor dem Servieren kannst Du Deine Mousse au Chocolat mit den frischen Himbeeren und den Minzblättern garnieren.

Unser Tipp: Die vegane Mousse au Chocolat hält sich locker einen Tag im Kühlschrank. Längere Testreihen waren bisher leider noch nicht möglich – dafür schmeckt sie einfach zu lecker.

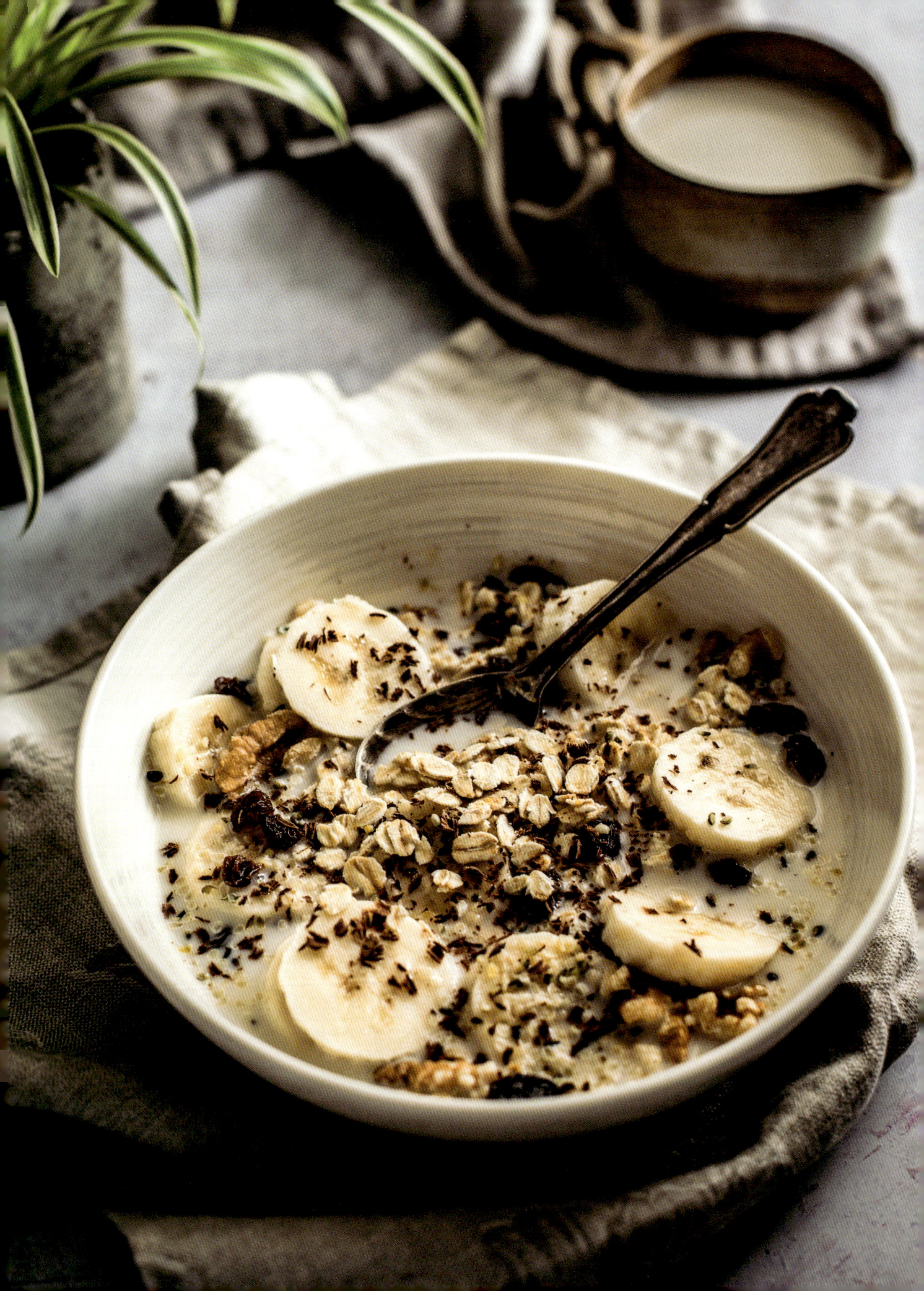

Cremig-süßes Schoko-Bananen-Müsli

Ein gesundes Frühstück, das es richtig in sich hat und mit dem Du Dir einen wirklich guten Start in den Tag gönnst? Das geht mit diesem cremig-süßen Schoko-Bananen-Müsli ganz einfach. Die Schritte sind simpel, die Zutaten gesund und doch verführerisch. Es ist egal, ob Du als Meal-Prepper dein Frühstück am Vorabend zubereitest oder direkt losschlemmen möchtest: Es schmeckt in jedem Fall köstlich und schokoladig – ganz ohne schlechtes Gewissen!

Für 1 Portion brauchst Du

1/2 Banane
1 EL Rosinen
1 EL geschälte Hanfsamen
10 g Walnüsse
50 g Haferflocken
15 g gehackte Zartbitter-schokolade
200 ml Milch

Benötigte Utensilien:
Müslischüssel, Schneidebrett, Küchenmesser, Gemüsereibe, Esslöffel

10 Minuten

1. Verrühre in der Müslischüssel die Haferflocken, die Walnüsse und die Hanfsamen mit der Milch.

2. Schäle die Banane, schneide sie in Scheiben und gebe sie ebenfalls in die Müslischüssel. Die Schokolade kannst Du mit einer Reibe grob raspeln und über das Müsli streuen.

3. Das Müsli kannst Du sofort verspeisen oder über Nacht im Kühlschrank aufbewahren. Wenn Du Dich dafür entscheidest, das Müsli über Nacht im Kühlschrank quellen zu lassen, erhältst Du morgens ein cremig-süßes Geschmackserlebnis.

Nährwerte:
Kalorien: 636 kcal • Eiweiß: 22g • Kohlenhydrate: 69g • Fette: 30g

Unser Tipp: Hanfsamen bekommst Du in gut sortierten Supermärkten oder direkt im Biomarkt und keine Sorge – Du wirst davon nicht high. Die Samen der Hanfpflanze enthalten keine berauschenden Inhaltsstoffe, dafür aber umso mehr Proteine (30g auf 100g!!), Ballasstoffe und wichtige Vitamine und Mineralien.

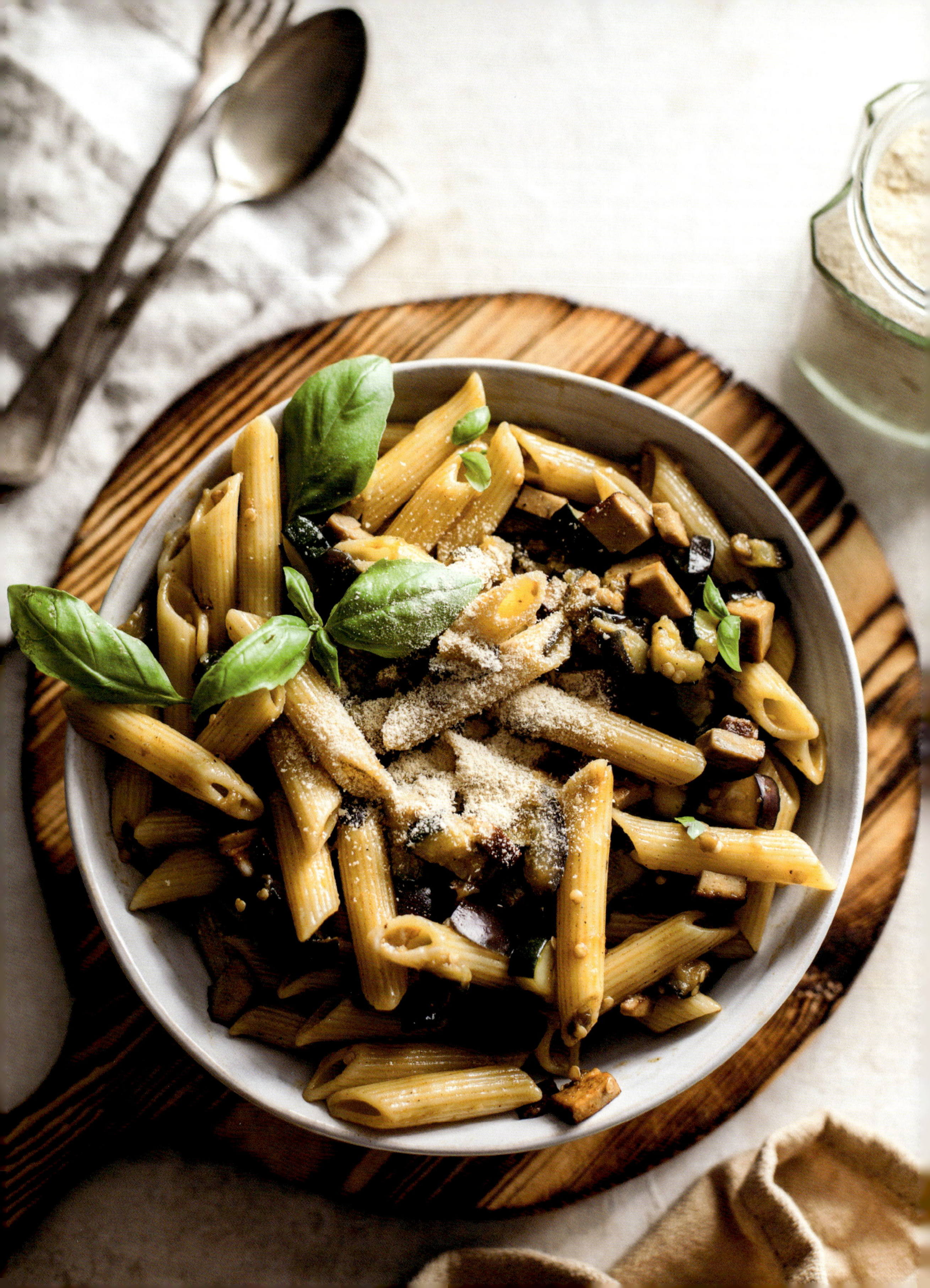

Ein vegetarischer Penne-Carbonara-Traum

Wer sagt denn, dass Carbonara nur was für Fleischesser ist? Auch als Veggie kannst Du Dir das herzhafte italienische Flair nach Hause holen. Ganz frei interpretiert trifft hier deftiger Räuchertofu auf fein gewürfelte Zucchini- und Auberginen-Stückchen und zu guter Letzt ein gut verquirltes Ei und Parmesan. Ein Träumchen!

Für 1 Portion brauchst Du

1/2 Zucchini
1/2 Aubergine
75 g Vollkornpenne
1 EL vegetarischer Parmesan
1 Ei
100 g Räuchertofu
1 l Wasser
½ TL Paprikapulver
½ TL Kreuzkümmel
2 TL Salz
1 EL Olivenöl

Benötigte Utensilien:
Schneidebrett, Küchenmesser, große Pfanne, großer Topf, kleine Schussel, Gabel, Pfannenwender, großes Sieb

30 Minuten

1. Wasche die Zucchini und die Aubergine gründlich unter kaltem Wasser. Schneide dann das Gemüse und den Räuchertofu in feine Würfel. Erhitze das Öl in einer Pfanne und brate darin alles gut an.

2. Während der Tofu und das Gemüse vor sich hin braten, bringst Du das Wasser im Topf zum Kochen. Wenn das Wasser kocht, fügst Du das Salz und die Penne hinzu. Lass die Penne etwa 12 Minuten kochen – probiere am besten ab und zu eine Nudel, um zu kosten, ob sie für Dich perfekt sind.

3. Schlage ein Ei in die kleine Schüssel auf, verquirle es mit einer Gabel und würze es leicht mit Paprikapulver, Kreuzkümmel, Salz und Pfeffer.

4. Sobald die Nudeln gar sind, gieße sie durch ein Sieb ab und gib sie anschließend in die Pfanne mit dem Tofu und dem Gemüse. Nimm die Pfanne von der Hitze und gieße das verquirlte Ei über den Inhalt. Rühre es mit einem Pfannenwender gut um und richte dein Gericht sofort an. Bestreue die Nudeln noch mit dem Parmesan.

Nährwerte:
Kalorien: 665 kcal • Eiweiß: 40g • Kohlenhydrate: 64g • Fette: 27g

Unser Tipp: Parmesan wird mit Kälberlab hergestellt, das nicht vegetarisch ist, da es von toten Tieren stammt. Parmesan ist folglich nicht vegetarisch. Wer den Geschmack von Parmesan mag, sich aber vegetarisch ernähren möchte, kann Parmesan ohne tierisches Lab verwenden. Wir bei VETOX verwenden bei unseren Rezepten ausschließlich Parmesan ohne Kälberlab!

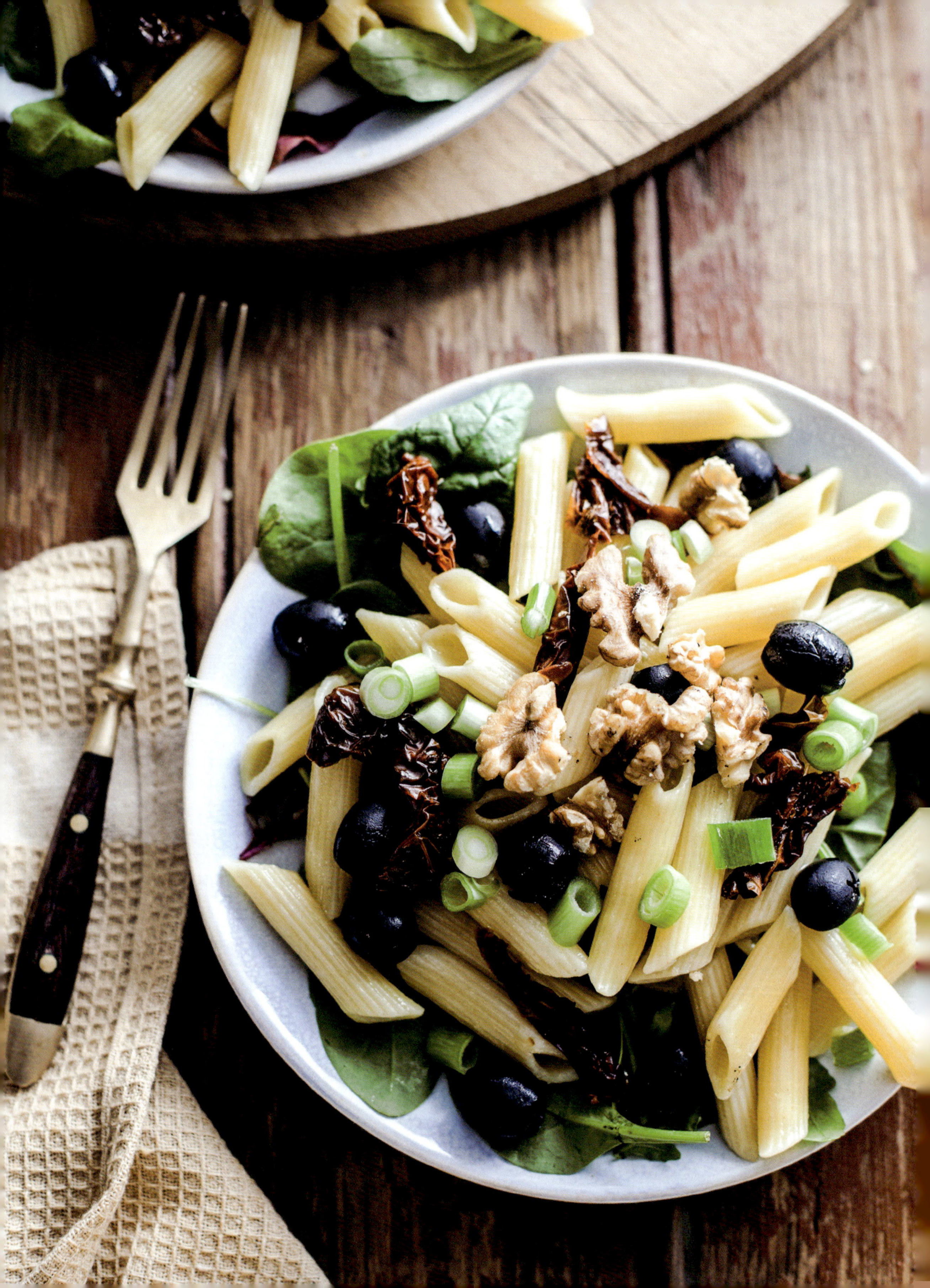

Sommerliche Nudelpfanne mediterrana

Ein geradezu rasantes Nudelgericht, inspiriert von der leichten italienischen Küche. Die mediterrane Nudelpfanne mit schwarzen Oliven, aromatischen sonnengetrockneten Tomaten, frischem Rucola und knackigen Walnüssen schmeckt nicht nur warm, sondern auch kalt als deftiger Nudelsalat hervorragend. Also Vespa starten und ab nach Bella Italia.

Für 1 Portion brauchst Du

30 g Tomaten
30 g Oliven (schwarz, entsteint)
25 g Walnüsse
1 Handvoll Spinat
80 g Penne
1 l Wasser
1 EL Olivenöl
2 TL Salz

Benötigte Utensilien: großer Topf, große Pfanne, Pfannenwender, großes Sieb

15 Minuten

1. Schütte das Wasser in den Topf und bringe es zum Kochen. Wenn das Wasser kocht, fügst Du das Salz und die Penne hinzu. Lass die Penne etwa 12 Minuten kochen – probiere am besten ab und zu eine Nudel, um zu kosten, ob sie für Dich perfekt sind.

2. Während die Nudeln kochen, gib das Öl in die Pfanne. Darin erwärmst Du die Oliven und die getrockneten Tomaten an. Es müssen keine Zutaten auf Teufel komm raus angebraten, sondern nur leicht erhitzt werden.

3. Wasche den Spinat und richte ihn auf einem Teller mit etwas Olivenöl und einer Prise Salz an. Gieße die fertig gekochten Nudeln durch ein Sieb ab und gib sie kurz in die Pfanne zu den Tomaten und Oliven. Rühre alles gut durch.

4. Richte die Nudelpfanne auf dem Spinatbett an und garniere sie mit den Walnüssen.

Nährwerte:
Kalorien: 630 kcal • Eiweiß: 18g • Kohlenhydrate: 61g • Fette: 34g

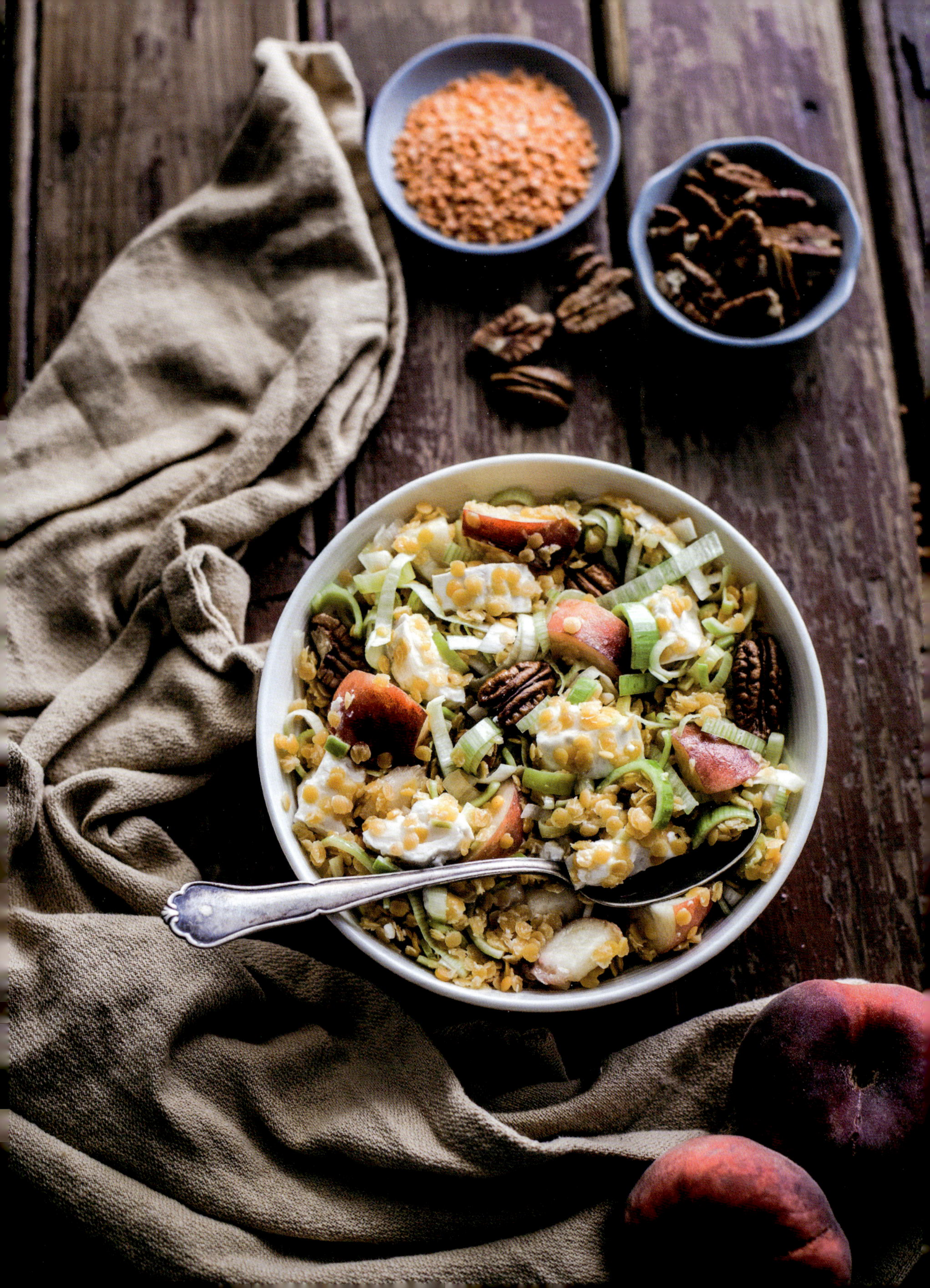

Süß, Cremig, Crunchy, Herzhaft: Linsensalat mit Pfirsich und Ziegenkäse

Bei diesem Linsensalat trifft herzhaft auf süß und cremig auf crunchy. Salat muss nicht immer eine langweilige Beilage mit Joghurtdressing bedeuten. Als ordentliche Portion mit Proteinen und einer wahren Vielfalt an Geschmacksrichtungen ist dieser Salat perfekt für jeden Mittagstisch. Die süßen Pfirsiche harmonieren perfekt mit dem cremig kräftigen Ziegenkäse. Abgerundet wird die ganze Geschmacksexplosion mit knusprigen Pekannüssen. Ein durch und durch abgestimmter Salat, den Du nur ungern teilen wirst.

Für 1 Portion brauchst Du

65 g rote Linsen
1 großer Plattpfirsich
1/2 Stange Lauch
40 g Ziegenkäse
15 g Pekannüsse
1 EL weißer Balsamico
2 EL Olivenöl
1 TL Senf
1/2 TL Salz
1 TL Honig

Benötigte Utensilien: mittelgroßer Topf, Sieb, Schneidebrett, Küchenmesser, Salatschüssel, Esslöffel, kleine Pfanne, Pfannenwender

30 Minuten
+ 1 Stunde Kühlzeit

1. Bringe die Linsen in einem Topf mit Wasser und dem Salz zum Kochen. Teste nach 10 Minuten die Bissfestigkeit der Linsen und lass sie bei Bedarf noch 5 weitere Minuten kochen. Du bestimmst selbst, wie bissfest oder weich Du die Linsen gern hättest. Die fertigen Linsen gießt Du nun durch ein Sieb ab und stellst sie bis zur Weiterverarbeitung zur Seite.

2. Wasche den Pfirsich und den Porree gründlich unter kaltem Wasser. Halbiere und entsteine den Pfirsich und schneide ihn in Scheiben. Halbiere den Porree und schneide ihn ebenfalls in Scheiben. Den Ziegenkäse schneidest Du am besten in dickere Scheiben.

3. Nimm Dir eine große Salatschüssel und rühre darin das Dressing aus Essig, Öl, Honig und Senf zusammen und schmecke es mit etwas Salz ab. Gib nun die vorbereiteten Salatzutaten, die Linsen, die Pfirsichscheiben, den Porree und die Ziegenkäsescheiben, mit in die Schüssel und verrühre alles gründlich. Je länger der Salat nun ziehen kann, umso intensiver kommt das Dressing raus. Stelle ihn dafür für mindestens 1 Stunde in den Kühlschrank.

4. Röste in der Zeit, in der der Salat durchzieht, die Pekannüsse kurz in der Pfanne an. Dazu benötigst Du kein Öl. Einfach die Pfanne auf dem Herd heiß werden lassen und dann die Pekannüsse hineinschütten. Unter Wenden mit dem Pfannenwender die Nüsse anrösten, so entfalten sie ihr volles Aroma. Pass dabei auf, dass die Nüsse nicht zu dunkel werden oder gar verbrennen. Garniere mit den abgekühlten Nüssen den Salat, sobald Du ihn servierst.

Nährwerte:
Kalorien: 592 kcal • Eiweiß: 24g • Kohlenhydrate: 55g • Fette: 30g

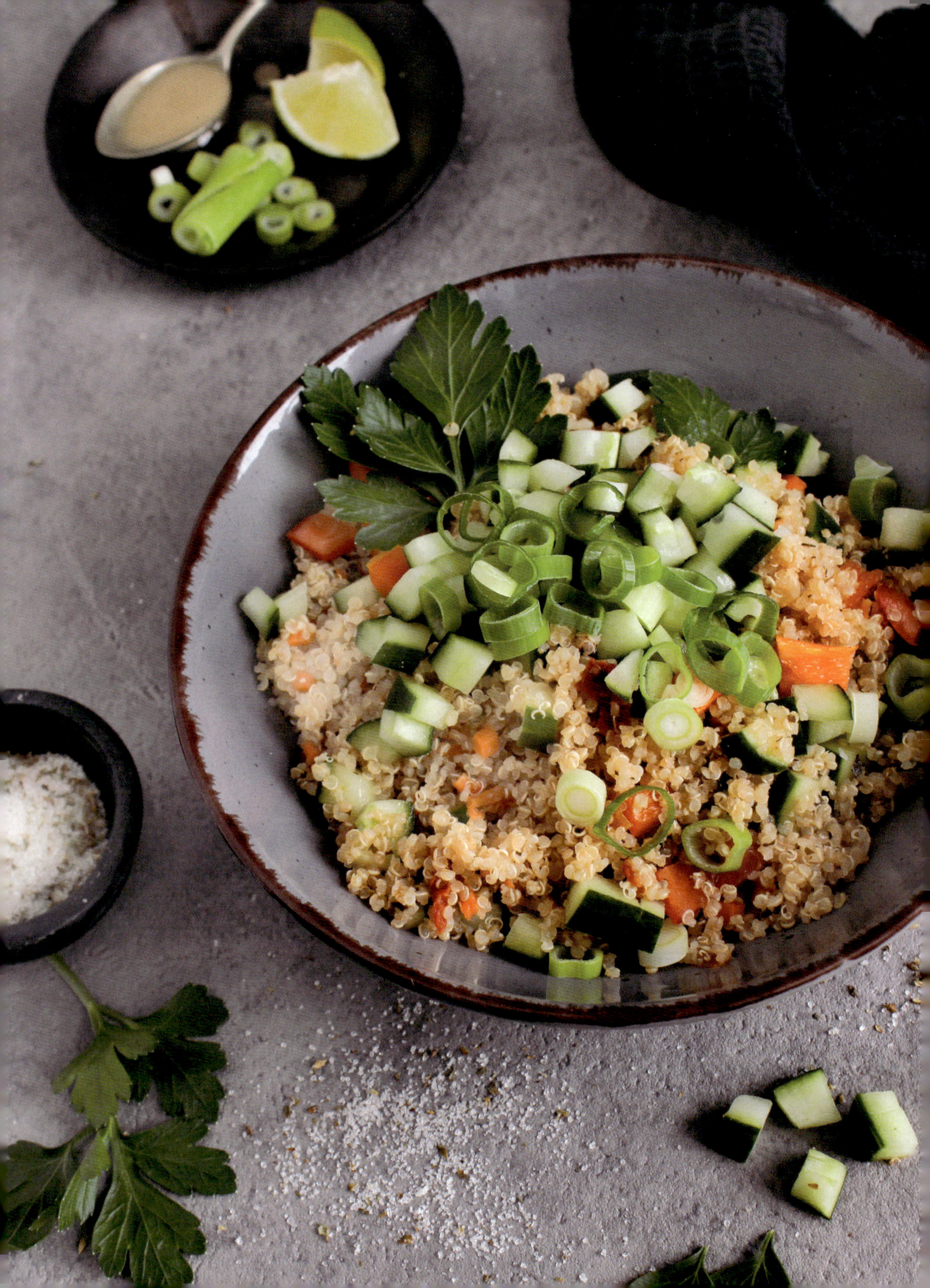

Detox Quinia-Salat

Hast Du schon einmal Quinoa probiert? Quinoa ist glutenfrei und gehört zu den proteinreichsten pflanzlichen Nahrungsmitteln – also eine perfekte Eiweißquelle für Veganer. Dieser leckere Detox-Salat steckt voller Nährstoffe und hat wenig Kalorien, sodass er sich perfekt als Abendessen an einem Detox-Tag eignet.

Für 1 Portion benötigst Du

1/4 Salatgurke
1/2 Paprika
1 Frühlingszwiebel
1 kleine Tomate
80 g Quinoa
1 TL Gemüsebrühe
1 Spritzer Zitronensaft
1 EL weißer Balsamicoessig
3 Stiele Petersilie
2 EL Olivenöl
150 ml Wasser
Salz
Pfeffer

Benötigte Utensilien:
Schneidebrett, Küchenmesser, mittelgroße Schüssel, kleine Schüssel, kleiner Topf, feines Sieb, Messbecher, Gabel, Esslöffel, Kochlöffel

20 Minuten

1. Bring 300 ml Wasser mit der Gemüsebrühe im Topf zum Kochen. Gib die Quinoa hinein und lass die Körnchen 8 Minuten auf mittlerer Stufe kochen. Rühre zwischendurch um, damit nichts anbrennt. Falls am Ende der Garzeit nicht alle Flüssigkeit aufgesogen ist, kannst Du die Quinoa durch ein Sieb abgießen.

2. Wasche das Gemüse. Schneide von der Frühlingszwiebel das obere Drittel der grünen Blätter und die Wurzelscheibe ab. Schneide die Frühlingszwiebel in feine Ringe und gib sie in die Schüssel. Halbiere die Paprika, entferne das Kerngehäuse und schneide sie in kleine Würfelchen. Schneide die halbe Gurke und die Tomate ebenfalls in Würfelchen und gib sie mit in die Schüssel. Hacke die Petersilie mit dem Küchenmesser klein.

3. Verrühre Essig, Öl, Zitronensaft und 1/2 TL Salz mit der Gabel in einer kleinen Schüssel. Mische die abgekühlte Quinoa mit dem Gemüse und gib das Dressing sowie die Petersilie dazu. Vermische alles gut und schmecke den Salat mit Pfeffer und evtl. noch etwas Salz ab.

Nährwerte:
Kalorien: 552 kcal • Eiweiß: 14g • Kohlenhydrate: 64g • Fette: 26g

Unser Tipp: Detox-Wunder Petersilie

Petersilie steckt randvoll mit Vitaminen und Mineralstoffen. Vor allem Kalium unterstützt die Ausscheidung von Wassereinlagerungen im Körper. Manche Kräuter haben außerdem aufgrund der enthaltenen ätherischen Öle durchblutungs- und verdauungsfördernde Wirkung und unterstützen Deinen Körper bei seinem eigenen Entgiftungsprogramm.

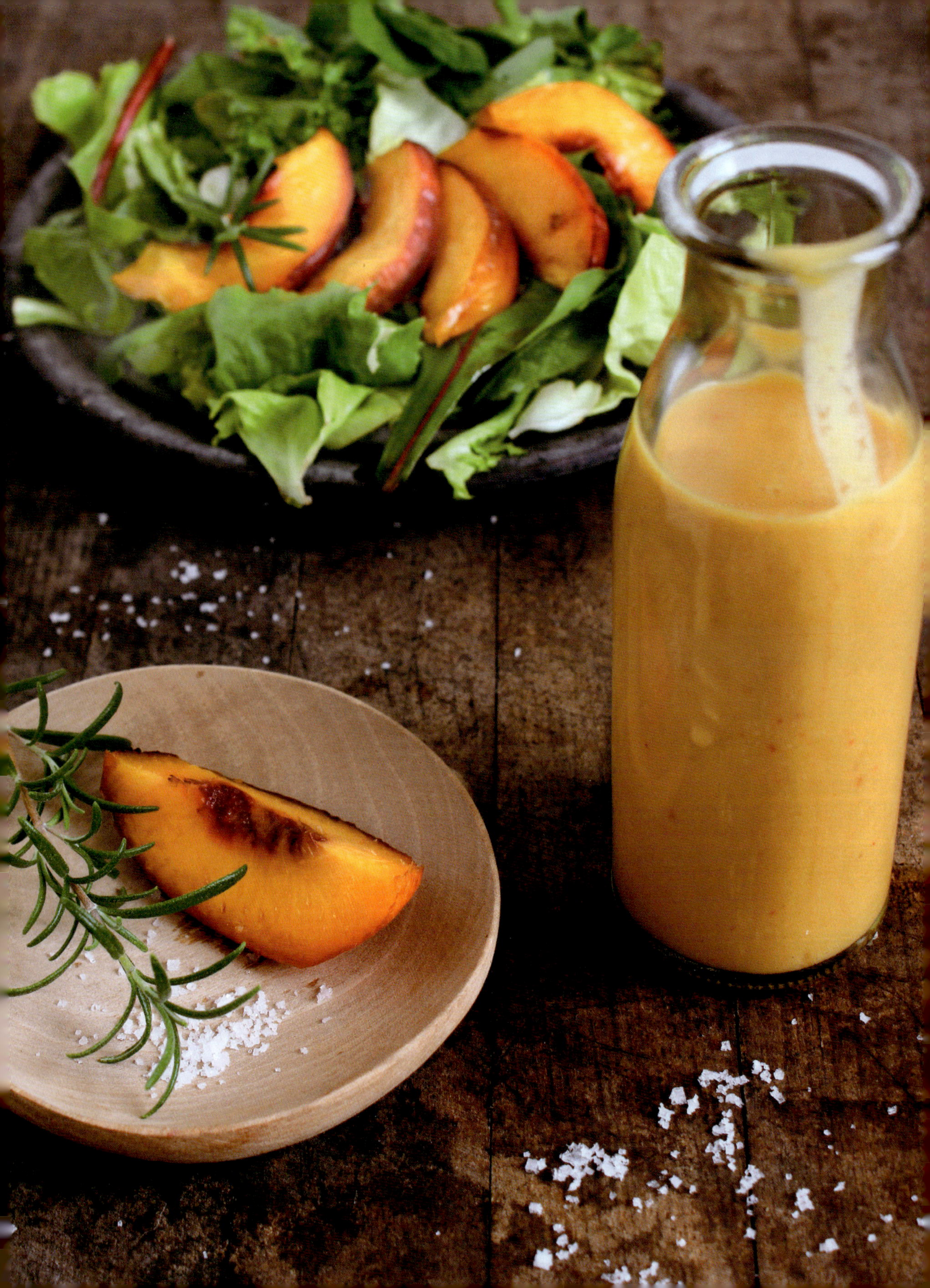

Fruchtiges Pfirsich-Dressing

Das fruchtige Pfirsich-Dressing bringt eine leicht süßlich-fruchtige Note an Deinen Salat. Es passt besonders gut zu Blattsalat oder Feldsalat, schmeckt aber auch super lecker als Dressing für Linsen-Salate.

Für 1 Portion benötigst Du

1/2 reifer Pfirsich
1 EL Walnussöl
1 EL weißer Balsamicoessig
1/2 TL Agavendicksaft
Salz
Pfeffer

Benötigte Utensilien:
Schneidebrett, Küchenmesser, Stabmixer

5 Minuten

1. Wasche den Pfirsich und halbiere ihn. Löse den Kern heraus und schneide das Fruchtfleisch in grobe Stücke.

2. Gib den Pfirsich sowie Essig, Öl und Agavendicksaft in den Messbecher und püriere alles zu einem sämigen Dressing. Schmecke das fruchtige Pfirsich-Dressing mit Salz und Pfeffer ab. Falls es Dir noch zu sauer ist, kannst Du noch etwas Agavendicksaft hinzugeben.

Nährwerte:
Kalorien: 134 kcal • Eiweiß: 1g • Kohlenhydrate: 10g • Fette: 10g

Unser Tipp: Walnussöl ist reich an wertvollen Omega-3-Fettsäuren. Omega-3-Fettsäuren sind wichtig für Deine Nerven, wirken entzündungshemmend und schützen Herz und Gefäße.

Herzlichen Glückwunsch,

die Hälfte ist
bereits geschafft!

Durch VETOX hast Du schon über den Zeitraum von einer Woche:

- Durchschnittlich **1,15 kg Fleisch** nicht verzehrt

- 17250 l Wasser gespart

Basierend auf der WWF Studie „Der Wasser-Fußabdruck Deutschlands“

- 4,77 Kg CO_2 gespart

(basierend auf den Berechnungen der Landwirtschaftskammer Niedersachsen)

- Ca: 2 Küken das Leben gerettet

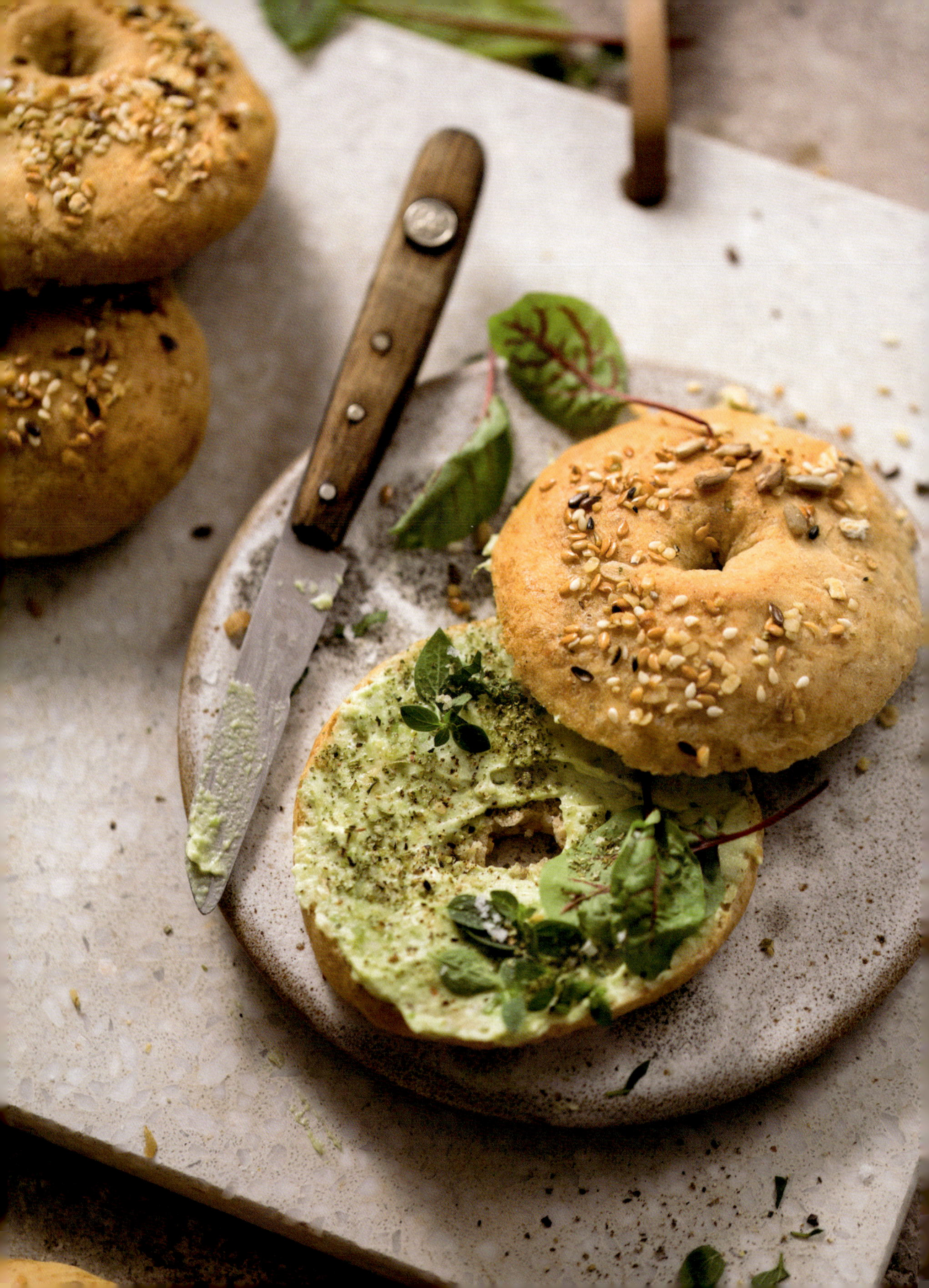

Bagels mit Avocado-Creme

Sonntagmorgen, der Kühlschrank ist leer und auch sonst findet sich nichts mehr im Brotkörbchen. Dann kommen diese Bagels genau richtig! Keine Sorge: Dieses Rezept ist gelingsicher! Mit etwas Zeit und ein klein bisschen Fingerspitzengefühl kann wirklich jeder solche Bagels im Halbschlaf backen – versprochen! Am besten schmecken sie übrigens noch lauwarm mit der Avocado-Creme und frischen Kräutern.

Für 6 bis 8 Bagels benötigst Du

160 g Dinkelmehl
40 g Vollkorndinkelmehl
1 Handvoll Mehl
2 TL Trockenhefe
120 ml lauwarmes Wasser
Salz
1 Eigelb
2 EL Sonnenblumenkerne
2 EL Leinsamen
2 EL Kürbiskerne

Avocado-Creme für 1 Portion:
1/4 Avocado
1 EL Frischkäse (Natur)
1 TL Zitronensaft
1 TL Paprikapulver
Salz, Pfeffer

Zum Garnieren:
1 EL frische Blutampfer

Benötigte Utensilien: mittelgroße Schüssel, Handrührgerät, Kochlöffel, Backblech mit Backpapier, Backpinsel, tiefer Teller, Gabel, Küchenhandtuch, Esslöffel

70–80 Minuten Vorbereitungszeit + 15–20 Minuten Backzeit

1. Vermische die beiden Mehlsorten in einer Schüssel mit der Trockenhefe, Salz und lauwarmem Wasser. Du musst so lange kneten, bis ein fester Teig entsteht. Lasse diesen für mindestens 50 Minuten abgedeckt mit dem Küchenhandtuch und bei Zimmertemperatur aufgehen.

2. Lege das Backpapier auf das Backblech. Forme den Teig auf einer bemehlten Arbeitsfläche zu 6 bis 8 etwa gleich großen Kugeln. Für das typische Loch des Bagels nimmst Du einen Kochlöffel und stichst diesen in die Mitte der Kugeln. Rühre mit dem Kochlöffel, bis das Loch entsteht. Nimm nun das Backblech mit dem Backpapier und lege die fertigen Bagels darauf. Lass sie für weitere 20 Minuten wiederum abgedeckt mit dem Küchenhandtuch ruhen.

3. Heize den Backofen auf 180 °C (Ober- und Unterhitze) vor. Vermische Sonnenblumenkerne, Leinsamen und Kürbiskerne miteinander. Trenne ein Ei und bepinsele die Bagels mit dem Eigelb. Darüber verteilst Du die Körner-Mischung. Gib die Bagels anschließend in den Ofen und lasse sie für etwa 15 Minuten backen, bis sie goldbraun sind.

4. In der Zwischenzeit kannst Du die Avocado in zwei Hälften teilen, entkernen und mit dem Löffel das Fruchtfleisch von der Schale lösen. Zerdrücke das Fruchtfleisch mit der Gabel zu Brei und gib den Frischkäse, den Zitronensaft und das Paprikapulver hinzu. Verrühre alles zu einer gleichmäßigen Creme, die Du mit Salz und Pfeffer abschmecken kannst.

5. Lass die fertigen Bagels erst einmal abkühlen. Dann kannst Du sie mit der Avocado-Creme bestreichen, mit frischer Blutampfer belegen und noch mit Salz und Pfeffer verfeinern.

Nährwerte (für 1 Bagel inkl. Avocado-Creme):
Kalorien: 468 kcal • Eiweiß: 20g • Kohlenhydrate: 33g • Fette: 29g

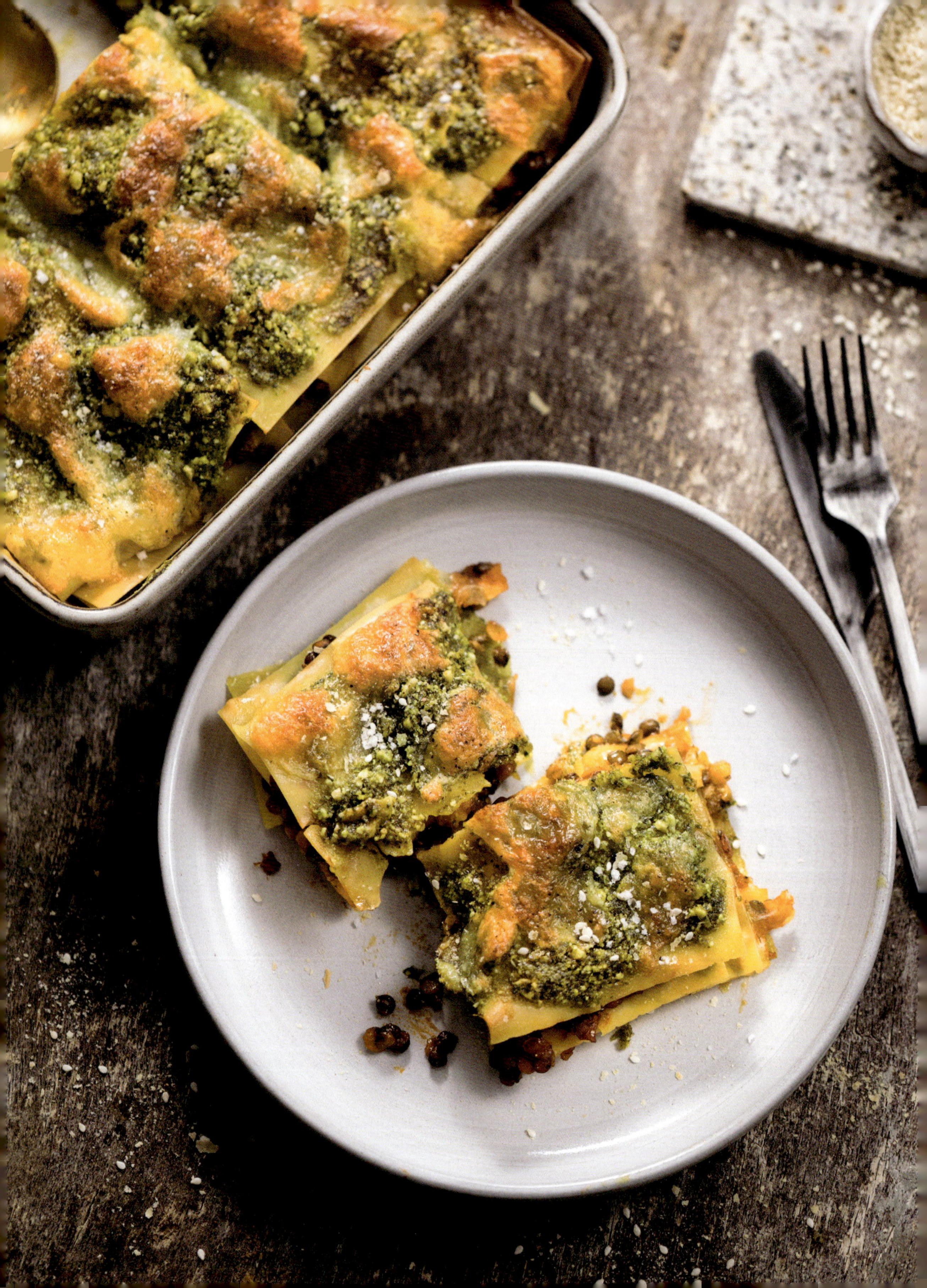

Spinat-Pesto mit Linsensoße-Lasagne

Diese Linsensoße-Lasagne stellt ganz klar den altbekannten Klassiker in den Schatten. Hier wird kein Fleisch benötigt, den besonderen Geschmack gibt es schon von der Linsensoße, die gleichzeitig als Bolognese fungiert. Für das gewisse Extra schichtest Du nicht nur die Linsensoße, sondern auch abwechselnd Pesto und Mozzarella zwischen die Lasagneplatten. Schmeckt doppelt so lecker!

Für 1 Lasagne mit 3 Portionen benötigst Du

Zutaten für die Linsen Soße:
1/2 Zwiebel
1 Knoblauchzehe
60 g Champignons
110 g grüne Linsen
200 g gehackte Tomaten aus der Dose
1 TL Zimt
50 ml Gemüsebrühe
2 EL Olivenöl
Salz
Pfeffer

Zutaten für das Pesto:
50 g Spinat
1 Bund frisches Basilikum
25 g Cashewkerne
60 ml Olivenöl
Salz
Pfeffer

Außerdem:
6 Lasagneplatten
1 Mozzarella

Benötigte Utensilien: mittelgroßer Kochtopf, Schneidebrett, Küchenmesser, Mixer, Auflaufform, Esslöffel

50–55 Minuten

1. Heize den Backofen auf 180 °C (Ober- und Unterhitze) vor. Schäle die Zwiebel und den Knoblauch und putze die Champignons. Schneide Zwiebel, Knoblauchzehe und Champions in kleine Stücke. Anschließend gibst Du in den Topf 2 EL Olivenöl und lässt ihn etwas heiß werden. Danach schwitzt Du die Zwiebeln auf mittlerer Hitze 1 Minute glasig an.

2. Gib dann Knoblauch und Champignons zusammen mit den Linsen hinzu. Lösche das Ganze mit den gehackten Tomaten und der Gemüsebrühe ab. Lass die Mischung ungefähr 25 Minuten köcheln und rühre ab und zu um, damit nichts anbrennt. Nach dem Köcheln schmeckst Du die Soße mit 1 TL Zimt und jeweils einer Prise Salz und Pfeffer ab und nimmst die Soße vom Herd.

3. Während die Linsensoße köchelt, fülle Spinat, Basilikum, Cashewkerne und Olivenöl in den Mixer und püriere es so lange, bis eine cremige Masse entsteht. Schmecke diese Masse mit Salz und Pfeffer ab.

4. Reiße zunächst den Mozzarella in kleine Stücke. Nun beginnt das Schichten: Lege zunächst die Lasagneplatten in die Auflaufform. Sollten die Platten nicht perfekt in Deine Auflaufform passen, ritze sie an der richtigen Stelle mit der Spitze Deines Messers ein und brich sie entsprechend vorsichtig ab. Gib dann 3 EL Linsensoße darauf. Achte darauf, dass die Lasagneplatten vollständig mit Soße bedeckt sind. Gib nun ebenfalls 3 EL Spinat-Pesto auf die Soße. Zum Abschluss der ersten Schicht verteilst Du den Mozzarella auf dem Pesto. Wiederhole die Schichtung nun so oft, bis die Auflaufform voll ist. Wichtig ist, dass Du mit der Mozzarellaschicht abschließt.

5. Gib die Lasagne nun für 35 Minuten in den Ofen, bis der Mozzarella verlaufen und etwas goldbraun geworden ist.

Nährwerte (für 1 Portion):
Kalorien: 432 kcal • Eiweiß: 17g • Kohlenhydrate: 36g • Fette: 24g

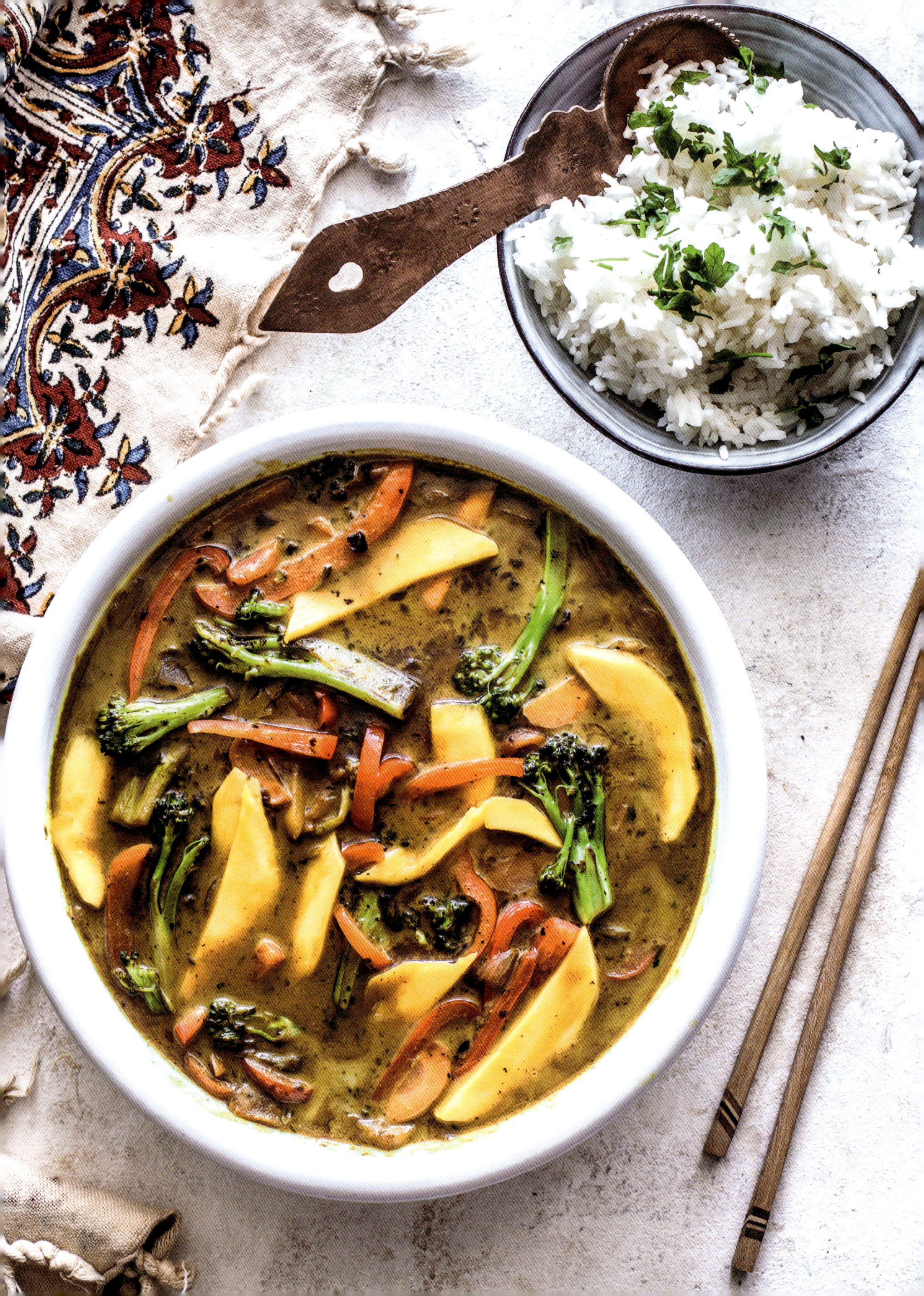

Kokos-Mango-Curry

Egal, ob Frühling, Sommer, Herbst oder Winter – ein gutes Curry geht immer. Wir haben heute ein veganes Curry mit fruchtiger Mango, cremiger Kokosmilch und ganz viel knackigem Gemüse für Dich im Gepäck. Das Curry kannst Du schon am Vortag zubereiten und sogar einfrieren. Lediglich den Reis solltest Du jeweils frisch zubereiten. Ansonsten bist Du im Nu fertig.

Für 1 Portion brauchst Du

1/2 Mango
1 kleine Zwiebel
1 Karotte
1/4 Brokkoli
1/2 Paprika
1 EL Cashewnüsse
50 g Basmatireis
2 TL Currypulver
75 ml Wasser zum Kochen
100 ml Kokosmilch
1 TL Sojasoße
1 EL Kokosöl

Benötigte Utensilien:
mittelgroßer Topf, große Pfanne, Pfannenwender, mittelgroße Schüssel, Esslöffel, Schneidebrett, Küchenmesser, Sparschäler

30 Minuten

1. Fülle den Reis zusammen mit frischem kalten Wasser in einen Topf, rühre mit der Hand im Topf herum, bis das Wasser trüb wird und kippe es dann vorsichtig, ohne Reis zu verlieren, wieder aus. Wiederhole den Vorgang 4- bis 5-mal. Je mehr überschüssige Stärke Du auf diese Weise aus dem Reis herauswäschst, umso fluffiger wird der Reis.

2. Schäle die Karotte und wasche die Paprika und den Brokkoli. Schneide die Karotte in dünne Streifen, entferne das Kerngehäuse der Paprika und schneide sie ebenfalls in Streifen. Teile die Brokkoliröschen vom Strunk ab und schneide sie auch in dünne Scheiben. Schäle die Zwiebel und würfele sie fein. Gib die Zwiebel mit dem Öl in eine Pfanne und brate sie glasig. Anschließen wirfst Du das andere Gemüse hinzu und brätst alles unter gelegentlichem Rühren 10 Minuten an.

3. Fülle den Topf mit Reis ein letztes Mal mit 75 ml Wasser (diesmal nicht wegschütten!) und stelle ihn auf den Herd. Sobald das Wasser anfängt zu kochen, stellst Du die Hitze aus und lässt den Reis für etwa 12 Minuten bei geschlossenem Deckel quellen. Schau ab und zu nach, ob der Reis das Wasser aufgesogen hat, wenn nicht, gib ihm noch ca. 3 Minuten mehr. Nimm danach den Deckel ab und lasse ihn bis zum Servieren abkühlen.

4. Rühre in der Schüssel die Kokosmilch, die Sojasoße und das Currypulver an. Schütte die Currymischung über dein angebratenes Gemüse, bringe es kurz zum Kochen und stelle den Herd dann auf eine mittlere Stufe. Gib eine Handvoll Cashewkerne mit in die Pfanne und lasse das Curry vor sich hin köcheln. Schäle in der Zeit die Mango und schneide das Fruchtfleisch um den Kern herum ab. Schneide die Mango in schmale Streifen und gib sie zum Curry, wenn die Flüssigkeit in der Pfanne etwas verkocht ist. Schmecke das Curry noch mit etwas Salz ab und serviere es zusammen mit dem Reis.

Nährwerte:
Kalorien: 564 kcal • Eiweiß: 16g • Kohlenhydrate: 82g • Fette: 18g

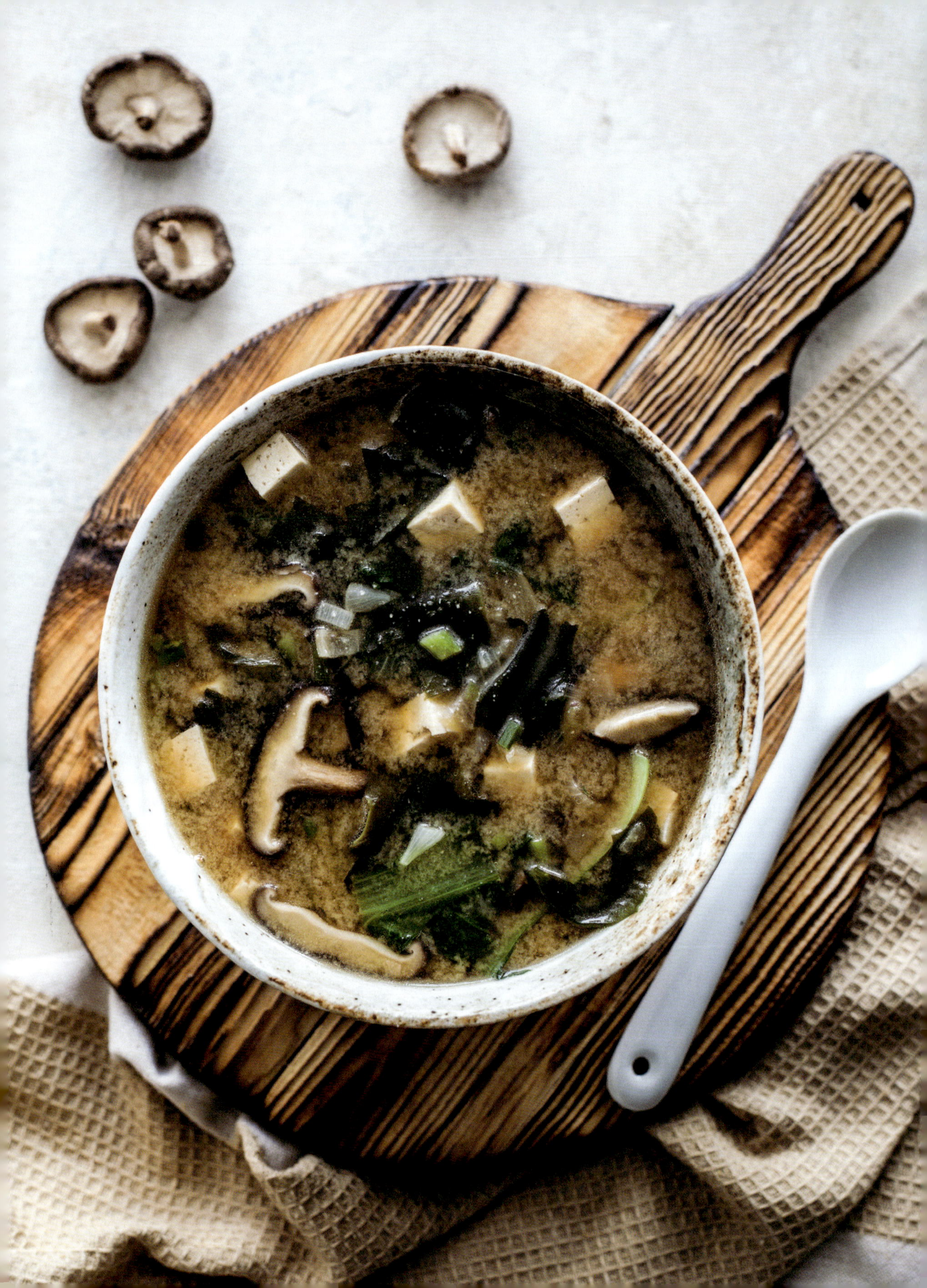

Low-Carb Miso-Suppe mit Tofu und Shiitake

Das ist ein Klassiker aus der japanischen Küche, der eigentlich gern vor einem ausgiebigen Sushi-Gelage serviert wird. Die leckere und gesunde Suppe gibt aber auch einzeln eine tolle Figur ab. Während die traditionellen deutschen Suppen eher was für die knackig kalten Tage sind, kannst Du die Miso-Suppe das ganze Jahr über genießen. Die Basis aus Miso-Paste ist schnell gemacht und die übrigen Zutaten sind nach Lust und Laune beliebig austauschbar. Na dann: Itadakimasu!

Für 1 Portion brauchst Du

2 Frühlingszwiebeln
1 Mini Pak Choi
1 kleine Zwiebel
40 g Shiitake-Pilze
1 TL geröstete Algen
200 g Tofu
350 ml Wasser
2 EL helle Miso-Paste
2 EL Öl

Benötigte Utensilien:
Schneidebrett, Küchenmesser, großer Topf, Kochlöffel, Wasserkocher

20 Minuten

1. Zuerst füllst Du den Wasserkocher mit dem Wasser auf und bringst es zum Kochen. Dann schälst Du die Zwiebel, schneidest sie in feine Würfel und brätst sie mit dem Öl in einem Topf bei mittlerer Hitze glasig an. Schneide die Shiitake-Pilze in Streifen, gebe sie zu den Zwiebeln in den Topf und schwitze sie für einige Minuten mit an.

2. Gieße alles mit dem kochenden Wasser aus dem Wasserkocher auf. Nun kannst Du die Suppe auf niedriger Stufe köcheln lassen, während Du die letzten Zutaten vorbereitest.

3. Wasche die Frühlingszwiebeln und den Pak Choi und schneide beides in dünne Scheiben. Nimm den Tofu aus der Packung, tupfe ihn mit einem Küchentuch etwas trocken und schneide ihn in kleine Würfel. Gib alle vorbereiteten Zutaten und die gerösteten Algen zu der Suppe und lass sie für weitere 5 Minuten köcheln.

4. Nimm den Topf nun vom Herd und gebe die Miso-Paste hinzu. Achte darauf, dass die Suppe nicht mehr kocht und rühre so lange, bis sich die Miso-Paste aufgelöst hat. Zum Schluss kannst Du die Suppe noch mit Salz abschmecken.

Nährwerte:
Kalorien: 496 kcal • Eiweiß: 37g • Kohlenhydrate: 12g • Fette: 33g

Unser Tipp: Miso Paste ist das japanische Äquivalent zu Gemüsebrühe. Sie wird aus fementierten Sojabohnen gewonnen und schmeckt sehr salzig. Wenn Du Gerichte mit Miso-Paste zubereitest, dann achte darauf, dass sie nie zu stark erhitzt wird, da sonst die enthaltenen gesunden Bakterien zerstört werden.

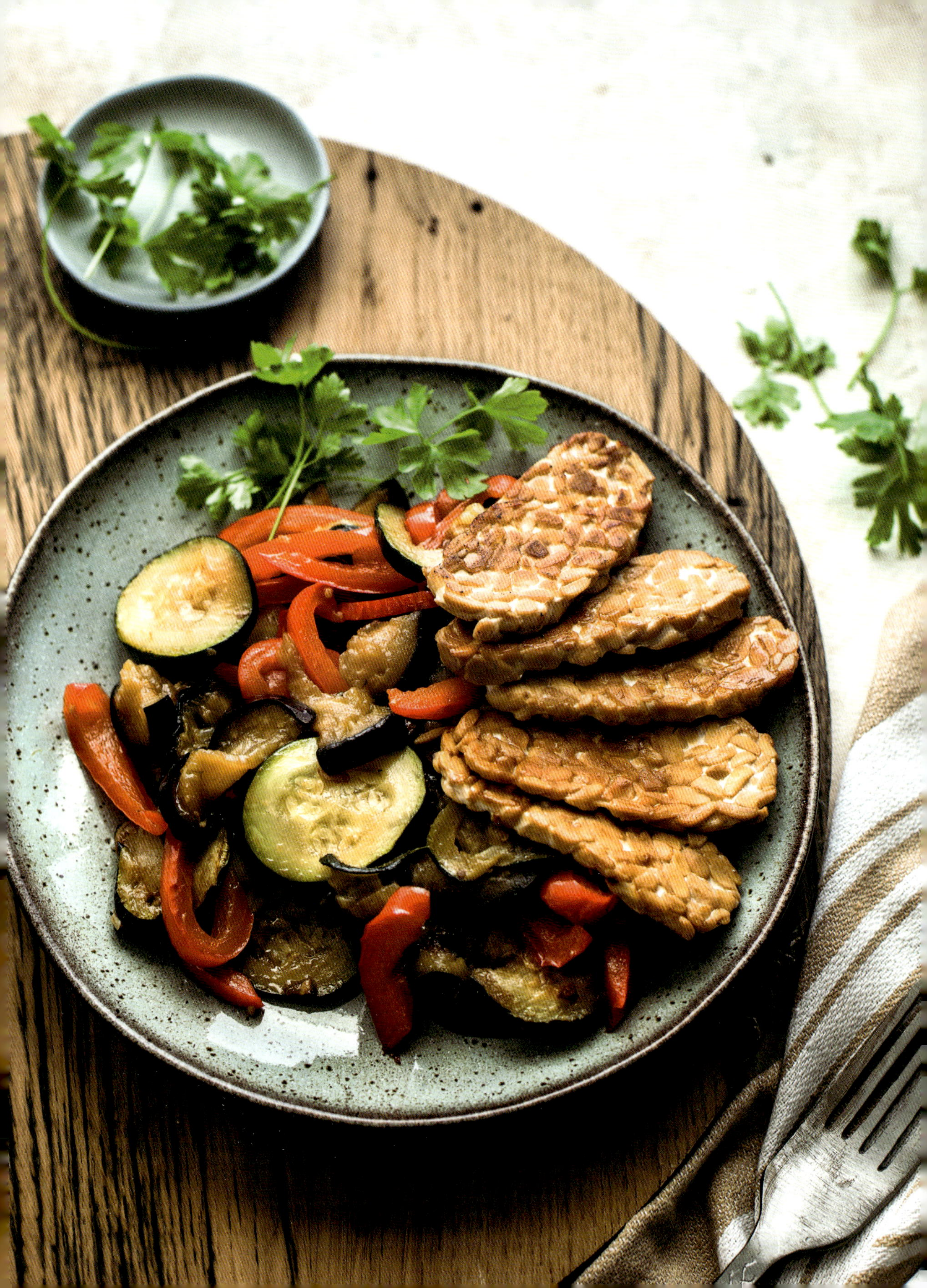

Gemüsepfanne mit Tempeh in Soja-Ingwer Marinade

Hast Du schon einmal Tempeh probiert? Diese nussige Eiweißbombe wird traditionell aus gekochten Sojabohnen und diversen Schimmelpilzen, die für den Fermentationsprozess benötigt werden, hergestellt. Die bissfeste Konsistenz und der nussige Geschmack passen perfekt in eine asiatisch angehauchte Gemüsepfanne.

Für 1 Portion brauchst Du

1 Paprika
1 Zucchini
1/2 Aubergine
1 Knoblauchzehe
150 g Tempeh
4 EL vegetarische Austernsoße
20 ml Sojasoße
150 ml Wasser
2 EL Öl

Benötigte Utensilien:
Schneidebrett, Küchenmesser, große Schüssel, Esslöffel, 2 große Pfannen

30 Minuten

1. Bereite als Erstes die Marinade für den Tempeh vor. Wenn Du die Zeit hast, lasse den Tempeh über Nacht darin marinieren. Je länger, umso besser.
   Schneide den Tempeh in dünne Scheiben und gebe ihn in eine Schüssel. Schäle den Knoblauch und hacke ihn sehr fein. Nun kannst Du die Marinade in der Schüssel zusammenrühren. Dazu 2 EL vegetarische Austernsoße, das Wasser, die Sojasoße und den Knoblauch vermischen. Lege den Tempeh darin ein und stelle es in den Kühlschrank.

2. Wasche das Gemüse für die Gemüsepfanne. Entferne das Kerngehäuse der Paprika und schneide sie in dünne Streifen. Schneide die Aubergine in Scheiben und halbiere oder viertel diese. Wiederhole dies auch mit der Zucchini.

3. Es empfiehlt sich, dass Du den Tempeh und das Gemüse in zwei separaten Pfannen anbrätst, damit Du die Krossheit des Tempehs und die Garstufe des Gemüses jeweils besser kontrollieren kannst. Erhitze 1 EL Öl in einer großen Pfanne und lege darin die Tempehscheiben nebeneinander aus. Brate sie von beiden Seiten unter gelegentlichem Wenden schön kross an.

4. Gleichzeitig garst Du das Gemüse mit 1 EL Öl in einer anderen Pfanne. Das Gemüse kann ruhig bei mittlerer Hitze und geschlossenem Deckel in der Pfanne verbleiben, bis der Tempeh fertig ist. Würze das Gemüse mit 2 EL vegetarischen Austernsoße. Richte alles zusammen auf einem Teller an. Genieße dieses leckere Gericht warm oder kalt als Antipasti-Salat mit Tempeh.

Nährwerte:
Kalorien: 526 kcal • Eiweiß: 38g • Kohlenhydrate: 17g • Fette: 34g

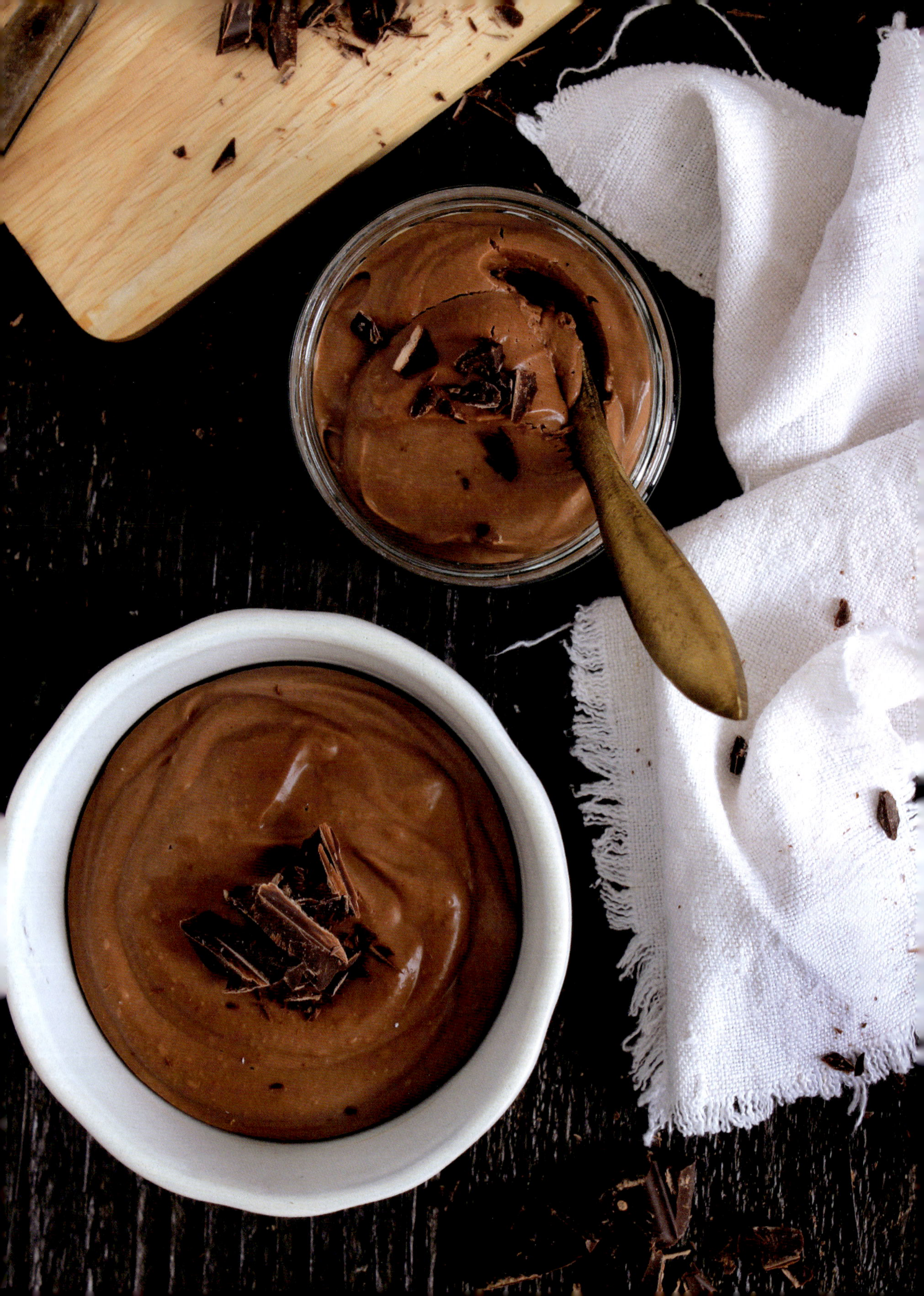

Veganes Mousse au Chocolat

Diese superleckere und schokoladige vegane Mousse au Chocolat kommt als Nachtisch auf jeder Party oder beim Kochabend mit Freunden garantiert gut an. Auch Nicht-Veganer werden kaum herausschmecken, dass es sich um eine Alternative mit Seidentofu handelt. Probiere es einfach aus!

Zutaten für 6 Portionen

400 g Seidentofu
200 g Zartbitterschokolade
2 EL Agavendicksaft
1 Liter Wasser

Benötigte Utensilien: mittelgroßer Topf, mittelgroße Schale, Schneidebrett, Küchenmesser, große Schüssel mit höherem Rand, Esslöffel, Teigschaber, Pürierstab

15 Minuten
+ 1 Stunde Kühlzeit

1. Hacke die Schokolade mit dem Messer in grobe Stücke und gib die Schokostückchen in die Schüssel. Fülle etwas Wasser in den Topf und stelle die Schale mit der Schokolade hinein. Erhitze das Wasser langsam, lass es aber nicht kochen. Lass die Schokolade unter Rühren schmelzen. Sei vorsichtig, dass kein Wasser in die schmelzende Schokolade kommt, sonst klumpt sie unschön.

2. Gib den Seidentofu zusammen mit dem Agavendicksaft in die große Schüssel. Gib mithilfe des Teigschabers die geschmolzene Schokolade dazu. Jetzt nimmst Du den Pürierstab und pürierst die Masse, bis sich die Schokolade mit dem Seidentofu vermischt hat und alles eine geschmeidige Konsistenz hat. Stelle die vegane Mousse au Chocolat bis zum Servieren in den Kühlschrank.

Nährwerte (für 1 Portion):
Kalorien: 223 kcal • Eiweiß: 6g • Kohlenhydrate: 20g • Fette: 12g

Unser Tipp: Seidentofu

Seidentofu wird fast genauso wie normaler Tofu aus Sojamilch hergestellt. Durch einen höheren Wasseranteil ist er allerdings etwas weicher und so ein perfekter veganer Ersatz für Quarkspeisen, Mousse, Joghurt und auch Sahne.

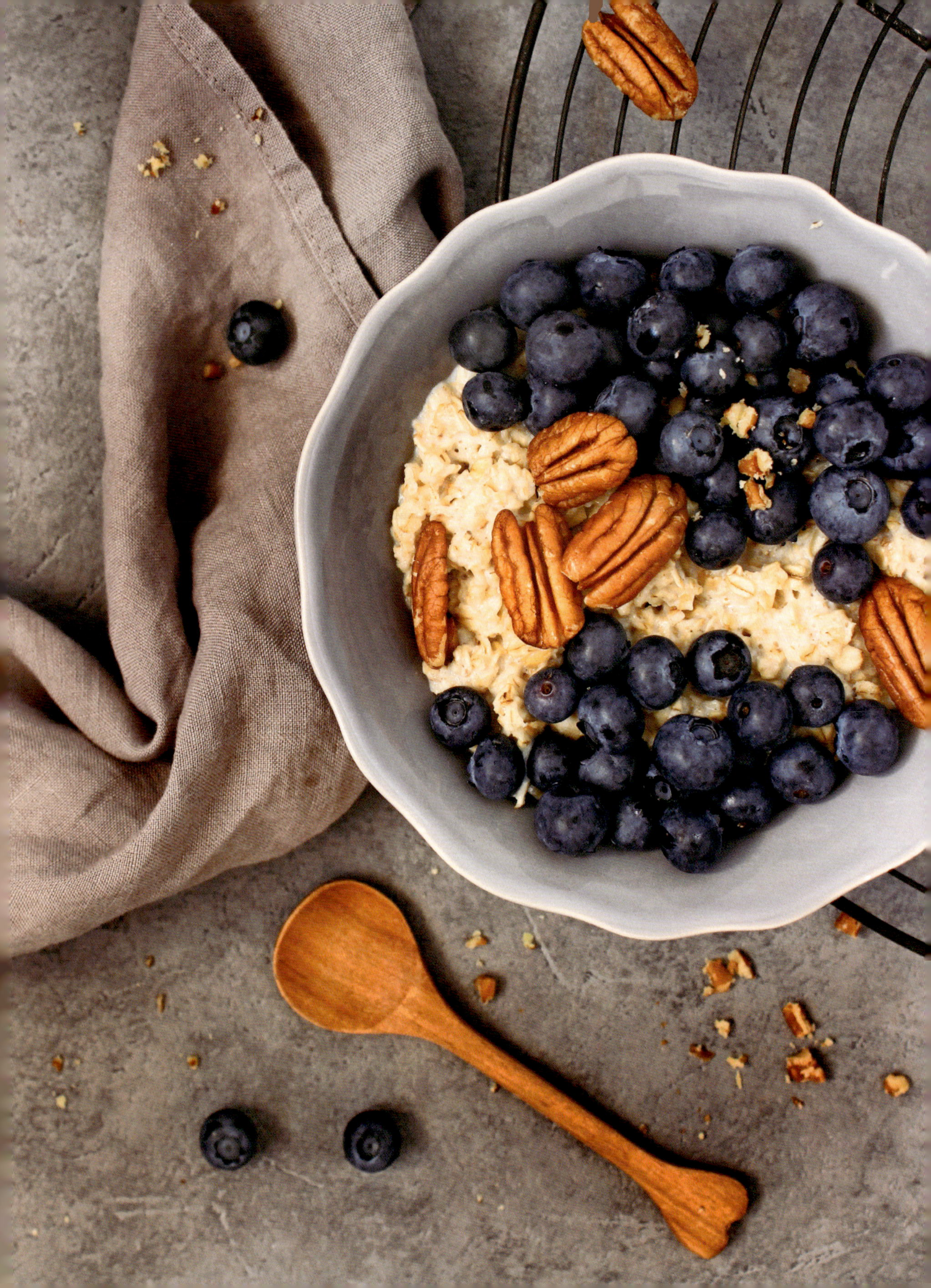

Heidelbeer-Porridge

Es gibt kaum ein wertvolleres Frühstück als Porridge. Der Hafer steckt voller gesunder Inhaltsstoffe und hält Dich aufgrund der enthaltenen Ballaststoffe schön lange satt. Die Heidelbeeren sind bis obenhin voll mit wertvollen Vitaminen und Antioxidantien. Ein gelungener Energiestart in den Tag.

Für 1 Portion benötigst Du

125 g Heidelbeeren
70 g Haferflocken (zart)
250 ml Wasser
25 g Pekannüsse
2 EL Honig

Benötigte Utensilien: kleiner Topf, Esslöffel, Schneidebrett, Küchenmesser, mittelgroße Schüssel. Großes Sieb

10 Minuten

1. Wasche die Heidelbeeren und lasse sie im Sieb abtropfen. Hacke die Pekannüsse auf dem Brett in grobe Stücke.

2. Bring das Wasser im Topf bei mittlerer Hitze zum Kochen. Gib die Haferflocken dazu und lass den Porridge unter Rühren 3 Minuten köcheln.

3. Süße den Porridge mit Honig. Rühre ihn nochmals gut durch und gib alles in eine Schüssel. Damit es ein Heidelbeer-Porridge wird, musst Du jetzt nur noch die Heidelbeeren und die gehackten Nüsse oben drüberstreuen.

Nährwerte:
Kalorien: 499 kcal • Eiweiß: 18g • Kohlenhydrate: 66g • Fette: 17g

Unser Tipp: Hafer enthält reichlich Vitamin B1. Das ist wichtig für unser Nervensystem und zur Förderung der Konzentration und geistigen Leistungsfähigkeit. Also noch ein guter Grund, morgens nicht auf Hafer zu verzichten.

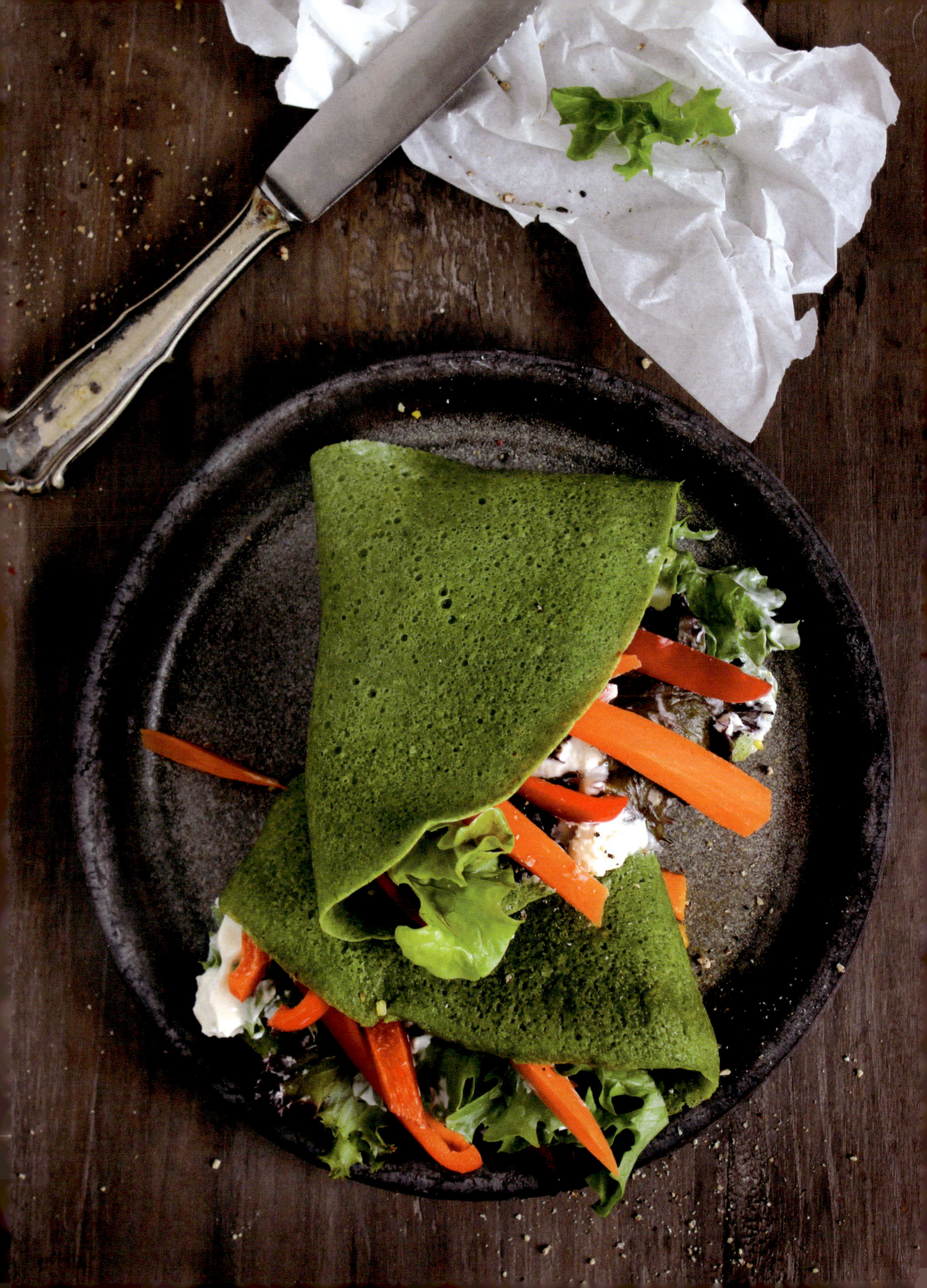

Gefüllte Spinat-Pfannkuchen

Bring ein bisschen Farbe auf Deinen Teller! Denn je mehr farbenfrohe Gemüsesorten Du in Deinen Speiseplan einbaust, desto besser bist Du mit Vitalstoffen versorgt. Mit diesen gefüllten Spinat-Pfannkuchen ist das kein Problem. Das Rezept für diese Füllung ist nur eine Variation. Du kannst die Pfannkuchen nach Lust und Laune mit verschiedenen Frischkäsesorten und anderem Gemüse füllen.

Für 1 Portion benötigst Du

1/4 Paprika
1 Karotte
1 Handvoll Babyspinat
1 Handvoll Salat
40 g Dinkelmehl Type 630
50 ml Milch
2 EL Kräuterfrischkäse
1 Ei
1 EL Sonnenblumenöl
Salz
Pfeffer

Benötigte Utensilien:
Schneidebrett, Küchenmesser, Sparschäler, Messbecher, Stabmixer, mittelgroße Pfanne, Pfannenwender, Esslöffel, Schneebesen, Sieb, 1 flacher Teller

25 Minuten

1. Wasche den Spinat im Sieb und lass ihn darin kurz abtropfen. Gib die Milch und den Spinat in den Messbecher und püriere ihn zu einer feinen Masse. Fülle jetzt so viel Milch auf, dass es 75 ml Flüssigkeit ergeben. Gib das Ei und das Salz hinzu und verrühre es mit der Spinat-Milch. Rühre dann nach und nach das Mehl ein und lass den Spinat-Pfannkuchen-Teig 5 Minuten quellen.

2. Wasche den Salat im Sieb und lass ihn kurz abtropfen. Schäle nun die Karotte und schneide sie längs in Streifen. Wasche die Paprika, halbiere sie und entferne das Kerngehäuse. Schneide auch die Paprika in Streifen.

3. Erhitze 1 EL Öl in der Pfanne. Gib die Hälfte des Teigs hinein und lass den Pfannkuchen 2 Minuten braten, bis der Teig an der Oberfläche ganz gestockt ist. Wende den Spinat-Pfannkuchen vorsichtig mit dem Pfannenwender und dem Esslöffel und lass ihn von der anderen Seite auch noch einmal 2 Minuten backen. Brate genauso den zweiten Spinat-Pfannkuchen.

4. Lege die Spinat-Pfannkuchen jeweils auf einen Teller und bestreiche jeden Pfannkuchen mit 1 EL Frischkäse. Belege die Pfannkuchen jetzt mit Salat, Karotten- und Paprikastreifen und würze die Füllung noch mit Salz und Pfeffer. Jetzt klappst Du die obere Hälfte herunter oder rollst den Pfannkuchen zusammen – ganz wie Du möchtest.

Nährwerte:
Kalorien: 493 kcal • Eiweiß: 20g • Kohlenhydrate: 45g • Fette: 25g

Unser Tipp: Die Pfannkuchen lassen sich super vorbereiten. Luftdicht abgedeckt halten sie sich 2 bis 3 Tage im Kühlschrank. So kannst Du die Pfannkuchen spontan befüllen.

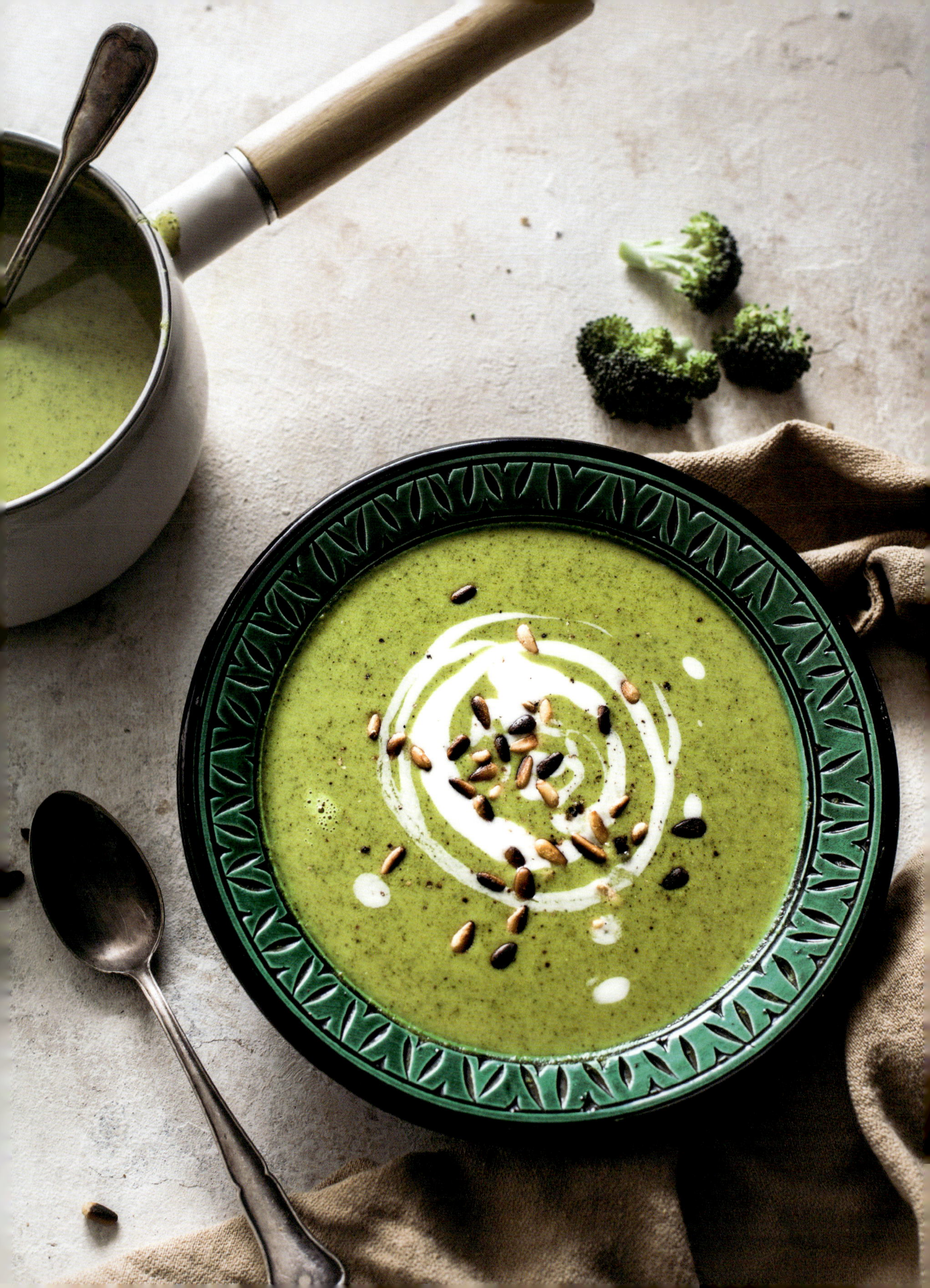

Detox Brokkoli-Cremesuppe

Suppen sind genau das Richtige für die kalte Jahreszeit. Diese Brokkoli-Cremesuppe ist nicht nur im Nu gemacht und braucht wenige Zutaten – sie bekommt durch die Kokosmilch statt regulärer Sahne und etwas Curry einen leicht indischen Einschlag.

Für 1 Portion brauchst Du

250 g Brokkoli
1 Zwiebel
1 EL Brühe
200 ml Kokosmilch
2 TL Currypulver
250 ml Wasser
2 EL Olivenöl
2 EL Pinienkerne

Benötigte Utensilien:
Schneidebrett, Küchenmesser, großer Topf, Pfannenwender, Wasserkocher, Suppenkelle, Stabmixer, Gabel

30 Minuten

1. Schneide die Brokkoliröschen vom Strunk ab und wasche sie unter kaltem Wasser. Schäle und würfele die Zwiebel. Erhitze danach das Öl in dem Topf und brate darin die Zwiebel glasig. Gib anschließend die Brokkoliröschen dazu.

2. Bringe, während der Brokkoli im Topf brät, 250 ml Wasser im Wasserkocher zum Kochen. Schütte das kochende Wasser mit in den Topf und rühre darin die Brühe ein. Gib die Kokosmilch und das Currypulver hinzu. Rühre alles einmal gut um und lasse es auf mittlerer Stufe für etwa 12 Minuten kochen, bis die Brokkoliröschen weich und pürierbar geworden sind. Stich mit einer Gabel hinein, um das abschätzen zu können.

3. Püriere die Suppe mit einem Stabmixer zu einer cremigen Flüssigkeit. Ob Du noch einzelne Brokkolistücke in Deiner Suppe haben möchtest, ist Dir frei überlassen. Serviere die Suppe in einer Schüssel und dekoriere sie mit etwas Kokosmilch und den Pinienkernen.

Nährwerte:
Kalorien: 403 kcal • Eiweiß: 15g • Kohlenhydrate: 25g • Fette: 27g

Unser Tipp: Suppen wie diese kannst Du übrigens auch prima in großen Mengen vorbereiten, um sie dann portionsweise einzufrieren und in stressigen Zeiten eine gesunde Mahlzeit parat zu haben. Lasse die Suppe dafür erst auf Zimmertemperatur abkühlen und friere sie dann am besten in Gefrierdosen ein. Am besten nimmst Du die Dosen am Vorabend oder morgens aus dem Gefrierfach und lässt sie schonend im Kühlschrank auftauen. Aufwärmen kannst Du die Suppe dann wieder im Topf. Wenn es mal schnell gehen muss, dann tut es auch die Mikrowelle um die noch gefrorene Suppe aufzutauen und aufzuwärmen.

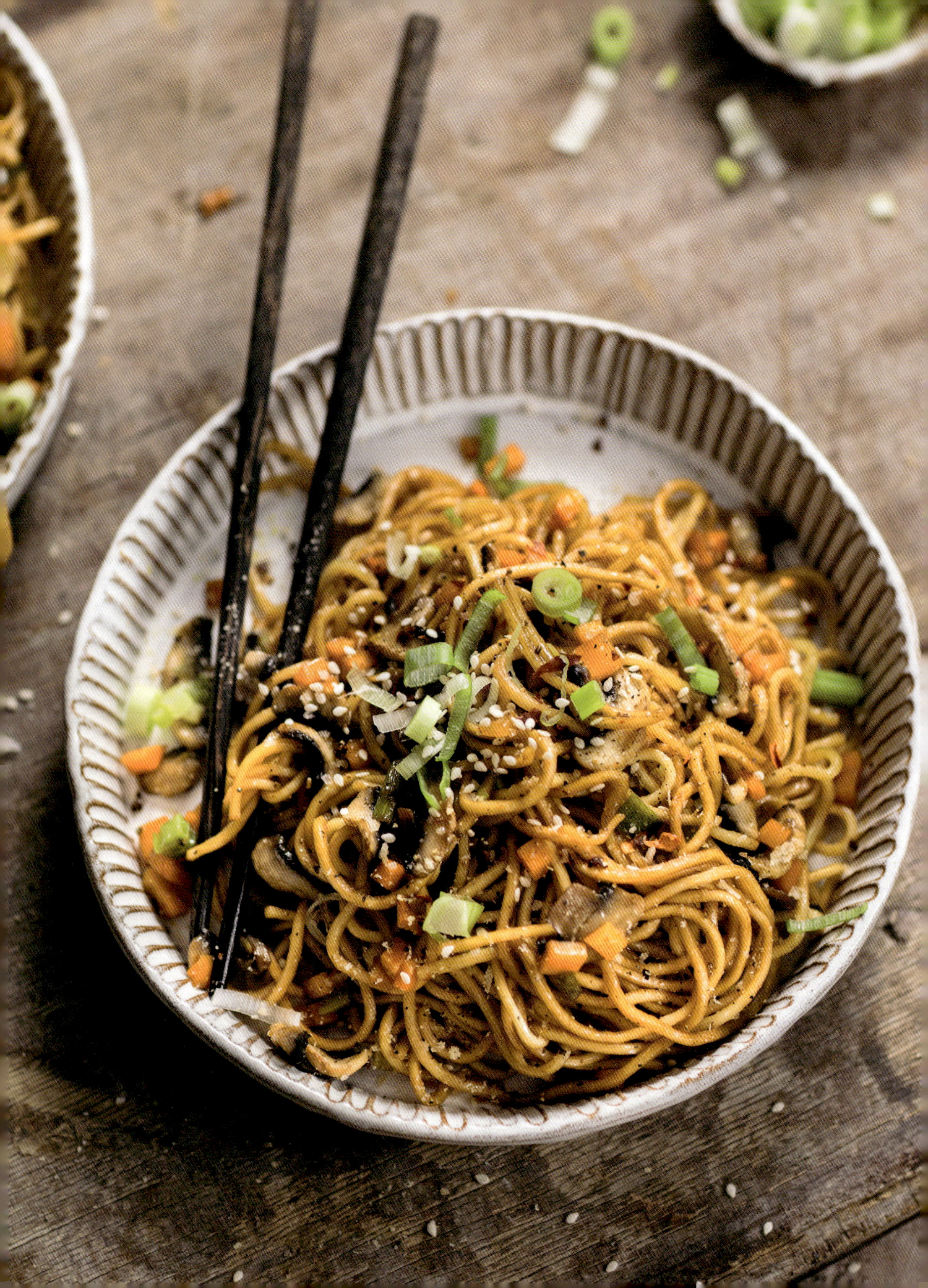

Vegetarisches Bami Goreng

Das asiatische Nudelgericht Bami Goreng ist normalerweise bekannt dafür, mit Nudeln und Fleisch im Wok angebraten zu werden. Bei dieser Variante hier wirst Du das Fleisch ganz und gar nicht vermissen. Ersetze es lieber mit knackigem Gemüse. So steht einem gesunden Abendessen nichts mehr im Weg.

Für 1 Portion brauchst Du

1 Karotte
150 g Pilze
1 Frühlingszwiebel
5 g Ingwer
1 frische Chilischote
1 EL Zitronensaft
1 TL weiße Sesamkörner
100 g Mie-Nudeln
1 EL Sojasoße
1/2 TL Kurkuma
1 l Wasser
2 EL Erdnussöl
Salz
Pfeffer

Benötigte Utensilien:
Schneidebrett, Küchenmesser, mittelgroßer Topf, Kochlöffel, tiefe Pfanne, Sparschäler, Sieb

15–20 Minuten

1. Erhitze einen Topf mit Wasser. Sobald es kocht, gib die Mie-Nudeln hinzu und lass sie für 5 Minuten darin kochen. In der Zwischenzeit kannst Du die Karotte und den Ingwer schälen und die Pilze putzen. Schneide das Gemüse in kleine Würfel. Nach 5 Minuten kannst Du die Nudeln in ein Sieb abgießen und mit kaltem Wasser abspülen. Die Nudeln dürfen sich erst einmal etwas ausruhen, stell sie also erst einmal zur Seite.

2. Erhitze das Erdnussöl in einem Wok und gib das Gemüse hinzu. Brate alles für ca. 5 Minuten leicht an. Danach schüttest Du die gekochten Mie-Nudeln dazu.

3. Schneide die Chilischote der Länge nach auf und entferne die Kerne und die weißen Häutchen. Danach schneidest Du die Schote in kleine Stücke. Lösche die Mie-Nudeln sowie das Gemüse mit Sojasoße ab und gib Kurkuma, Chilischote sowie Zitronensaft hinzu. Je nach Geschmack schmeckst Du das Gericht mit Salz und Pfeffer ab. Zum Servieren streust Du 1 TL weiße Sesamkörner obendrauf.

Nährwerte:
Kalorien: 696 kcal • Eiweiß: 24g • Kohlenhydrate: 86g • Fette: 28g

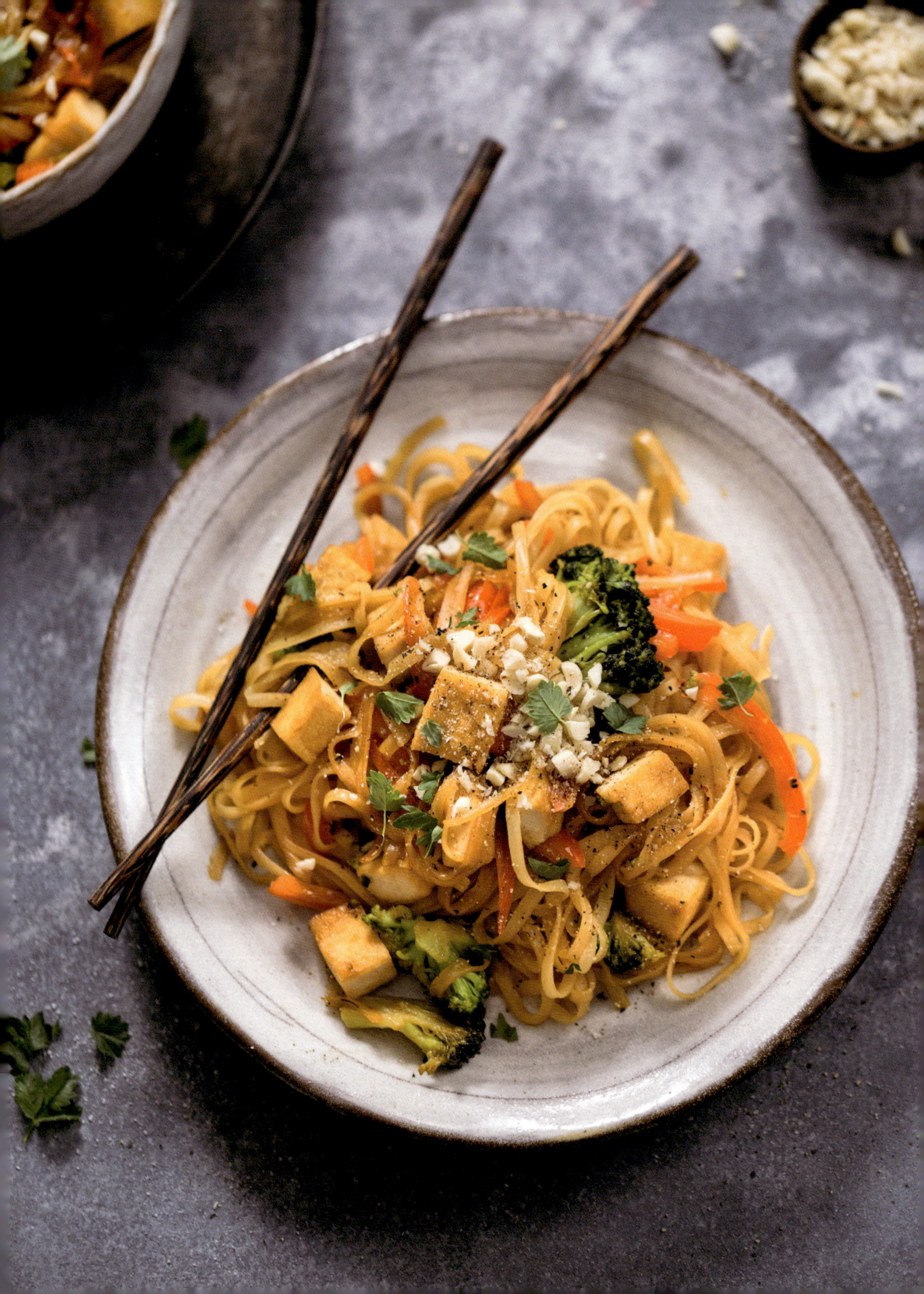

Veganes Pad Thai

Pad Thai ist ein absolutes Muss für alle, die in Südostasien herumreisen. Da das Beamen noch nicht erfunden ist, musst Du Dir eben das asiatische Gefühl mit diesem Reisnudelgericht ganz einfach nach Hause holen. Normalerweise wird es mit Ei, Krabben, Hähnchenfleisch und Fischsoße zubereitet. Um es aber komplett vegan zu kochen, ersetzt Du die tierischen Produkte einfach durch Tofu, Sojasoße und Gemüse.

Für 1 Portion brauchst Du

100 g Brokkoli
1/2 rote Paprika
1 frische Chilischote
1 Handvoll frischer Koriander
1 EL Erdnüsse
200 g Tofu
100 g Reisnudeln
3 EL Sojasoße
1 EL Reisessig
2 EL Ahornsirup
2 EL Zitronensaft
2 EL Olivenöl
2 l Wasser
Salz
Pfeffer

Benötigte Utensilien:
Schneidebrett, Küchenmesser, kleiner Topf, Pfanne, große Schüssel, kleine Schüssel, Wasserkocher, Esslöffel

15–20 Minuten

1. Bringe das Wasser im Wasserkocher zum Kochen und lege die Reisnudeln in eine große Schüssel. Übergieße sie nun mit dem kochenden Wasser und lass sie abgedeckt für 7 Minuten ziehen. Rühre nun die Soße für das Gericht an. Hierzu gibst Du Reisessig, Zitronensaft, Sojasoße und Ahornsirup in einer kleinen Schüssel und verrührst es miteinander. Anschließend gießt Du die fertigen Reisnudeln mit kaltem Wasser ab und stellst sie zur Seite.

2. Schneide den Tofu in Würfel. Wasche das Gemüse ab und entferne das Kerngehäuse aus der Paprika. Schneide die Paprika in Streifen und löse die einzelnen Röschen des Brokkoli vom Strunk. Den Brokkoli nun in einen Topf mit Wasser geben und solange kochen, bis er gar ist. In der Zwischenzeit erhitzt Du eine Pfanne mit 2 EL Olivenöl und brätst den Tofu knusprig an. Hebe nun das Gemüse unter und brate es für weitere 2 Minuten mit an.

3. Schneide die Chilischote der Länge nach auf und entferne die Kerne und die weißen Häutchen. Danach schneidest Du die Schote in kleine Stücke. Nun kannst Du die Reisnudeln in die Pfanne hinzufügen. Mit der Soße von Schritt 1 löschst Du ab und verrührst alles gut miteinander. Beim Servieren des Pad Thai gibst Du die geschnittene Chilischote, die Erdnüsse sowie den frischen Koriander, Salz und Pfeffer je nach Geschmack hinzu.

Nährwerte:
Kalorien: 694 kcal • Eiweiß: 36g • Kohlenhydrate: 78g • Fette: 25g

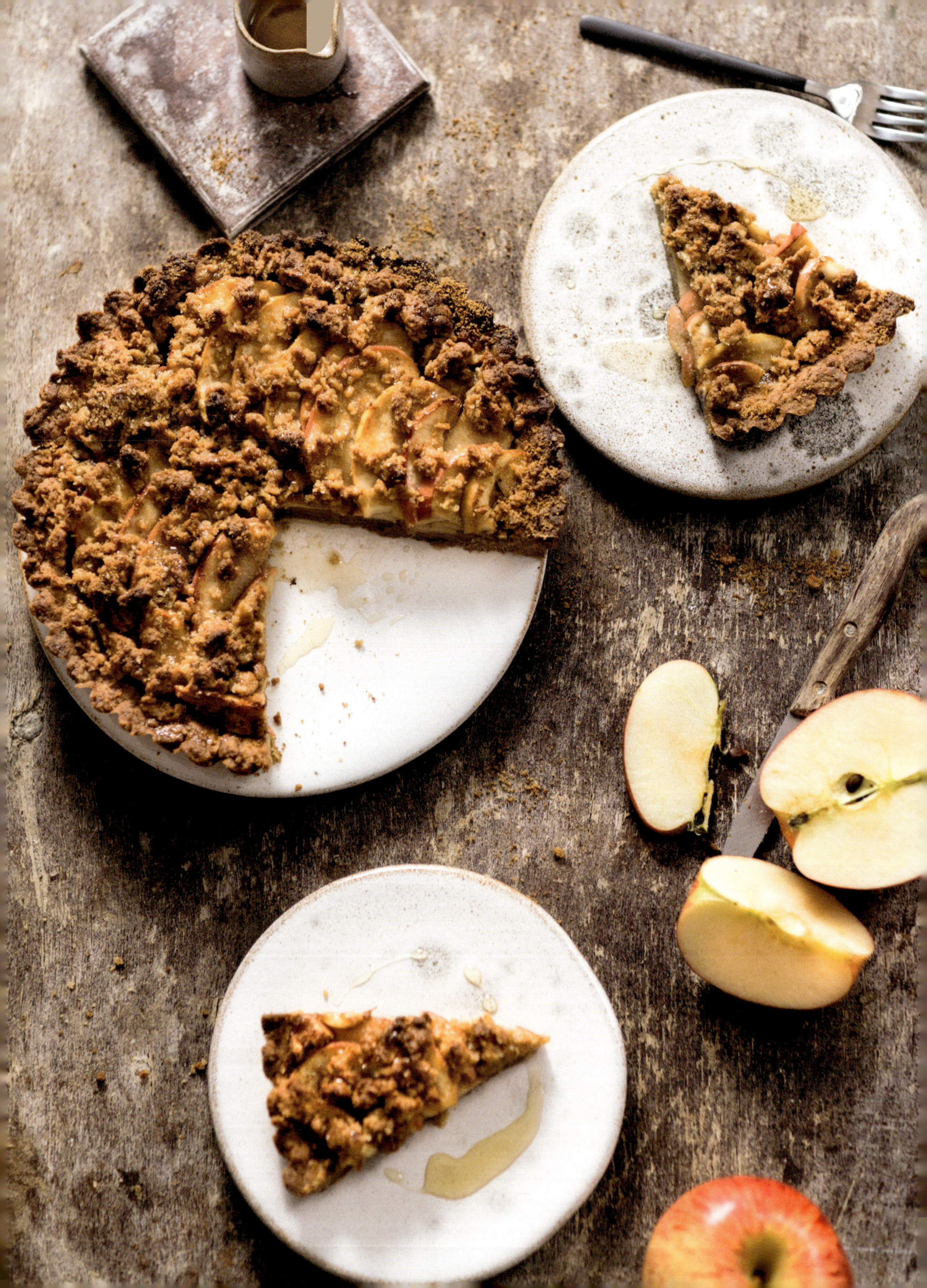

Veganer Apfel-Streuselkuchen

Auf der Suche nach einem Last-Minute-Kuchen? Dann ist dieser Apfel-Streuselkuchen genau der Richtige. In nur 2 Schritten zauberst Du einen veganen Kuchen, der Deine Geschmacksnerven auf ganz neue Bahnen lenken wird – himmlische Gerüche in Deiner „Backstube" inklusive!

Für 1 Kuchen (ergibt 8 Portionen) benötigst Du

4 Äpfel
50 ml Apfelsaft
75 ml Kokosöl
250 g Dinkelmehl
1 TL Backpulver
1 EL Speisestärke
1 EL Rohrzucker
125 g brauner Zucker
1 TL Zimt
2 EL Zitronensaft

Benötigte Utensilien: 2 große Schüsseln, Küchenmesser, Schneidebrett, 26 cm Tarte- bzw. Quicheform oder Springform, Backofen, kleiner Topf

30–35 Minuten

1. Fülle das Kokosöl in den kleinen Topf und erhitze das Öl vorsichtig, bis es flüssig ist. Heize den Backofen auf 180 °C (Ober- und Unterhitze) vor und fette die Backform mit 1 EL Kokosöl ein. Mische das Dinkelmehl mit Backpulver, Rohrzucker und Zimt in einer Schüssel zusammen und gib den Apfelsaft sowie das flüssige Kokosöl hinzu. Rühre die Zutaten so lange, bis ein fester Teig entstanden ist. Sobald der Teig fertig ist, kannst Du drei Viertel des Teiges 2-3 cm dick und mit einem Rand in eine eingefettete Backform drücken.

2. Halbiere die Äpfel, entferne das Kerngehäuse und schneide feine Streifen aus den Äpfeln. Sobald dies erledigt ist, gibst Du die Streifen in eine Schüssel und vermischst sie mit Zitronensaft, Speisestärke und Rohrzucker. Schütte die Apfelfüllung in die Backform und verteile sie gut auf dem Teig. Den restlichen Teig krümelst Du über die Äpfel.

3. Jetzt kann das Prachtstück in den Ofen. Backe den Apfel-Streuselkuchen 25 Minuten, bis er goldbraun ist.

Nährwerte (für 1 Portion):
Kalorien: 295 kcal • Eiweiß: 4g • Kohlenhydrate: 47g • Fette: 10g

Unser Tipp: Im Kühlschrank hält sich der Kuchen mehrere Tage und ist nicht nur auf jeder Feier ein echter Geheimtipp.

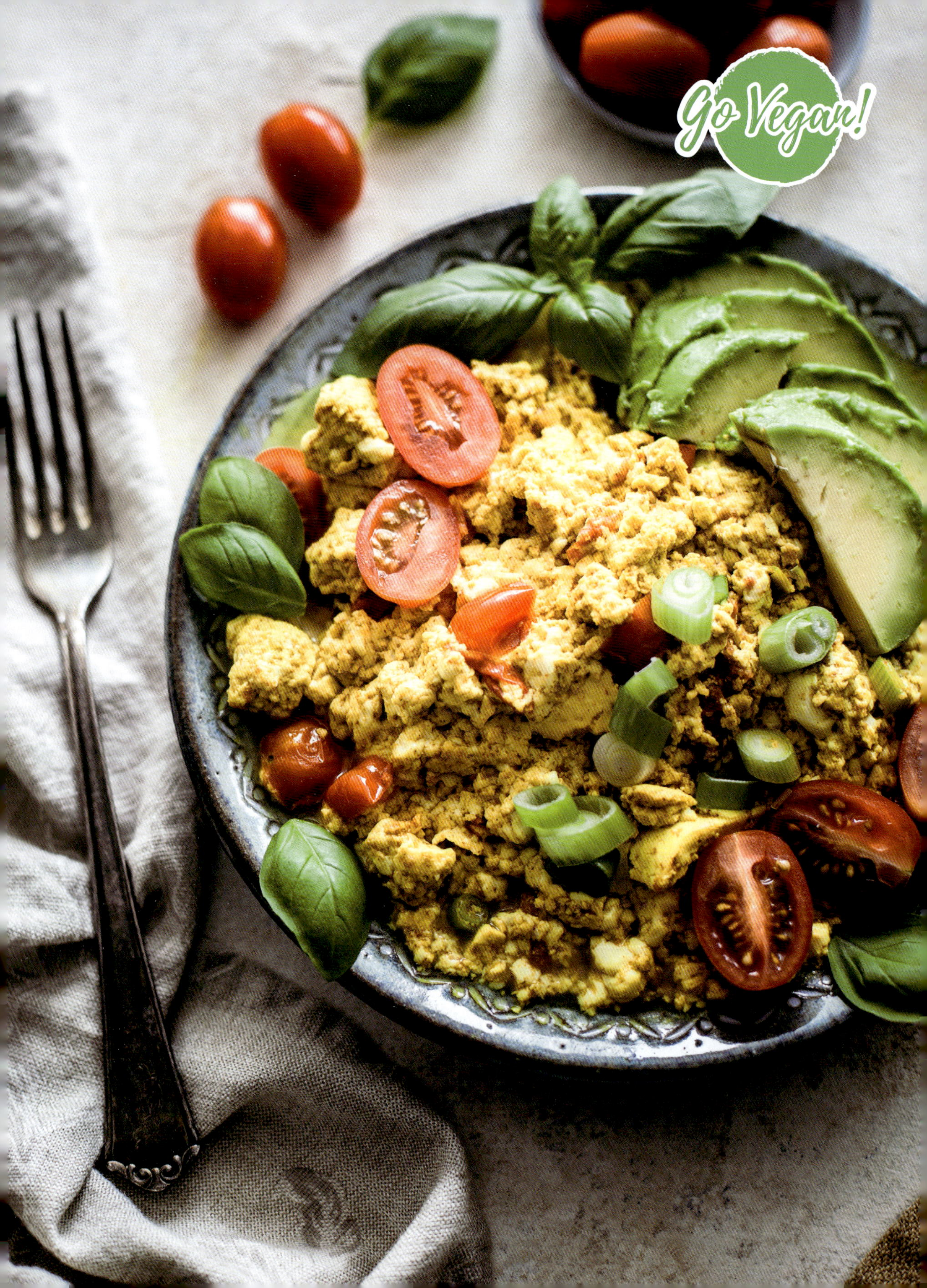

Ultimativer Frühstückshit: Rührtofu mit Tomate und Avocado

Als Allergiker oder Veganer musst Du ab sofort nicht mehr auf ein gutes Rührei zum Frühstück verzichten. Dafür gibt es nämlich ein kleines und feines Gewürz namens „Kala Namak". Das ist ein Schwefelsalz, das jeder Speise, die es berührt, eine schweflige und damit eigleiche Note verpasst. Wenn Du jetzt auch noch ganz gewieft festen Tofu und den weicheren Seidentofu miteinander kombinierst, bekommst Du die perfekte Konsistenz und gewinnst damit die frühstücksliebenden Herzen Deiner Omnifreunde.

Für 1 Portion brauchst Du

6 Cherrytomaten
1/2 Avocado
1 Handvoll Basilikumblätter
1/2 Frühlingszwiebel
200 g fester Tofu
150 g Seidentofu
2 EL Sojamilch
1 TL Kala Namak Salz
1/2 TL Kurkuma
1 EL Olivenöl

Benötigte Utensilien: mittelgroße Schüssel, mittelgroße Pfanne, Pfannenwender, Schneidebrett, Küchenmesser

15 Minuten

1. Zerbrösele den festen Tofu grob in eine Schüssel und würze ihn mit dem Kala Namak und für die Farbe mit dem Kurkuma. Gib einen Schuss der Pflanzenmilch hinzu und vermenge alles vorsichtig am besten mit den Händen. Die Konsistenz sollte bereits jetzt schon so sein wie „normales" Rührei.

2. Erhitze 1 EL Öl in einer Pfanne auf mittlerer Stufe. Nimm den vorbereiteten Tofu aus der Schüssel und drücke mit den Händen das überschüssige Wasser heraus, bevor Du ihn in der Pfanne für ein paar Minuten anbrätst. Der Tofu muss beim Anbraten nicht knusprig oder braun werden, er soll lediglich durchgewärmt werden und auch seine Konsistenz behalten.

3. Bereite, während der Tofu vor sich hin brät, das Gemüse vor. Wasche und halbiere dazu die Cherrytomaten, schäle und schneide die Avocado in Scheiben. Scheide die Frühlingszwiebel in schmale Streifen. Stelle die Tomaten, die Avocado, die Frühlingszwiebeln und die Basilikumblätter zum Garnieren bereit.

4. Sobald der Tofu fertig ist, kannst Du den Seidentofu hinzugeben, etwas umrühren und für ca. 2 Minuten auf dem Herd lassen. Garniere den Rührtofu mit den vorbereiteten Tomaten, Avocadoscheiben frischen Frühlingszwiebeln sowie Basilikumblättern.

Nährwerte:
Kalorien: 635 kcal • Eiweiß: 44g • Kohlenhydrate: 15g • Fette: 45g

Unser Tipp: Tofu gibt es in ganz verschiedenen Ausführungen. Seidentofu hat, wie der Name schon vermuten lässt eine sehr zarte und fast flüssige Konsistenz. Du benutzt ihn am Besten für süße Speisen, zum Backen oder, wie in diesem Fall, um den weichen Teil des Rühreis zu imitieren. Festen Tofu kannst Du in Scheiben oder Würfel schneiden, ohne das er zerfällt. Er eignet sich perfekt für deftige Gerichte und kann prima über Nacht in Marinade einweichen, um dann von allen Seiten kross gebraten zu werden. Räuchertofu, Du ahnst es vermutlich schon, hat eine intensiv rauchige Note und kommt Speck und Bacon geschmacklich am nächsten. Mit Räuchertofu musst Du nicht mehr viel machen. Er schmeckt sowohl roh als auch kross angebraten.

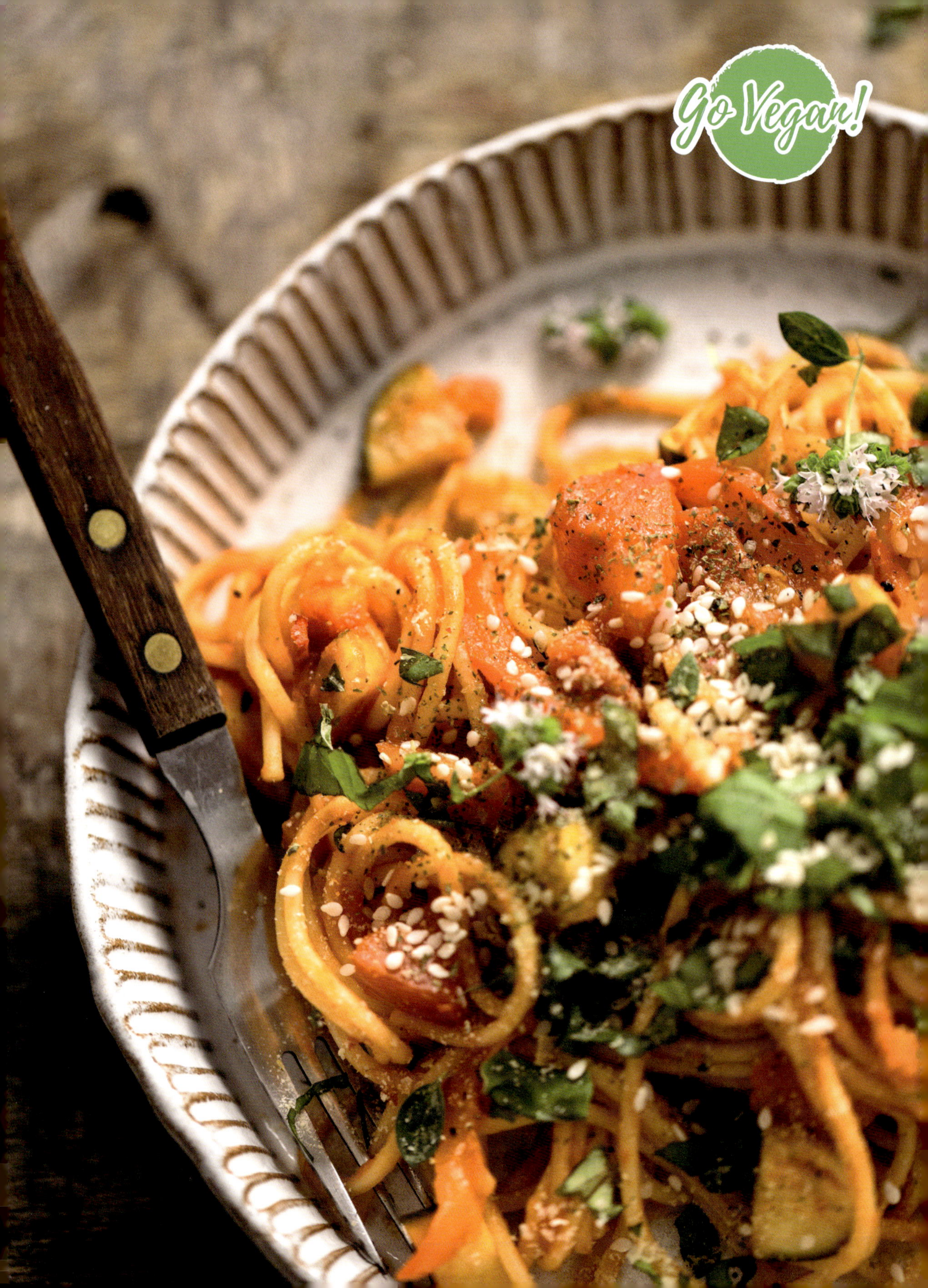
Go Vegan!

Ratatouille-Pasta

Das Nationalgericht aus Frankreich ist ein wahrer Leckerbissen. Mit frischen Kräutern, Zwiebeln, Gemüse und auch Spaghetti eignet sich das Rezept ganz wunderbar, um eine große Gemüsepfanne für Freunde und Familie zu kochen.

Für 1 Portion benötigst Du

1/2 Zwiebel
1 Knoblauchzehe
1/2 Zucchini
1/2 Aubergine
1/2 rote Paprika
200 g gestückelte Tomaten aus der Dose
200 ml Wasser
1 TL Balsamicoessig
1 EL frisches Basilikum
100 g Spaghetti
1 EL Olivenöl
Salz
Pfeffer

Benötigte Utensilien: Küchenmesser, Schneidebrett, zwei mittelgroße Töpfe, Kochlöffel, großes Sieb

20–25 Minuten

1. Wasche Zucchini, Aubergine und rote Paprika. Halbiere und schneide es in etwa gleich große Würfel. Schäle Zwiebel und Knoblauch und schneide beides ebenfalls klein.

2. Schütte Wasser in den Topf und bringe ihn zum Kochen. Wenn das Wasser im Topf kocht, fügst Du 1 TL Salz und die Spaghetti hinzu. Lass die Spaghetti etwa 12 Minuten kochen – probiere am besten ab und zu eine Nudel, um zu kosten, ob sie für Dich perfekt sind.

3. Erhitze das Olivenöl in einem weiteren Topf und schwitze die geschnittenen Zwiebeln darin an. Gib den Knoblauch, die Paprika, die Zucchini und die Aubergine dazu. Brate das Ganze 4 Minuten an, lösche es anschließend mit den Tomaten aus der Dose sowie mit 200 ml Wasser und dem Balsamicoessig ab.

4. Gieße die fertigen Spaghetti durch das Sieb ab und hebe sie unter die Gemüsesoße. Schmecke alles mit Salz und Pfeffer sowie mit frischem Basilikum ab.

Nährwerte:
Kalorien: 580 kcal • Eiweiß: 21g • Kohlenhydrate: 89g • Fette: 14g

Unser Tipp: Dieses Gericht schmeckt am nächsten Tag noch viel besser! Also koch‘ Dir am besten direkt für 2 – 3 Tage vor – dein Pasta-Hunger wird es Dir morgen danken!

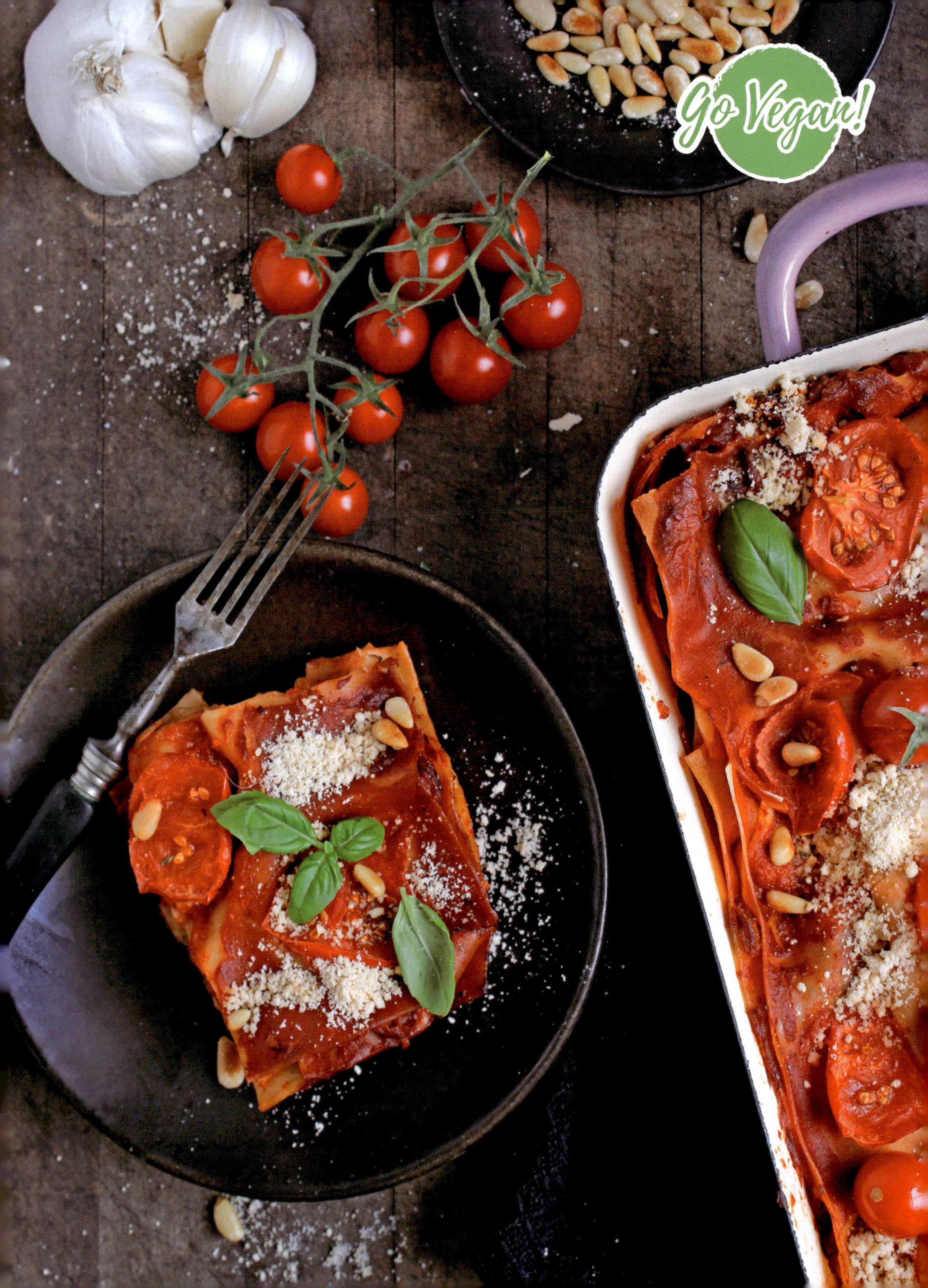
Go Vegan!

Vegane Lasagne

Wer liebt sie nicht? Lasagne erinnert an Kindheit, an nette Abende mit Freunden und ist aus der Liste der Lieblingsgerichte nicht mehr wegzudenken. Damit Du auch als Veganer oder Vegetarier nicht auf das leckere Nudelgericht verzichten musst,haben wir hier ein wirklich tolles Rezept für eine vegane Lasagne, die sich hinter dem fleischigen Original nicht zu verstecken braucht.

Für 1 Lasagne (4 Portionen) benötigst Du

1 Zwiebel
1 Knoblauchzehe
1 l passierte Tomaten
250 g Kirschtomaten
50 g gesalzene Cashewkerne
200 g Lasagneplatten
200 g Tofu-Hack
1 TL Agavendicksaft
1 TL getrockneter Oregano
10 Blätter frisches Basilikum
2 EL Pinienkerne
2 EL Olivenöl
Salz
Pfeffer

Benötigte Utensilien:
Schneidebrett, Küchenmesser, Esslöffel, Teelöffel, große Pfanne mit höherem Rand, kleine Pfanne, Pfannenwender, große Auflaufform (30 cm), Mixer, Suppenkelle

60 Minuten

1. Schäle die Zwiebel und den Knoblauch und schneide beides in feine Würfelchen. Wasche die Kirschtomaten und halbiere sie. Schneide das Basilikum in feine Streifen.

2. Erhitze 2 EL Olivenöl im Topf. Zerbrösele das Tofu-Hack mit den Händen in das heiße Öl und brate es 1 Minute bei hoher Hitze an. Gib dann die Zwiebel und den Knoblauch dazu und brate alles so lange weiter, bis das Tofu-Hack schön knusprig ist. Schmecke das Tofu-Hack mit Salz und Pfeffer ab und fülle es mit den passierten Tomaten auf. Lass die Soße einmal kurz aufkochen und würze sie mit 1 TL Agavendicksaft, 1 TL Oregano, dem Basilikum sowie Salz und Pfeffer.

3. Heize den Backofen auf 200 °C (Ober- und Unterhitze) vor. Schichte nun die Lasagne-Platten abwechseln mit der Soße in die Auflaufform: zuerst die Lasagneplatte, darauf die Soße, dann wieder die Lasagneplatten und so weiter. Sollten die Platten nicht genau passen, ritze sie mit einem spitzen Messer ein und brich sie entlang dieser Linie in Form. Belege die oberste Schicht mit den halbierten Tomaten und salze diese ein wenig. Schiebe die vegane Lasagne für 40 Minuten auf der mittleren Schiene in den Ofen.

4. Gib die Pinienkerne in die Pfanne und röste sie ohne Fett kurz an bis sie beginnen zu duften und goldgelb werden. Gib die Cashewkerne in den Mixer und mahle sie zu „Cashew-Parmesan“ sehr fein.

5. Hole die fertige Lasagne aus dem Ofen und bestreue sie vor dem Servieren mit Pinienkernen, dem „Cashew-Parmesan“ und den Basilikumblättern.

Nährwerte (für 1 Portion):
Kalorien: 462 kcal • Eiweiß: 22g • Kohlenhydrate: 50g • Fette: 19g

Unser Tipp: Tomaten enthalten den gesundheitlich wertvollen Farbstoff Lycopin. Lycopin ist für den Körper am besten verfügbar, wenn Tomaten erhitzt wurden. Tomaten aus der Dose oder aus dem Glas sind also eine prima Alternative.

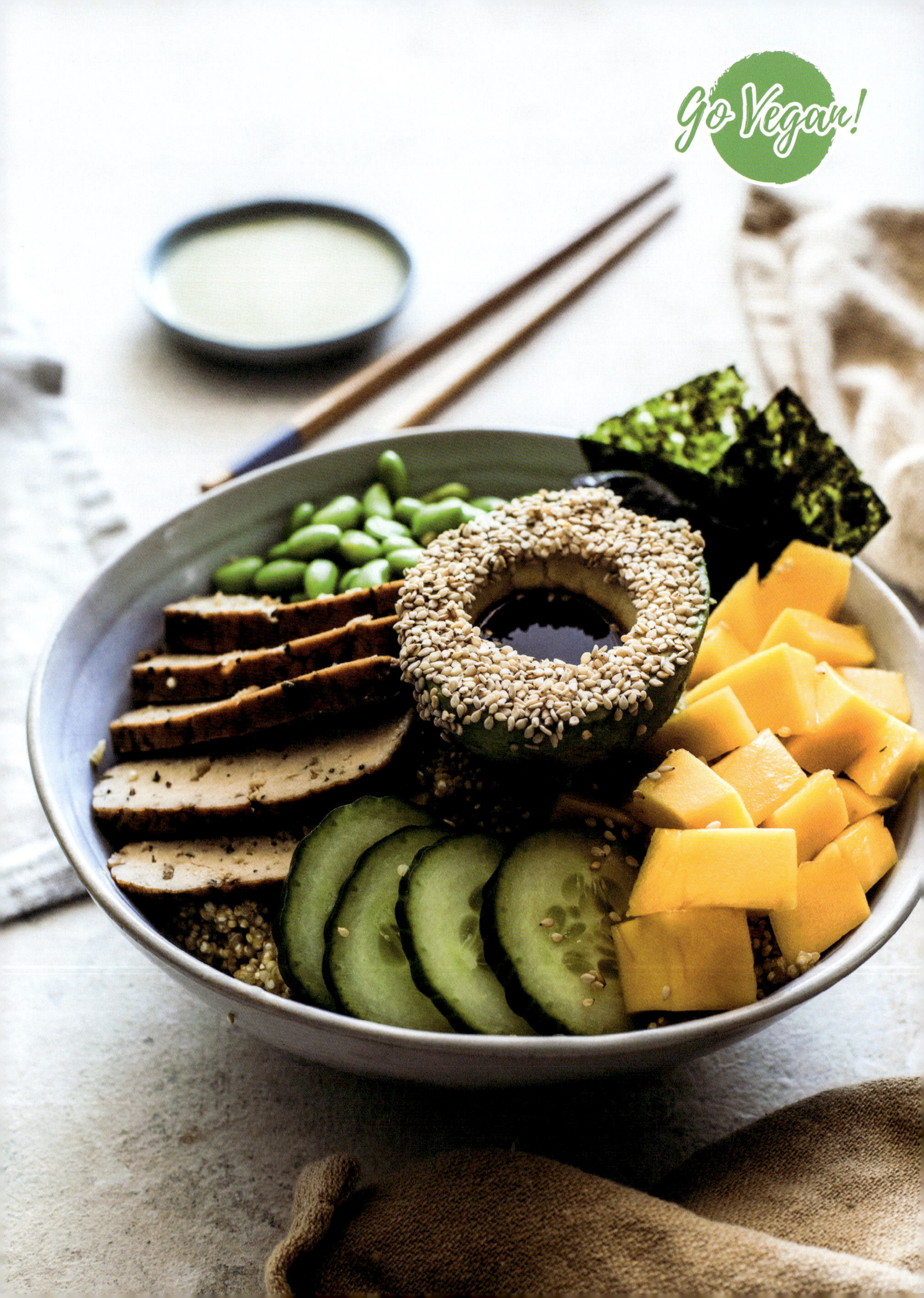
Go Vegan!

DetoxSushi-Bowl mit Orangen-Mandel-Wasabi-Soße

Sushi Bowls oder auch Poke Bowls sind seit einiger Zeit ein ganz heißer Trend. Jetzt musst Du dafür aber nicht einmal mehr das Haus verlassen (sobald Du die Zutaten beisammen hast) und kannst Deine Toppings so frei und vielfältig wählen, wie Du möchtest. Statt weißem, nährstoffarmen Reis gibt es für diese vegane Sushi Bowl eiweißreichen Quinoa als Basis, der in einer fruchtigen Soße aus Orangen, Mandelmus und Wasabi erst richtig köstlich wird. Welche Toppings Du am Ende haben möchtest, bleibt Dir überlassen. Hier ist ein Vorschlag, der Dich sicher überzeugen wird. Die Geschmackserlebnisse umami, süß und cremig sprechen vermutlich für sich.

Für 1 Portion brauchst Du

1/2 Avocado
1/4 Gurke
30 g Edamame (Sojabohnen-kerne)
1/2 Mango
2 Blättchen geröstete Algenblätter (gesalzen)
50 g Quinoa
1 TL gerösteter Sesam
100 g Räuchertofu
1/2 TL Salz

Für das Dressing:
1/2 TL Wasabipaste
Saft einer Orange
1 TL Mandelmus
Salz

Benötigte Utensilien: mittelgroßer Topf, mittelgroße Schüssel, große flache Schüssel, Zitronenpresse, Küchenmesser, Esslöffel, Schneidebrett, flacher Teller

30 Minuten

1. Bring 100 ml Wasser mit 1/2 TL Salz zum Kochen. Gebe die Quinoa hinzu und lasse sie ca. 15 Minuten bei mittlerer Temperatur köcheln. Rühre gelegentlich um, damit nichts ansetzen kann. Wenn einige Körner aufgeplatzt sind, ist die Quinoa fertig.

2. Für die Soße halbierst Du zunächst eine Orange und presst sie mit einer Zitronenpresse aus. In der Schüssel rührst Du das Mandelmus in den Orangensaft und gibst nach Geschmack etwas Salz hinzu. Würze die Mischung mit Wasabi. Nimm lieber erst etwas weniger und taste Dich an den gewünschten Schärfegrad heran. Beachte hierbei auch, dass Wasabi von verschiedenen Herstellern sehr unterschiedlich scharf sein kann. Schütte die Orangen-Mandel-Wasabi-Soße über die abkühlende Quinoa und verrühre alles gut miteinander.

3. Nun bereitest Du noch die Toppings vor. Wasche die Gurke und schneide ein paar Scheiben davon ab. Schneide den Räuchertofu in dünne Scheiben. Die Edamame bekommst Du meistens gefroren, koche sie einfach 5 Minuten in Wasser zusammen mit 1 EL Salz. Schäle die Mango und schneide das Fruchtfleisch um den Kern herum ab. Würfel es anschließend.

4. Halbiere nun noch die Avocado und schäle das Fruchtfleisch mit einem Löffel aus der einen Hälfte heraus. Schütte etwas Sesam auf einen flachen Teller und tunke die Avocado mit der Schnittkante in den Sesam hinein. Nun kannst Du alle vorbereiteten Zutaten nach Belieben in Deiner Bowl platzieren und anrichten. Vergiss die knusprigen Algenblätter nicht.

Nährwerte:
Kalorien: 709 kcal • Eiweiß: 33g • Kohlenhydrate: 74g • Fette: 30g

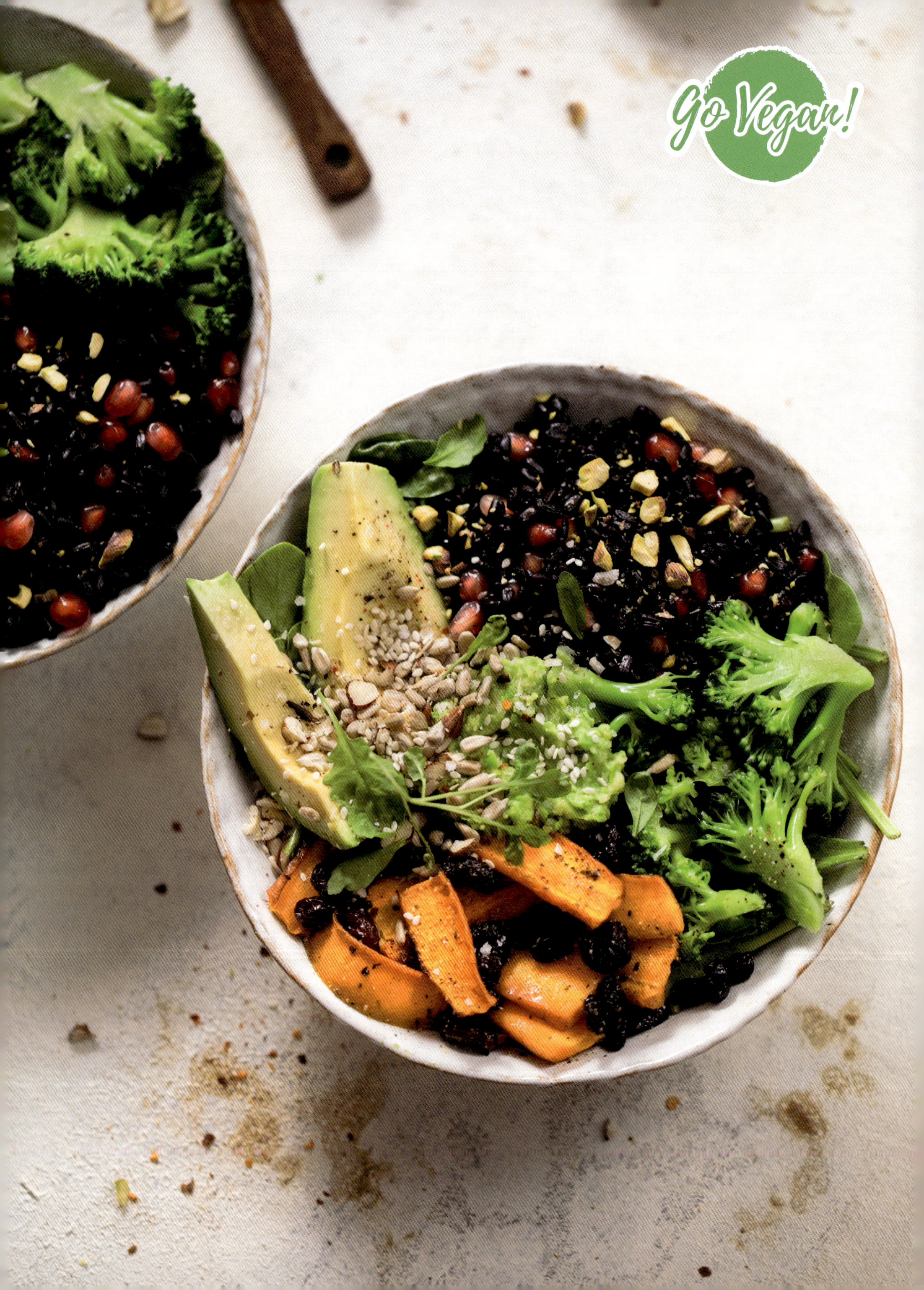
Go Vegan!

Buddha-Bowl-Rezept mit Erbsen-Hummus

Die Buddha Bowl ist in aller Munde. Sie ist einfach, unkompliziert, macht satt und darüber hinaus auch glücklich! Dabei ist es ganz gleich, ob Du Dich vegan oder vegetarisch ernährst: Stell Dir Deine Bowl aus einem Mix von kalten und warmen Bestandteilen zusammen. Um Dir eine Anregung zu geben, findest Du hier unser Lieblingsrezept für eine Buddha Bowl.

Für 1 Portion benötigst Du

50 g Spinat
1/4 Brokkoli
1/4 Avocado
1 Karotte
1 EL Cranberrys
20 g Granatapfelkerne
1 EL Pistazien
1 TL weiße Sesamkörner
1 TL Sonnenblumenkerne
1/2 TL getrocknetes Basilikum
35 g schwarzer Reis
1 TL Olivenöl
50 ml Wasser

Zutaten für den Erbsen Hummus:

40 g Erbsen
30 g Kichererbsen
1/2 Knoblauchzehe
1 EL Zitronensaft
1 EL Tahini
1/2 TL Kreuzkümmel
1/2 TL Paprikapulver
Salz
Pfeffer

Benötigte Utensilien: Schüssel, Küchenmesser, Schneidebrett, 2 Töpfe, Backblech, Mixer, Sparschaler, Sieb

60-70 Minuten

1. Lege das Backpapier auf das Backblech und heize den Ofen auf 180 °C (Ober- und Unterhitze) vor. Schäle dann die Karotte und schneide sie in grobe Streifen. Gib die Karotten mit Olivenöl, Basilikum, Salz, Pfeffer und Cranberrys auf das Backblech und vermische alles gut miteinander. Röste es für 15 Minuten im Backofen.

2. Während die Karotten im Ofen sind, kannst Du in der Zwischenzeit den Reis in einem Sieb geben und ein mal waschen. Lasse ihn anschließend in einem Topf mit 50 ml Wasser für 30 Minuten köcheln, bis das gesamte Wasser verkocht und der Reis aufgequollen ist. Wenn der Reis fertig ist, verfeinerst Du ihn mit Salz, Pfeffer, Granatapfelkernen und Pistazien.

3. Schäle zunächst die Knoblauchzehe. Gib dann die Erbsen, die Kichererbsen, die Knoblauchzehe, den Zitronensaft, das Tahini, den Kreuzkümmel und das Paprikapulver in den Mixer und püriere es so lange, bis eine cremige Masse daraus entsteht. Schmecke sie mit Salz und Pfeffer ab.

4. Erhitze Wasser in einem Topf auf mittlerer Hitze. Sobald das Wasser kocht, gib den Brokkoli hinzu und gare ihn 7 Minuten lang. Gieße ihn anschließend durch das Sieb ab. Halbiere die Avocado, entferne den Kern, hole das Fruchtfleisch mit einem Löffel heraus und schneide es in feine Streifen.

5. Sobald alles fertig ist, kannst Du Dich an die Buddha Bowl machen. Wasche hierzu zunächst den Spinat und lege ihn in die Schüssel. Es folgen Brokkoli, schwarzer Reis, geröstete Karotten mit Cranberrys, Avocadostücken und 1 EL Erbsen-Hummus. Gib noch 1 TL Sesamkörner und Sonnenblumenkerne hinzu und schon kannst Du Deine Buddha Bowl genießen.

Nährwerte:
Kalorien: 609 kcal • Eiweiß: 22g • Kohlenhydrate: 63g • Fette: 29g

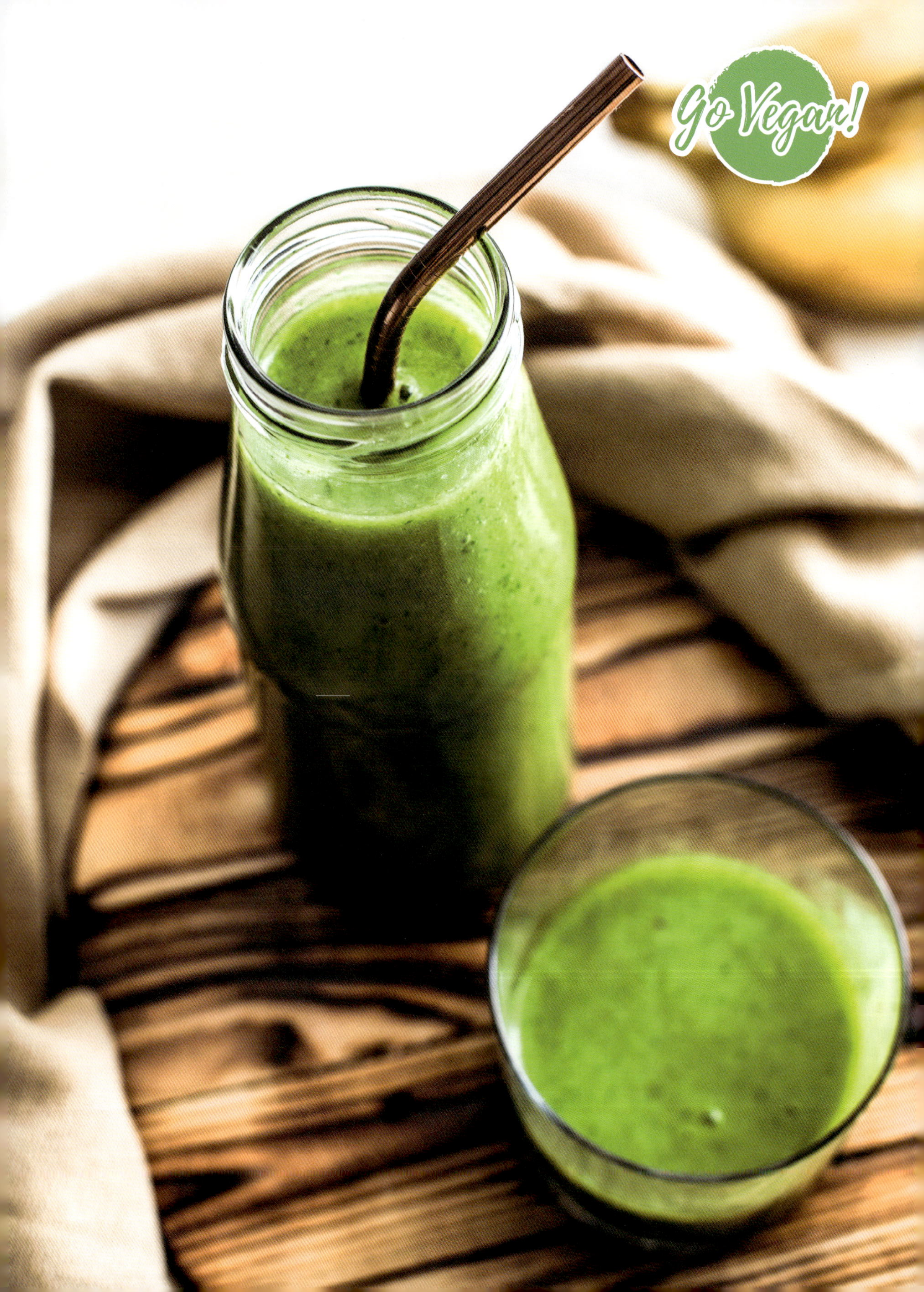
Go Vegan!

Grüner Power-Smoothie Mango & Spinat

Grüne Smoothies können ja gar nicht schmecken? Können sie doch! Du musst nur ein paar Regeln beachten und Dir gelingt wirklich jeder grüne Smoothie. Erste Regel: In Deinem Smoothie-Mix sollten für die dringend notwendige Süße immer 1 bis 2 Portionen Obst Platz finden. Ein rein grüner Gemüse-Smoothie wird Deinen süßen Zahn nämlich nicht befriedigen. Unser Tipp: Mit saftiger Mango und süßer Banane kannst Du nichts falsch machen. Gegen die Süße dieser Superfrüchte kommt auch das stärkste Gemüse nicht an.

Für 1 Portion brauchst Du

1 Handvoll Spinat
1/2 frische Mango
1/2 Banane
100 ml stilles Wasser (je nach gewünschter Konsistenz)

Benötigte Utensilien:
Schneidebrett, Küchenmesser, Stabmixer, großes Glas

5 Minuten

1. Schäle die Mango und schneide das Fruchtfleisch um den flachen, schmalen Kern herum raus. Wasche den Spinat gründlich, schäle die Banane und zerteile sie in kleinere Stücke.
2. Gib alle Zutaten und 150 ml Wasser in ein hohes Gefäß und püriere es so lange, bis ein glatter, cremiger Smoothie entstanden ist. Je nach gewünschter Konsistenz kannst Du den Smoothie mit mehr Wasser verdünnen.

Nährwerte:
Kalorien: 142 kcal • Eiweiß: 3g • Kohlenhydrate: 29g • Fette: 1g

Unser Tipp: Den Smoothie so frisch wie möglich trinken, damit die Vitamine auch alle in Deinem Körper ankommen.

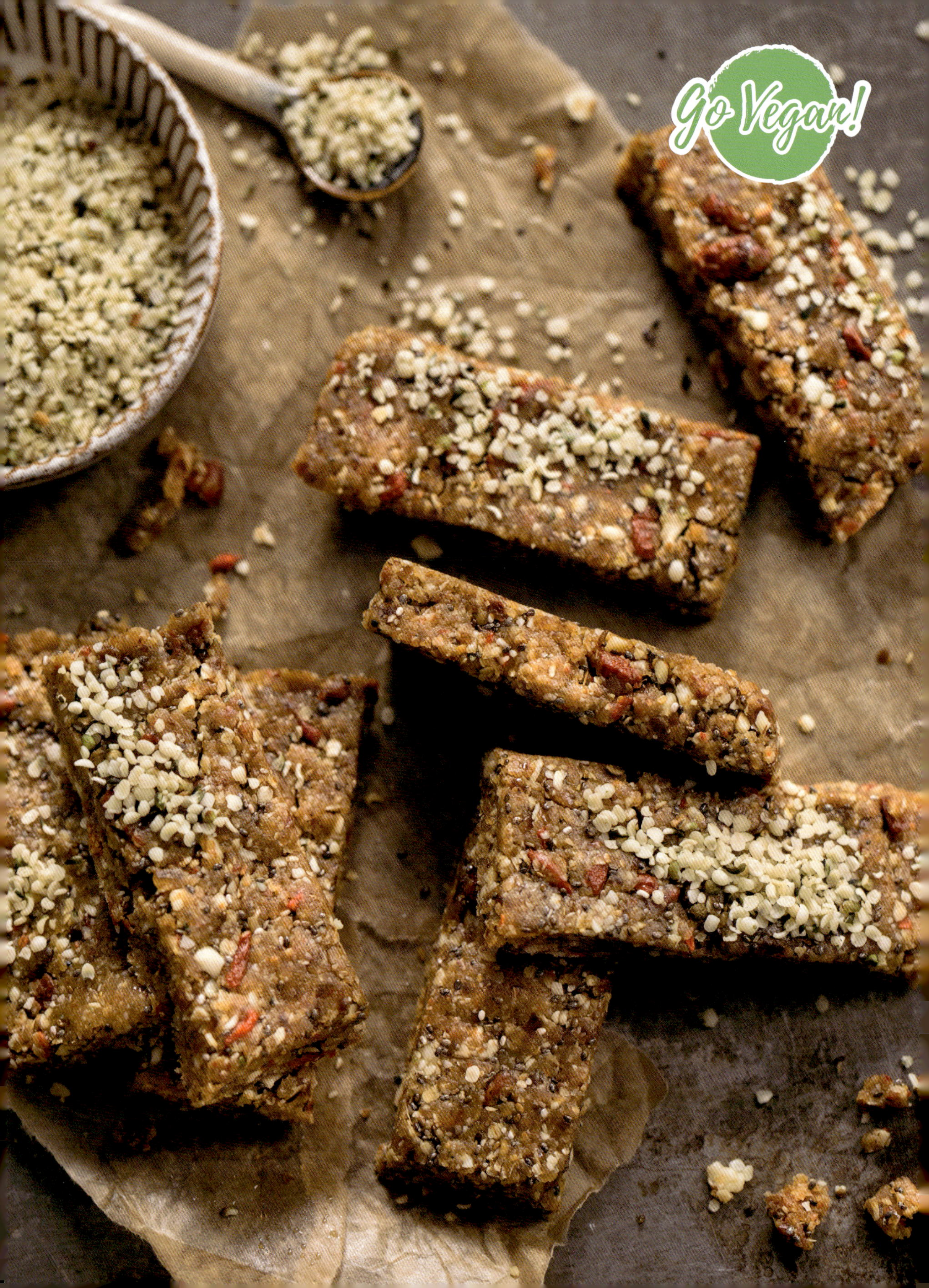
Go Vegan!

Hanf-Riegel mit Goji-Beeren

Riegel sind unserer Meinung nach einfach die perfekte Energiequelle. Egal, ob nach dem Sport, gegen das altbekannte Mittagstief oder eben für zwischendurch. Diese Hanf-Riegel enthalten nicht nur Datteln und Haferflocken, sondern auch Hanfsamen und Goji-Beeren. Dadurch bekommst Du einen Snack, der reich an Omega-3- und Omega-6-Fettsäuren, Ballaststoffen und Vitamine B ist.

Für 8 bis 10 Riegel benötigst Du

200 g Medjool-Datteln
40 g Goji-Beeren
60 g Mandeln
40 g Hanfsamen
2 EL Chia-Samen
120 g Haferflocken
1 TL Zimt
1 TL Salz
60 g Mandelmus
40 ml Ahornsirup
2,5 TL Kokosöl

Benötigte Utensilien: Mixer, rechteckige Form für die Riegel, Backpapier, Küchenmesser, Schneidebrett

10 Minuten
+ 20 Minuten Abkühlung

1. Zuerst die Medjool-Datteln, wenn sie es nicht schon sind, entsteinen und grob etwas zerkleinern.

2. Fülle den Mixer mit Haferflocken, Mandeln, Hanfsamen, Chia-Samen, Zimt und Salz. Püriere die Masse für wenige Sekunden.

3. Gib nach ca. 30 Sekunden die Datteln, Goji-Beeren, Mandelmus, Ahornsirup und Kokosöl hinzu. Mixe die Zutaten so lange, bis eine feste und klebrige Masse entsteht. Lege das Backpapier in die rechteckige Form und drücke die Hanf-Goji-Beeren-Masse etwa 3 cm dort hinein. Stelle sie nun für 20 Minuten in den Kühlschrank.

4. Hebe das Backpapier mit der Riegel-Masse aus der Form und schneide gleich große Riegel zu. Diese kannst Du entweder im Kühlschrank oder auch im Gefrierfach aufbewahren.

Nährwerte (für 1 Riegel):
Kalorien: 240 kcal • Eiweiß: 6g • Kohlenhydrate: 28g • Fette: 12g

Unser Tipp: Am besten verwendest Du weiche Medjool-Datteln. Die bekommst Du auch im Supermarkt und brauchst nichts online zu bestellen. Alle anderen Dattel-Sorten solltest Du 10 Minuten in kochendem Wasser einweichen. Sollte die Masse nicht klebrig werden, gib 3 bis 4 EL Wasser hinzu.

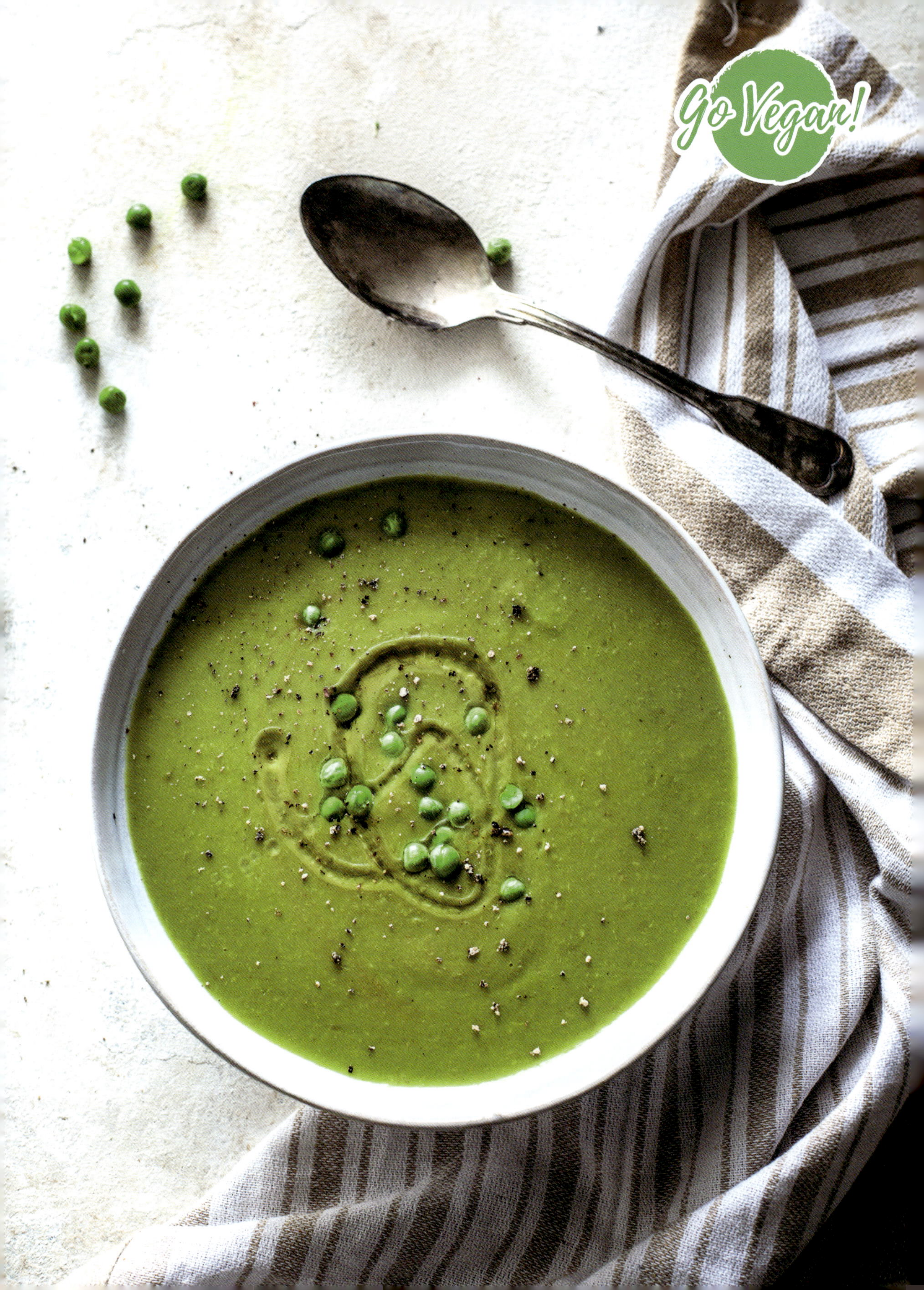
Go Vegan!

Vegane Erbsencremesuppe

Eine winterliche Erbsencremesuppe ohne viel Schnickschnack: Erbsen, Kartoffeln, Brühe, Gewürze – fertig. Für das Cremige in der Suppe brauchst Du nicht zwingend einen Becher Sahne dazugeben. Ein paar gekochte Kartoffeln und ein enthusiastisches Aufschäumen mit dem Stabmixer reichen da oft schon aus.

Für 1 Portion brauchst Du

250 g Erbsen (TK)
1 mittelgroße Kartoffel
1-2 TL Brühe
350 ml Wasser
1 Prise Muskat
1 Prise Paprika
Salz
Pfeffer
1 EL Olivenöl

Benötigte Utensilien: Küchenmesser, großer Topf, Wasserkocher, Stabmixer, Suppenkelle, Sparschäler

30 Minuten

1. Schäle die Kartoffeln und schneide sie in daumengroße Würfel. So werden sie schneller gar und Du hast schneller Deine Suppe. Erhitze das Öl im Topf und brate darin die Kartoffeln und die Erbsen an, bis die Zutaten durchgewärmt sind.

2. Bringe das Wasser in einem Wasserkocher zum Kochen. Streue dann die Gemüsebrühe in den Topf und lösche alles mit dem kochenden Wasser ab. Rühre einmal gut durch und lasse den Topfinhalt einmal gut aufkochen. Danach kannst Du die Herdplatte auf mittlere Hitze herunterdrehen, sodass alles noch köchelt. Die Brühe sollte für etwa 15 Minuten kochen, bis die Kartoffeln gar sind.

3. Nimm den Topf vom Herd und püriere die Erbsen und Kartoffeln mit einem Stabmixer, bis eine sämige Konsistenz entsteht. Ob Du in Deiner Suppe ein paar Stückchen haben möchtest oder sie perfekt cremig sein soll, bleibt Dir überlassen. Schmecke die Suppe mit Salz, Pfeffer, Muskat und Paprika ab.

Nährwerte:
Kalorien: 441 kcal • Eiweiß: 21g • Kohlenhydrate: 49g • Fette: 17g

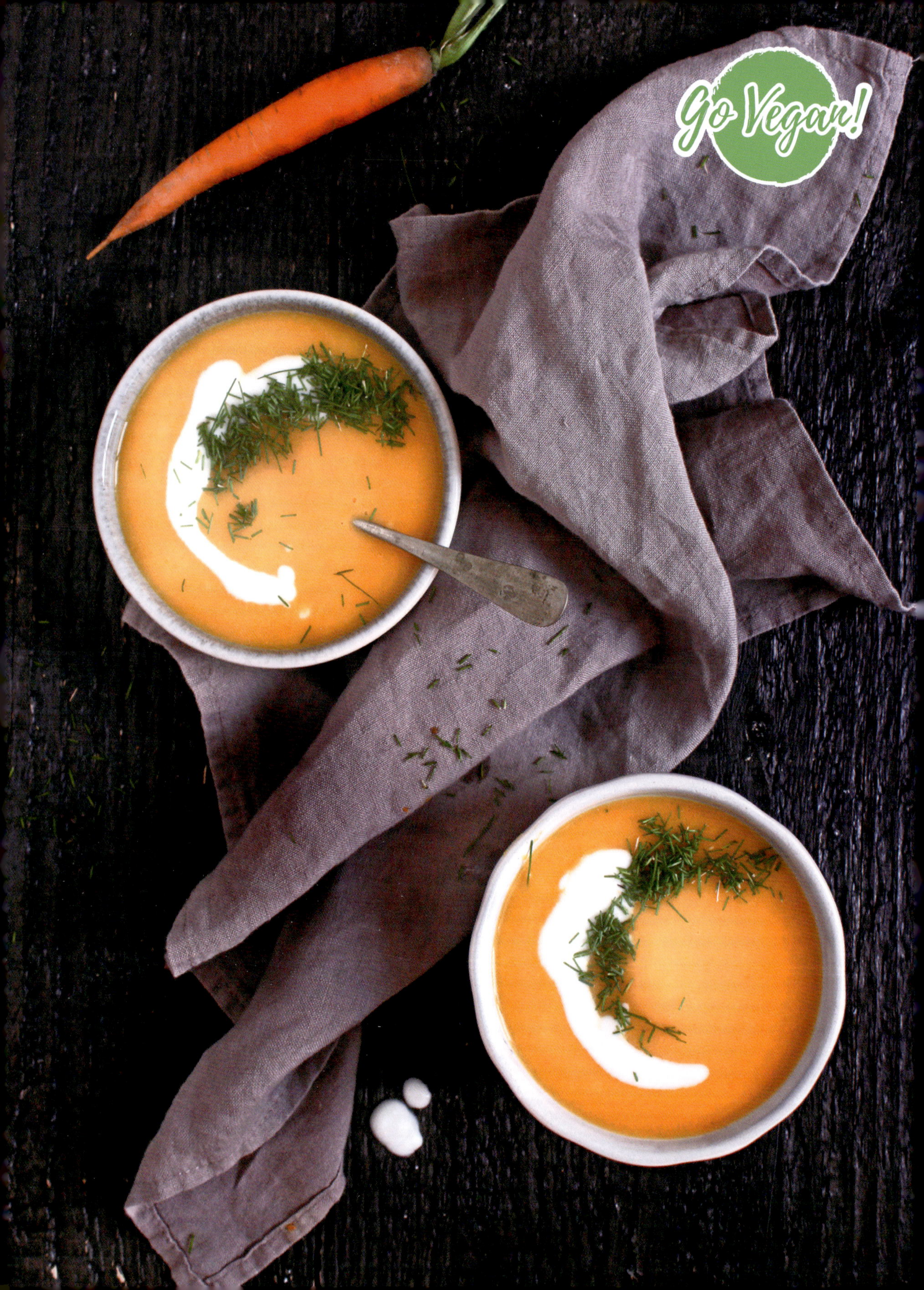
Go Vegan!

Easy Detox-Karottensuppe

Diese unkomplizierte Karottensuppe ist schnell gemacht und perfekt für einen Detox-Tag oder einfach als leichte Mahlzeit zum Mittagessen. Du kannst der Karottensuppe mit verschiedenen Gewürzen (z. B. Chili, Curry, Ingwer) immer wieder einen anderen Touch verleihen. So wird es garantiert nicht langweilig.

Für 1 Portion benötigst Du

2 große Karotte
2 Kartoffel
1/2 Zwiebel
250 ml Wasser
1 TL Gemüsebrühe
2 EL Sojajoghurt
2 EL Olivenöl
Salz
Pfeffer
1 EL frische Kräuter (z. B. Petersilie, Kresse, Schnittlauch)

Benötigte Utensilien:
Schneidebrett, Küchenmesser, Sparschäler, mittelgroßer Topf mit Deckel, Kochlöffel, Stabmixer

30 Minuten

1. Schäle die Zwiebel und schneide sie in Würfelchen. Wasche und schäle nun auch die Karotte und die Kartoffel. Zum Schluss schneidest Du die Karotte in Scheiben und die Kartoffel in Würfel.
2. Erhitze das Öl in dem Topf. Gib die Zwiebel dazu und dünste sie 30 Sekunden im heißen Öl an. Gib die Karottenscheiben und Kartoffelwürfel dazu und brate das Gemüse für 1 Minute an. Verrühre das Wasser mit der Gemüsebrühe und gib die Brühe mit in den Topf. Leg den Deckel auf und lasse die Suppe 20 Minuten bei kleiner Hitze kochen.
3. Hacke oder schneide die Kräuter klein.
4. Püriere die Karottensuppe, bis keine Stücke mehr enthalten sind. Falls Dir die Konsistenz noch zu dickflüssig ist, kannst Du noch etwas Wasser zugießen. Schmecke die Suppe mit Salz und Pfeffer nach Deinem Geschmack ab.
5. Fülle Deine Suppe in eine schöne Schale und gib 2 TL Joghurt hinein. Jetzt musst Du nur noch die Kräuter darauf streuen und dann kannst Du direkt loslöffeln.

Nährwerte:
Kalorien: 388 kcal • Eiweiß: 7g • Kohlenhydrate: 41g • Fette: 22g

Unser Tipp: Detox-Kräuter

Frische Kräuter sind die perfekte Detox-Zutat. Egal, ob in einem Smoothie oder als Topping auf Suppen und Salaten. Kräuter stecken randvoll mit Vitaminen und Mineralstoffen. Vor allem Kalium unterstützt die Ausscheidung von Wassereinlagerungen im Gewebe. Manche Kräuter haben außerdem aufgrund der enthaltenen ätherischen Öle eine durchblutungs- oder verdauungsfördernde Wirkung und unterstützen den Körper bei seinem eigenen Entgiftungsprogramm.

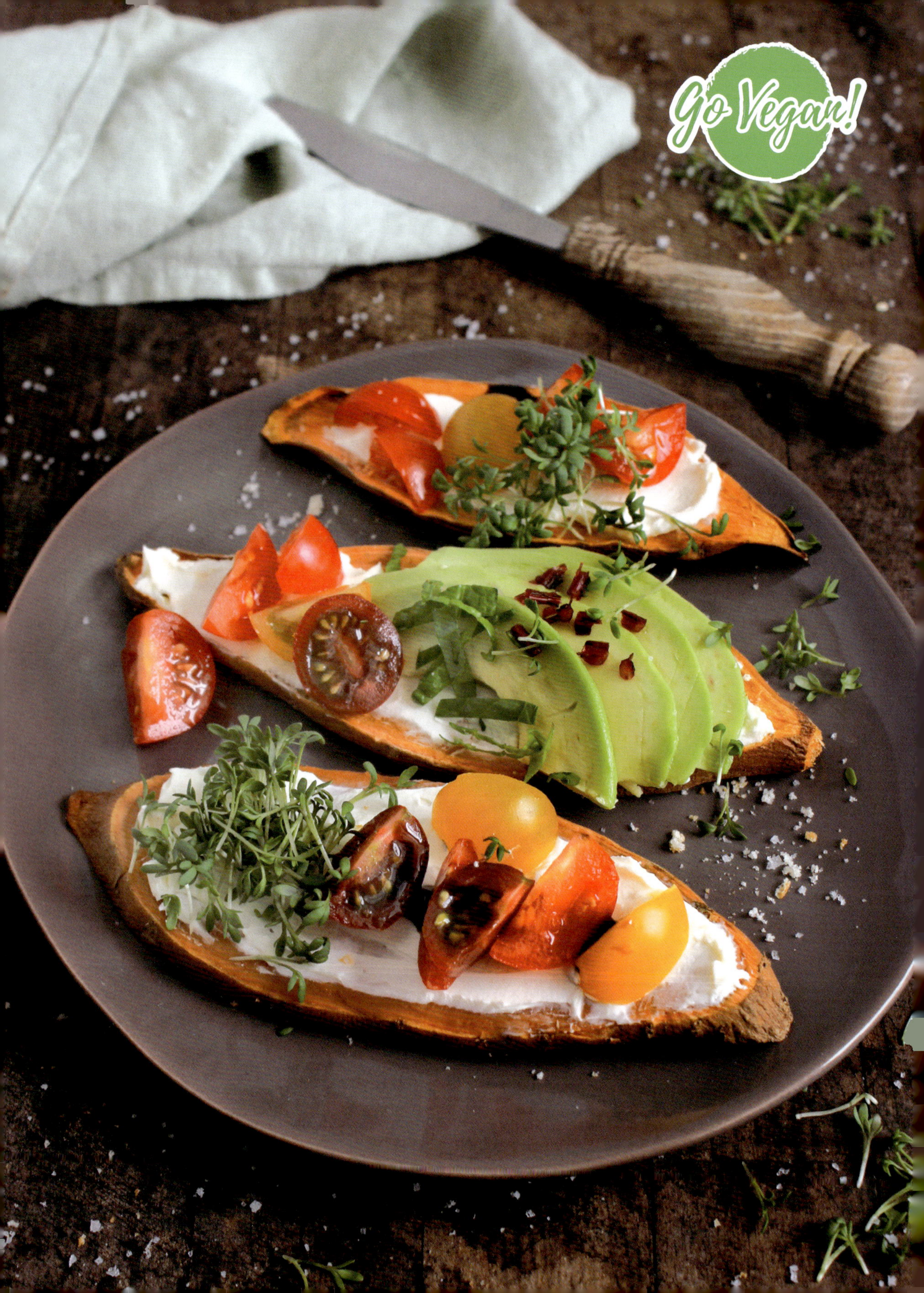

Süßkartoffel-Toast

Süßkartoffel-Toast ist die perfekte Alternative zu Brot. Es ist glutenfrei und enthält weniger Kalorien und Kohlenhydrate als Brot aus Getreide. Beim Belegen sind Deiner Fantasie keine Grenzen gesetzt: Ob mit Hummus, Kräutern, Gemüse oder auch süß mit Erdnussmus und frischen Früchten – die saftigen Scheiben schmecken mit jedem Belag. Hier ist unser köstlicher Belag-Vorschlag für Dich.

Für 1 Portion benötigst Du

1 Süßkartoffel
50 g Avocado
100 g Kirschtomaten
1 Handvoll Kresse
4 EL veganer Frischkäse
1 EL Olivenöl
Salz
Pfeffer

Benötigte Utensilien:
Schneidebrett, Küchenmesser, Esslöffel, Buttermesser, Backpinsel, Backblech mit Backpapier, Sparschäler

30 Minuten

1. Heize den Backofen auf 200 °C (Ober- und Unterhitze) vor und lege das Backpapier auf das Backblech. Schäle die Süßkartoffel und schneide sie längs in 1 cm dicke Scheiben. Leg die Scheiben auf das Blech und bepinsele die Oberfläche mit Öl. Streue etwas Salz und Pfeffer auf die Süßkartoffelscheiben und schiebe sie auf der mittleren Schiene in den Ofen. Lass die Süßkartoffel-Toasts 20 Minuten backen.

2. Wasche die Tomaten und halbiere sie. Zerteile die Avocado in zwei Hälften, entferne den Kern und löffle das Fruchtfleisch aus der Schale. Schneide das Fruchtfleisch in dünne Scheiben.

3. Bestreiche die Süßkartoffel-Toasts mit dem veganen Frischkäse und belege sie nach Lust und Laune mit Avocado, Tomaten und Kresse. Streue vor dem Servieren noch etwas Salz und Pfeffer darüber.

Nährwerte:
Kalorien: 663 kcal • Eiweiß: 13g • Kohlenhydrate: 80g • Fette: 31g

Unser Tipp: Du kannst die Süßkartoffel-Toasts auch im Toaster statt im Ofen zubereiten. Dazu die Scheiben 2- bis 3-mal toasten, bis Du Deinen gewünschten Bräunungsgrad erreicht hast.

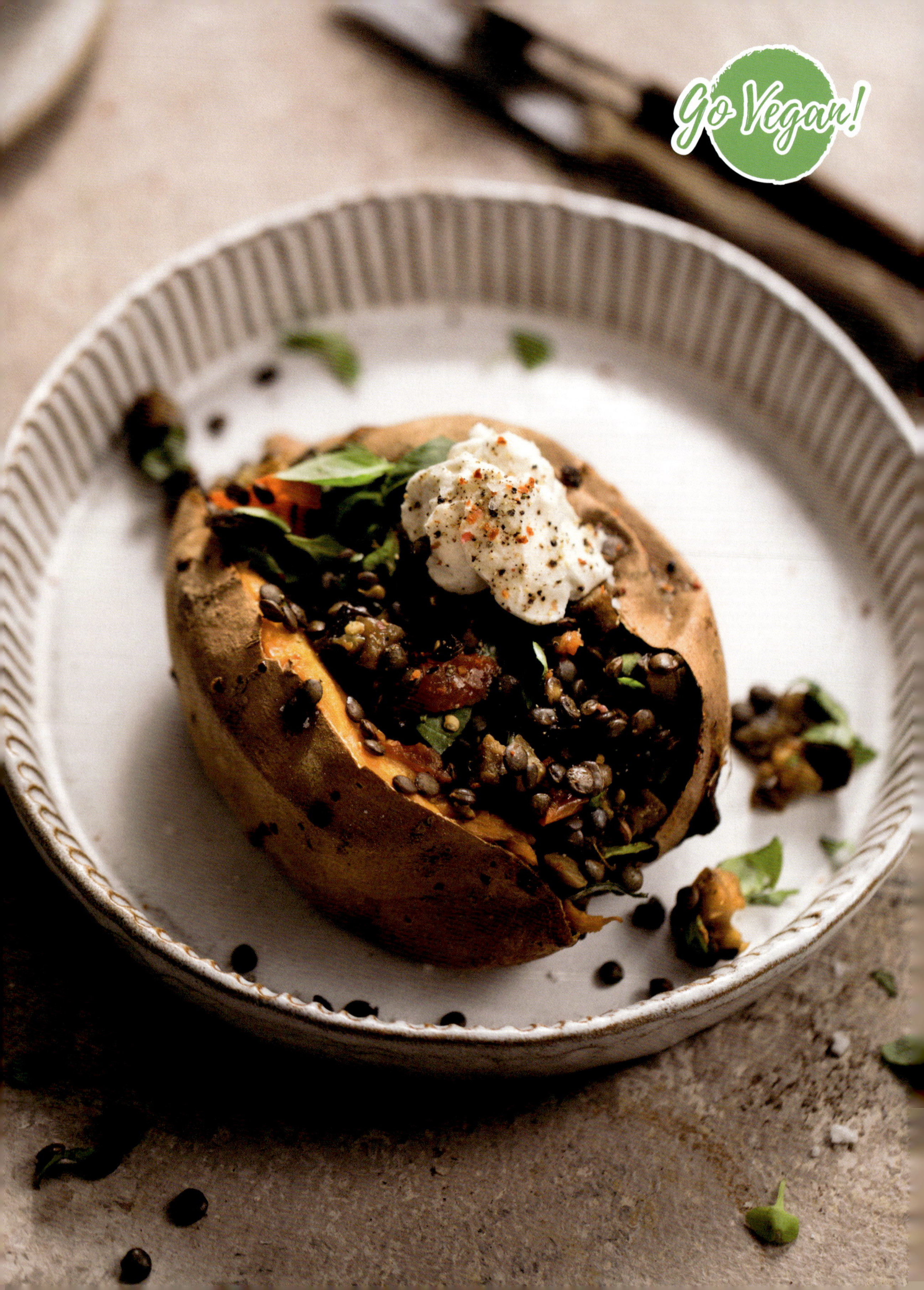

Süßkartoffel Kumpir mit türkischem Linsengemüse

Kumpir ist besser bekannt als gefüllte Kartoffel. Wir backen uns anstelle von mehligkochenden Kartoffeln, Süßkartoffeln im Backofen weich und füllen diese mit leckerem türkischen Linsengemüse. Für das gewisse Etwas sorgen dann noch frische Kräuter und Granatapfelkerne.

Für 1 Portion benötigst Du

1/2 mittelgroße Aubergine
1 Süßkartoffel
1 Tomate
50 g grüne Linsen
2 EL Granatapfelkerne
1/2 Bund frisches Basilikum
1 TL Frischkäse
1 TL Paprikapulver
1 TL Chiliflocken
2 EL Olivenöl
Salz
Pfeffer

Benötigte Utensilien: kleiner Topf, mittelgroße Auflaufform, Küchenmesser, Gabel, Schneidebrett, mittelgroße Pfanne

60 Minuten

1. Heize den Backofen auf 180 °C (Ober- und Unterhitze) vor. Erhitze einen kleinen Topf mit dem Wasser und gib die grünen Linsen hinein. Lass die Linsen für 15 Minuten, bei niedriger Temperatur köcheln. Wasche in der Zwischenzeit die Süßkartoffel und stich mit der Gabel kleine Löcher ringsherum hinein. Anschließend legst Du sie in die Auflaufform und backst sie für 50 Minuten im Ofen.

2. Schneide das Gemüse in ungefähr gleich große Würfel. Erhitze eine mittelgroße Pfanne mit Olivenöl. Schneide das Basilikum in kleinere Streifen. Gib nun das geschnittene Gemüse dazu und lass es für 8 Minuten bei mittlerer Hitze anbraten. Würze es mit Paprikapulver, Chiliflocken, Basilikum, Salz und Pfeffer.

3. Fülle die Süßkartoffeln mit dem Linsen-Gemüse. Zum Servieren kannst Du sie mit Frischkäse sowie den Granatapfelkernen anrichten.

Nährwerte:
Kalorien: 679 kcal • Eiweiß: 21g • Kohlenhydrate: 88g • Fette: 26g

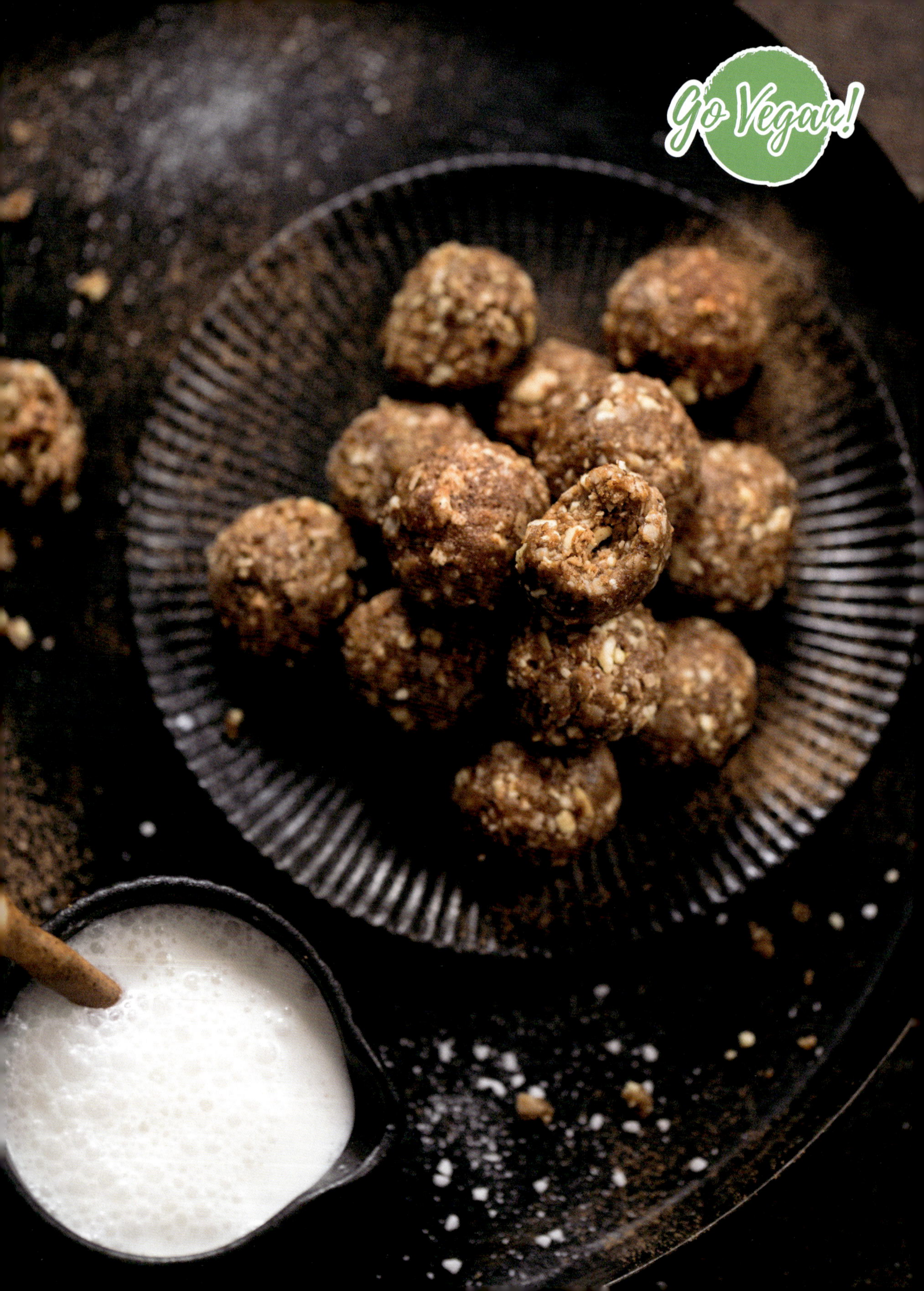

Pure Energie in Kugelform – No-bake-Powerkugeln

Was darf nach dem eigentlichen Mittag- oder Abendessen nicht fehlen? Genau, ein süßer Snack! Diese No-bake-Powerkugeln machen sich aber auch wunderbar als Snack für unterwegs oder zu Hause.

Um sie auch immer griffbereit zu haben, kannst Du ruhig die doppelte Menge herstellen und dann in einer Box im Kühlschrank aufbewahren. Wenn Du es tatsächlich schaffst, sie länger als eine Woche nicht aufzuessen, kannst Du sie auch ganz einfach einfrieren.

Für 20 Stück benötigst Du

120 g Kokosraspeln
160 g Datteln
70 g Cashewkerne
70 g Mandeln
75 ml Mandelmus
25 ml Kokosöl
1 TL Bourbon Vanille
2 TL Kakaopulver
Salz

Benötigte Utensilien: Mixer

5–10 Minuten

1. Gib alle Zutaten in den Mixer und vermische sie so lange, bis ein klebriger Teig entsteht.
2. Daraus formst Du etwa gleich große Kugeln und stellst diese in den Kühlschrank. Dort halten sie mehrere Wochen, sofern Du sie nicht sofort alle aufisst.

Nährwerte (Für 1 Kugel):
Kalorien: 37 kcal • Eiweiß: 1g • Kohlenhydrate: 2g • Fette: 8g

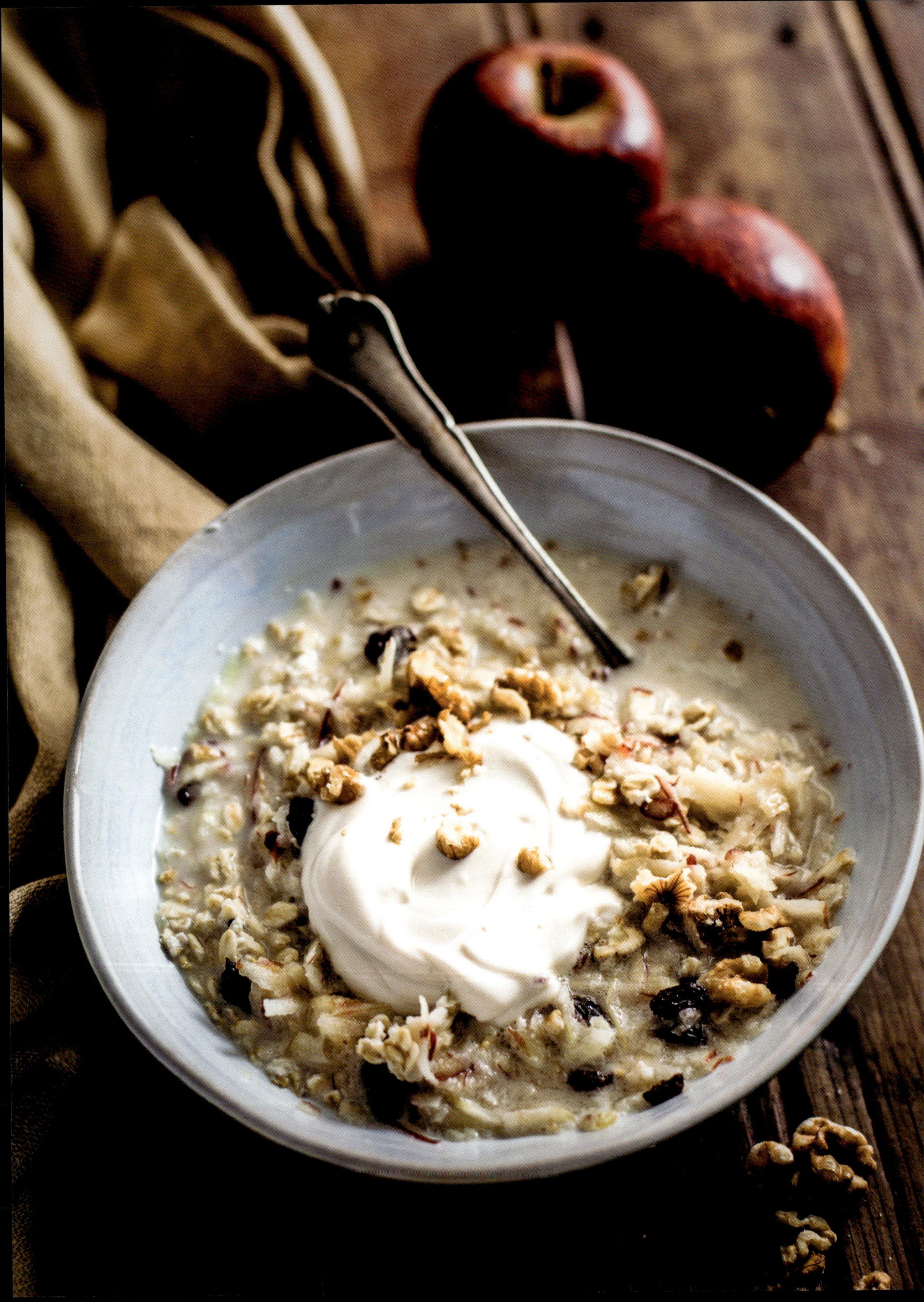

Fit in den Tag mit dem Overnight-Birchermüsli

Diesen Frühstücksklassiker solltest Du unbedingt probieren! Gesünder kannst Du fast nicht in den Tag starten. Birchermüsli ist nicht nur unfassbar schnell gemacht, Du kannst es auch schon am Abend vorher vorbereiten und sparst noch mehr Zeit – so haben auch die grimmigsten Morgenmuffel einen guten und energiegeladenen Start in den Tag.

Für 1 Portion benötigst Du

1 Apfel
1 EL Rosinen
50 g feine Haferflocken
10 g Walnüsse
200 ml Milch
1 EL Joghurt

Benötigte Utensilien: Müslischüssel, Esslöffel, Gemüsereibe, Küchenwaage, Messbecher

10 Minuten
+ 30 Minuten Quellzeit

1. Verrühre die Haferflocken mit der Milch in einer Schüssel.

2. Wasche zunächst den Apfel, entferne das Kerngehäuse und rasple ihn mit der Gemüsereibe in grobe Stücke. Den so zerkleinerten Apfel gibst Du ebenfalls in Deine Schüssel mit den Haferflocken und der Milch. Hacke die Walnüsse grob und verteile sie anschließend zusammen mit den Rosinen auf dem Birchermüsli. Stelle es für mindestens eine halbe Stunde (oder über Nacht) im Kühlschrank kalt. Je länger Du dein Müsli quellen lässt, umso zarter und cremiger wird es.

3. Nun fehlt nur noch der letzte Schliff und Du kannst dein superschnelles Overnight-Birchermüsli genießen. Dazu rührst Du einfach das Gemisch noch ein letztes Mal gründlich um und garnierst es mit 1 EL Naturjoghurt – so bekommt es den letzten Touch perfekte Cremigkeit.

Nährwerte:
Kalorien: 656 kcal • Eiweiß: 20g • Kohlenhydrate: 80g • Fette: 28g

Unser Tipp: Für mehr Abwechslung auf dem Frühstückstisch kannst Du einfach mit verschiedenen Gewürzen experimentieren. Versuche doch mal etwas Vanille für den süßen Kick oder etwas Zimt in der kalten Jahreszeit. So kannst Du ganz einfach neue Geschmackserlebnisse kreieren.

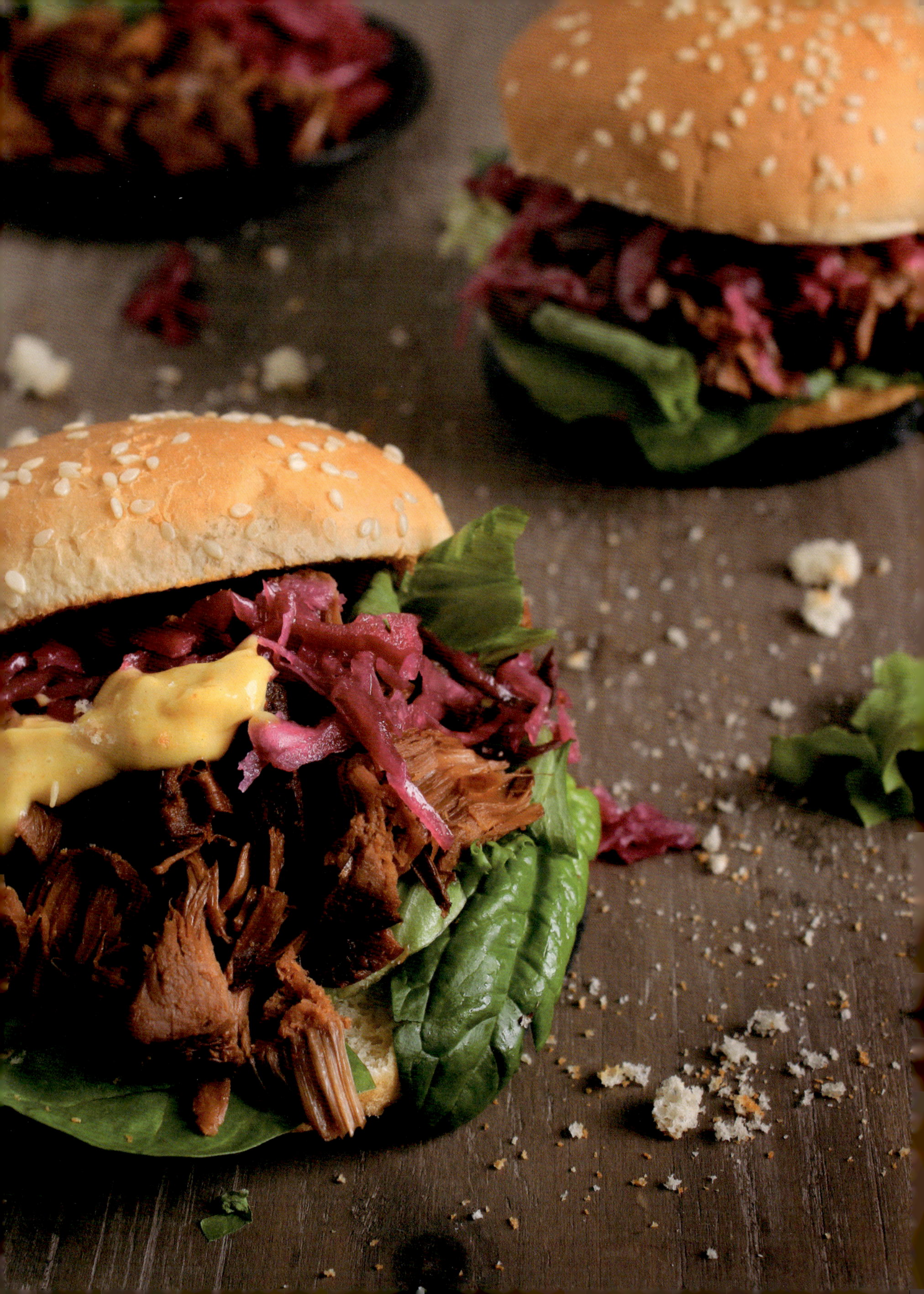

Pulled-Jackfruit-Burger

Pulled Jackfruit? Was ist das? Falls Du die Jackfruit noch nicht kennst, solltest Du sie unbedingt einmal probieren – am besten als Pulled-Jackfruit-Burger. Die Jackfruit ist in letzter Zeit zu einem Trend geworden und ist unter anderem deshalb so beliebt, weil ihre Konsistenz an Fleisch erinnert. Wegen dieser fleischähnlichen Textur und des neutralen Geschmacks ist die Jackfruit die perfekte Basis für Wok- und Pfannengerichte sowie für veganes Gulasch und Geschnetzeltes.

Für 1 Portion benötigst Du

50 g Jackfruit-Würfel natur
2 EL roter Krautsalat (Kühlregal)
2-3 Blätter Pflücksalat
1 Burger-Brötchen
1 EL Mayonnaise
1/4 TL Barbecue-Gewürz
1/4 TL Currypulver
1 Prise Kreuzkümmel
2 TL Olivenöl
Salz
Pfeffer

Benötigte Utensilien: Esslöffel, Teelöffel, kleine Schüssel, mittelgroße Schüssel, Sieb, große Pfanne, Pfannenwender, Toaster mit Brötchenaufsatz, Buttermesser

30 Minuten

1. Schütte 1 TL Olivenöl zusammen mit dem Barbecue-Gewürz und etwas Salz und Pfeffer in die mittelgroße Schüssel. Zerrupfe die Jackfruit-Würfel etwas und gib sie ebenfalls in die Schüssel. Vermische die Jackfruit mit der Marinade und lass alles 15 Minuten marinieren. Wasche in der Zwischenzeit den Pflücksalat und gib den Rotkrautsalat zum Abtropfen in das Sieb.

2. Verrühre die vegane Mayonnaise in der kleinen Schüssel mit dem Currypulver.

3. Erhitze 1 TL Olivenöl in der Pfanne. Gib die Jackfruit dazu und brate sie bis zur gewünschten Bräunung 5 Minuten an. Rühre zwischendurch mit dem Pfannenwender um.

4. Halbiere das Burger-Brötchen und toaste die Schnittfläche kurz auf dem Toaster an. Verteile nun zuerst die Salatblätter auf den Unterhälften der Brötchen und drapiere dann die zerrupfte Jackfruit darauf. Gib je einen Klecks Mayonnaise auf die Jackfruit. Jetzt verteilst Du noch den Rotkrautsalat auf den Burgern und setzt die oberen Brötchenhälften auf.

Nährwerte:
Kalorien: 440 kcal • Eiweiß: 10g • Kohlenhydrate: 59g • Fette: 18g

Unser Tipp: Im Gegensatz zu den Nährwerten von Fleisch ist die Jackfruit eine super gesunde Alternative. Sie enthält nur 40 Kalorien auf 100 g und kaum Fett und Kohlenhydrate. Dafür enthält sie viele Ballaststoffe. Sie ist aber trotz der Ballaststoffe gut bekömmlich und allergenfrei.

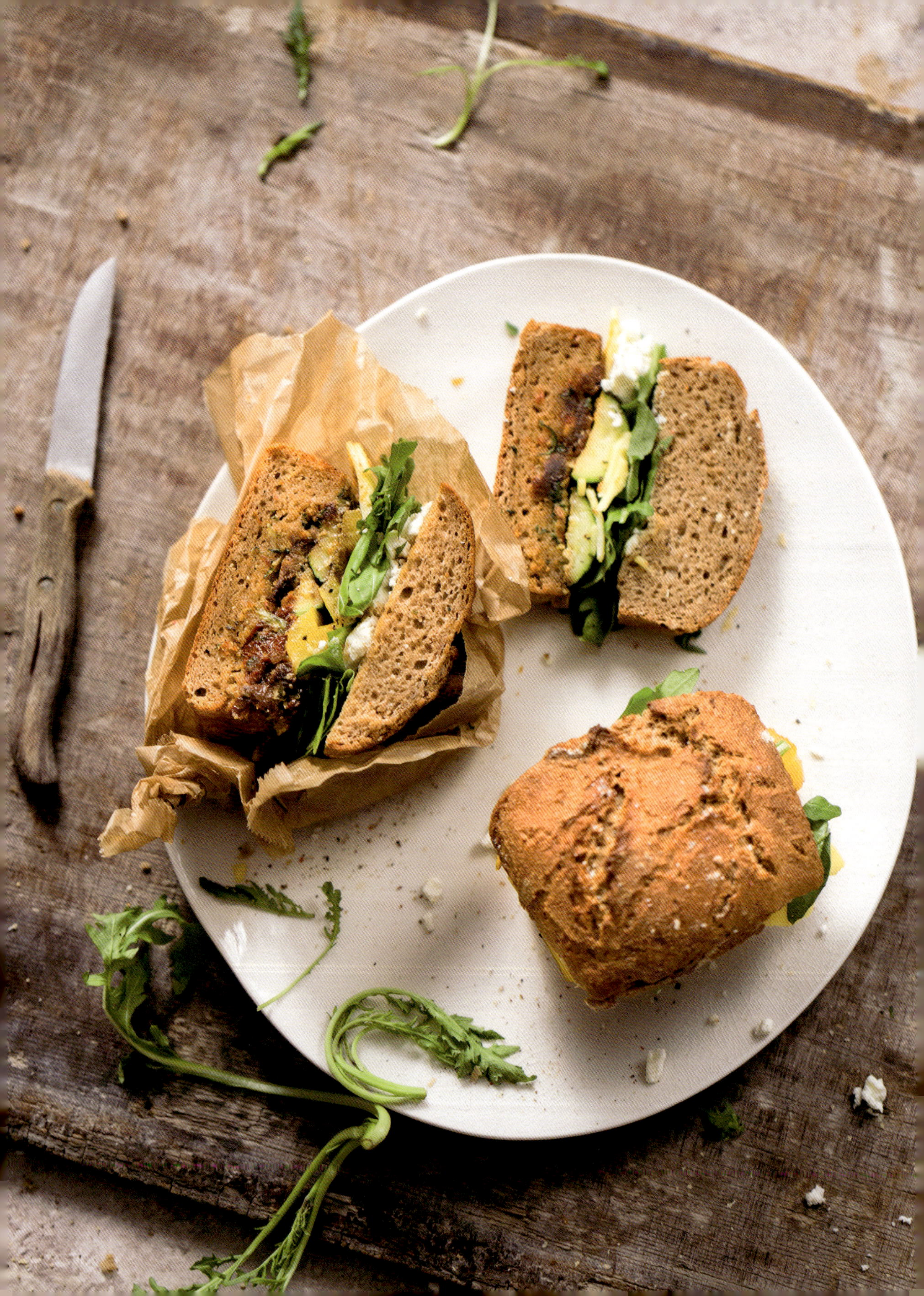

Gesunder Club-Sandwich mit Tomaten-Pesto, Feta und Gemüse

Eine Stulle auf die Hand ist manchmal die einzige Rettung, wenn mittags der kleine Hunger kommt. Dieses Sandwich benötigt zwar etwas Vorbereitung, doch die lohnt sich! Und seien wir mal ehrlich: Ein Sandwich aus vielen leckeren und gesunden Zutaten selbst zusammengelegt, ist immer preiswerter und vor allem schmackhafter als alle gekauften Bäckerbrötchen zusammen.

Für 1 Portion benötigst Du

Zutaten für das Tomaten-Pesto:
30 g getrocknete Tomaten
1/2 Handvoll Basilikum
1 EL Zitronensaft
1 EL Cashewkerne
10 g Parmesan
Salz
Pfeffer

Für das gebratene Gemüse:
1/2 Zucchini
1/2 gelbe Paprika
1 EL Olivenöl
1 TL getrocknetes Basilikum
1 TL getrockneter Thymian
Salz
Pfeffer

Außerdem:
40 g Rucola
1 Dinkelbrötchen
1 Scheibe Emmentaler
15 g Feta

Benötigte Utensilien:
Schneidebrett, Küchenmesser, Pürierstab, hohes Gefäß, mittelgroße Pfanne, Buttermesser

10–15 Minuten

1. Gib alle Zutaten für das Tomaten-Pesto in ein hohes Gefäß und püriere sie grob miteinander. Schmecke das so entstandene Pesto anschließend mit Salz und Pfeffer ab.

2. Wasche die Zucchini und die Paprika gründlich ab. Entferne aus der Paprika das Kerngehäuse und schneide das Gemüse in Streifen. Erhitze 1 EL Olivenöl in einer Pfanne auf mittlerer Hitze. Lege das Gemüse in die vorgeheizte Pfanne und brate es von beiden Seiten für jeweils 3 Minuten an. Schmecke es mit getrockneten Kräutern, Salz und Pfeffer ab.

3. Nun schneidest Du das Dinkelbrötchen auseinander und bestreichst beide Hälften mit dem Tomaten-Pesto. Darauf kommt das gebratene Gemüse sowie der Emmentaler, der Rucola und der Feta. Fertig ist Deine kleine aber feine Mittagspause.

Nährwerte:
Kalorien: 593 kcal • Eiweiß: 28g • Kohlenhydrate: 47g • Fette: 32g

Unser Tipp: Du kannst dein Sandwich nach dem Belegen auch noch kurz in den Backofen bei niedriger Temperatur stellen – so ist das Brötchen etwas knuspriger und der Käse verlaufen!

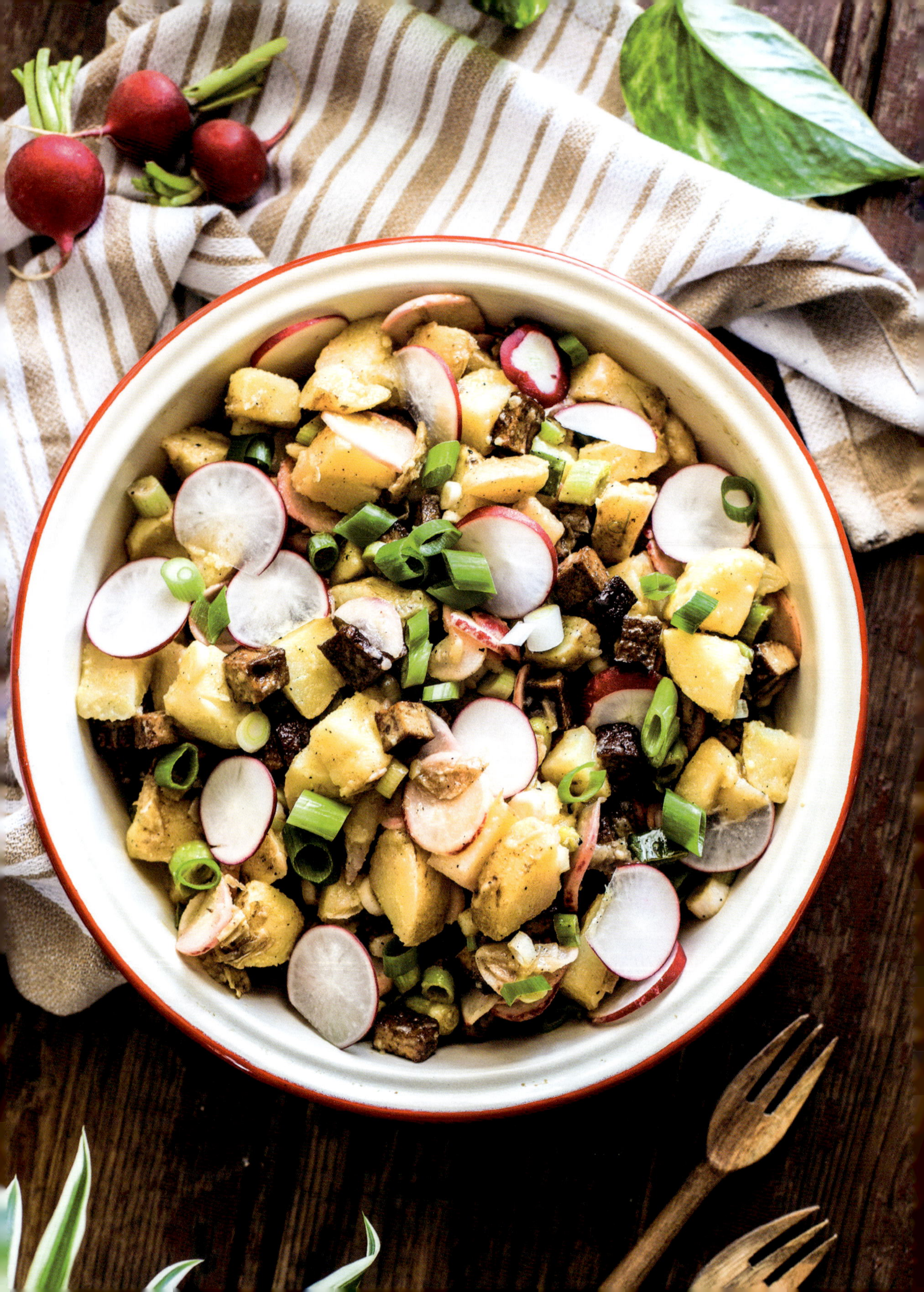

Kartoffel-Radieschen-Salat

Der deutscheste aller Salate in einer veganen, sehr rauchigen und doch frischen Abwandlung mit Radieschen und Räuchertofu. Dieser spezielle Tofu hat eine besonders rauchige Note und hat eine sehr bissfeste und knusprige Konsistenz, wenn Du ihn scharf in der Pfanne anbrätst. Wenn Du zu einer Party eingeladen bist oder einfach nur Dir selbst eine Freude bereiten möchtest, dann probiere dieses Rezept unbedingt aus!

Für 1 Portion brauchst Du

200 g Kartoffeln
5 Radieschen
2 Frühlingszwiebel
150 g Räuchertofu
5 Tropfen Liquid Smoke
1 EL Olivenöl
Salz

für das Dressing:
1 EL weißer Balsamico
2 EL Olivenöl
1 TL Ahornsirup
1 TL Senf
1/2 TL Salz
1 Prise Kala Namak Salz

Benötigte Utensilien: großer Topf, Schneidebrett, Küchenmesser, Löffel, Salatschüssel, Pfanne, Sparschäler

30 Minuten

1. Fülle Wasser in den Topf und bringe es mit etwas Salz zum Kochen. Währenddessen schälst Du die Kartoffeln und schneidest sie so in mundgerechte Stücke, dass sie alle in etwa die gleiche Größe haben. Gare die Kartoffeln im kochenden Wasser für etwa 20 Minuten. Wenn Du eine Kartoffel probehalber mit einer Gabel einpikst, sollte sie von allein wieder herunterfallen. Die Kartoffeln kannst Du problemlos schon am Vorabend vorbereiten und bis zur Weiterverarbeitung im Kühlschrank aufbewahren.

2. Mische in einer großen Salatschüssel das Dressing aus Essig, Öl, Ahornsirup, Senf, Salz und etwas Kala Namak – das gibt Deinem Salat einen dezenten Beigeschmack von Ei – zusammen. Wasche die Radieschen, entferne das Grün und schneide sie in dünne Scheiben. Wasche und zerkleinere die Frühlingszwiebel ebenfalls. Gebe alle Zutaten zu der Schüssel mit dem Salatdressing und rühre alles gut um.

3. Schneide den Räuchertofu in kleine Würfel. Erhitze das Öl in einer Pfanne und brate die Tofuwürfel darin auf hoher Stufe knusprig. Nimm die Pfanne von der Hitze und gebe 7 Tropfen Liquid Smoke dazu. Gib den Tofu zu den restlichen Zutaten in der Salatschüssel und lasse alles für mindestens eine Stunde ziehen, bevor Du den Salat servierst.

Nährwerte:
Kalorien: 475 kcal • Eiweiß: 29g • Kohlenhydrate: 45g • Fette: 19g

Unser Tipp: Liquid Smoke ist die Geheimwaffe, um jedem Essen eine rauchige Note zu verpassen. Mit der Dosierung solltest Du sehr vorsichtig sein, da der Geschmack sehr intensiv durchkommt. Für „fleischige" Speisen aller Art ist Liquid Smoke ein absolutes Muss.

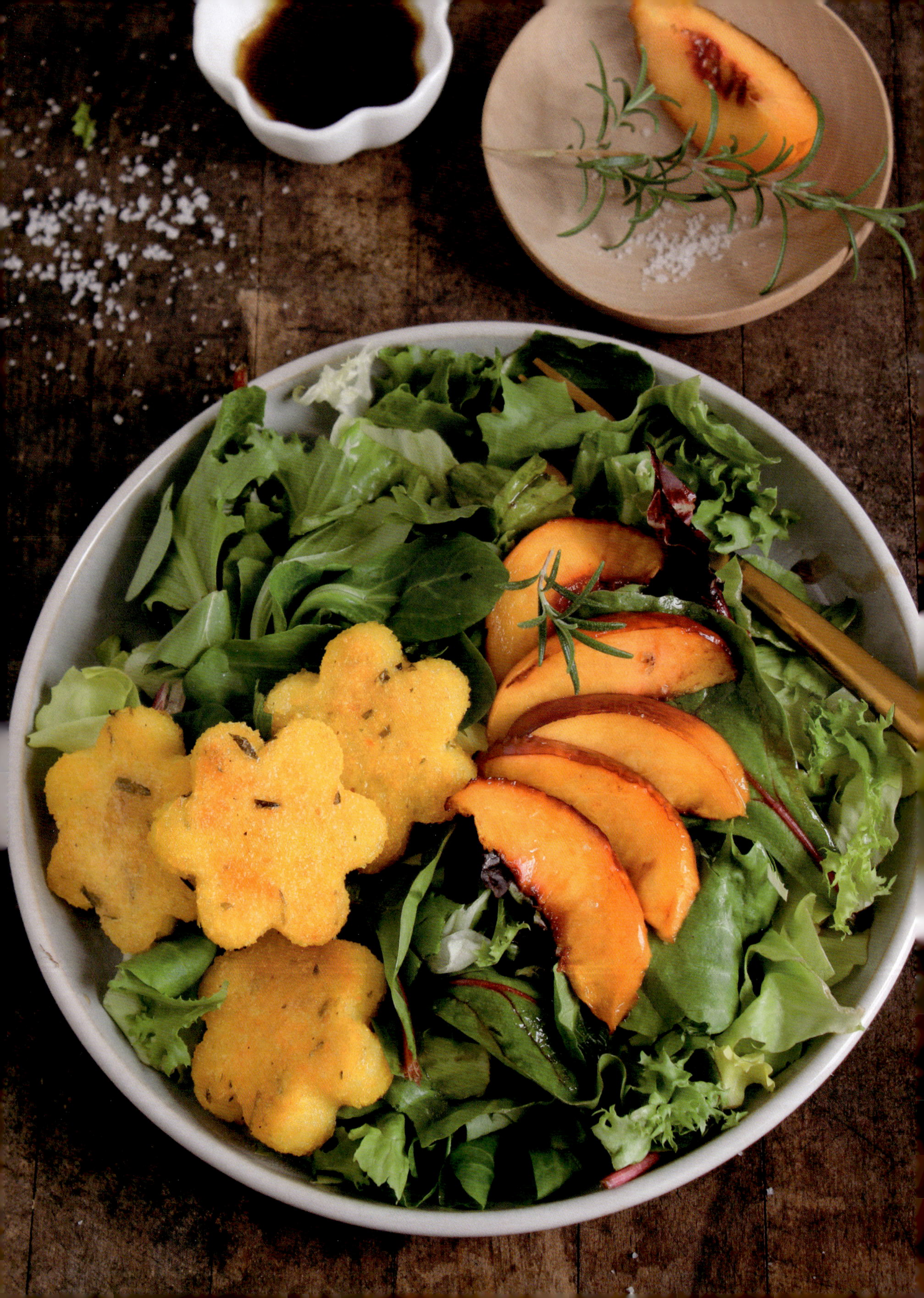

Rosmarin-Polenta-Taler auf fruchtigem Salat

Es gibt so viele tolle Ideen, um auch ohne Fleisch Abwechslung in Deinen Salat zu bringen. Zum Beispiel diese knusprigen Rosmarin-Polenta-Taler. Sie eignen sich prima als sättigende Beilage in Salaten oder Bowls.

Für 1 Portion benötigst Du

Zutaten für die Rosmarin-Polenta-Taler:
50 g Polenta
125 ml Wasser
1/2 TL Gemüsebrühe
1 kleine Knoblauchzehe
1 EL Butter
1 Zweig Rosmarin
Salz
Pfeffer
1 EL Olivenöl

Zutaten für den Salat:
2 Handvoll Blattsalat
1/2 Pfirsich
2 EL Walnussöl
1 EL heller Balsamicoessig
1 EL Honig
Salz
Pfeffer

Benötigte Utensilien: Salatschleuder, kleiner Topf mit Deckel, feines Sieb, Schneidebrett, Küchenmesser, Teelöffel, Kochlöffel, flacher Teller, kleines Glas, Pfanne, Pfannenwender

40 Minuten

1. Gib die Polenta in das Sieb und spüle sie mit kaltem Wasser ab. Schütte 250 ml Wasser in den Topf und bring es mit der Gemüsebrühe zum Kochen. Schäle und halbiere die Knoblauchzehe und wirf die eine Hälfte mit zur Gemüsebrühe. Gib die Polenta hinein und lass alles 10 Minuten köcheln. Rühre zwischendurch immer mal um. Falls die Masse am Boden anhängt, gib noch 3 EL Wasser mehr dazu.

2. Streife in der Zwischenzeit die Nadeln vom Rosmarin ab und hacke sie auf dem Brett klein. Schalte den Herd aus und hole mit dem Kochlöffel die halbierte Knoblauchzehe wieder heraus. Rühre die Butter und den gehackten Rosmarin in die Masse. Schmecke die Polenta mit Salz und Pfeffer ab und lass sie mit geschlossenem Deckel noch 10 Minuten auf der ausgeschalteten Herdplatte quellen. Danach gibst Du die Masse auf den Teller und streichst sie 3 cm dick zu einem Kreis.

3. Wasche den Salat und schleudere ihn trocken. Halbiere den Pfirsich und entferne den Kern. Schneide eine Hälfte in 1 cm dicke Scheiben. Mische aus Öl, Essig und Honig ein Dressing und schmecke es mit Salz und Pfeffer ab.

4. Stich mit dem Glas kreise aus der Polenta-Masse. Erhitze das Olivenöl in der Pfanne und brate die Rosmarin-Polenta Taler von beiden Seiten goldgelb an. Nimm die Taler aus der Pfanne und stell sie zur Seite. Gib die Pfirsich-Scheiben in die gleiche Pfanne in das übrige Öl der Polenta-Taler und brate die Scheiben von jeder Seite 2 Minuten an. Mische den Salat mit dem Dressing und verteile ihn auf einen Teller. Verteile die Rosmarin-Polenta-Taler und die gegrillten Pfirsichscheiben auf dem Salat und dann lass es Dir schmecken.

Nährwerte:
Kalorien: 543 kcal • Eiweiß: 3g • Kohlenhydrate: 28g • Fette: 46g

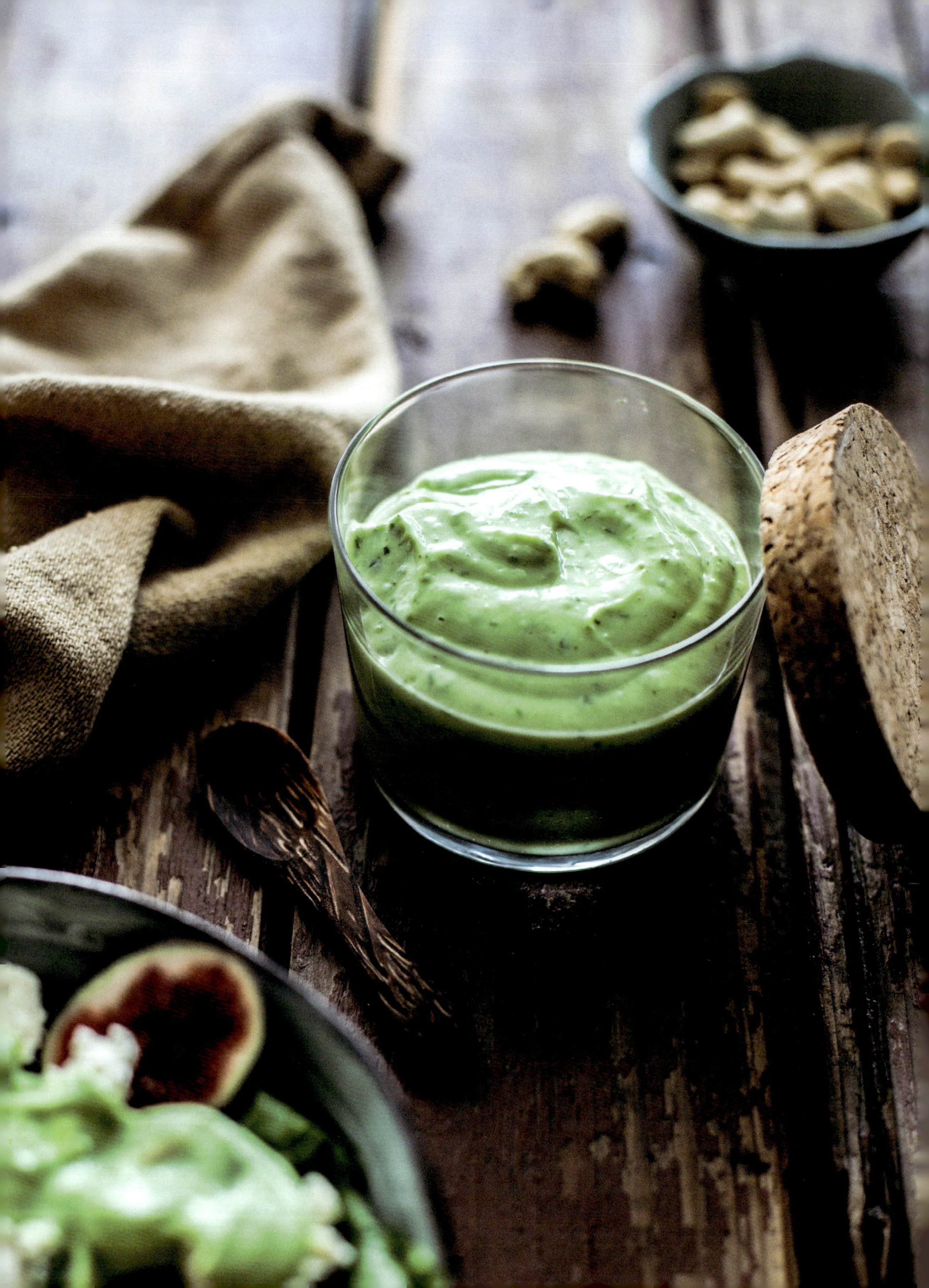

Aufregendes Avocado-Dressing mit Frischekick

Dieses herrliche frische Dressing macht jeden 08/15-Salat zum gesunden Gaumenschmaus. Das Avocado-Dressing ist köstlich cremig, passt zu fast jedem Salat und überzeugt jeden, der behauptet, Salat wäre langweilig.

Für ca. 6 Portionen brauchst Du

1 Avocado
1 Handvoll Basilikumblätter
1 Knoblauchzehe
1 Zitrone
150 g Joghurt
Salz, Pfeffer

Benötigte Utensilien: Küchenmesser, hohes Gefäß, Pürierstab, Zitronenpresse, Esslöffel

10 Minuten

1. Halbiere die Avocado, entferne den Kern und höhle das Fruchtfleisch mit einem Löffel heraus. Schäle die Knoblauchzehe. Wasche die Zitrone, halbiere sie und presse den Saft aus.

2. Gib alle Zutaten zusammen mit 1/2 TL Salz in ein hohes Gefäß und püriere sie kräftig, bis ein sämiges Dressing entstanden ist. Würze es anschließend noch mit Salz und Pfeffer nach Geschmack.

Nährwerte:
Kalorien: 337 kcal • Eiweiß: 10g • Kohlenhydrate: 19g • Fette: 22g

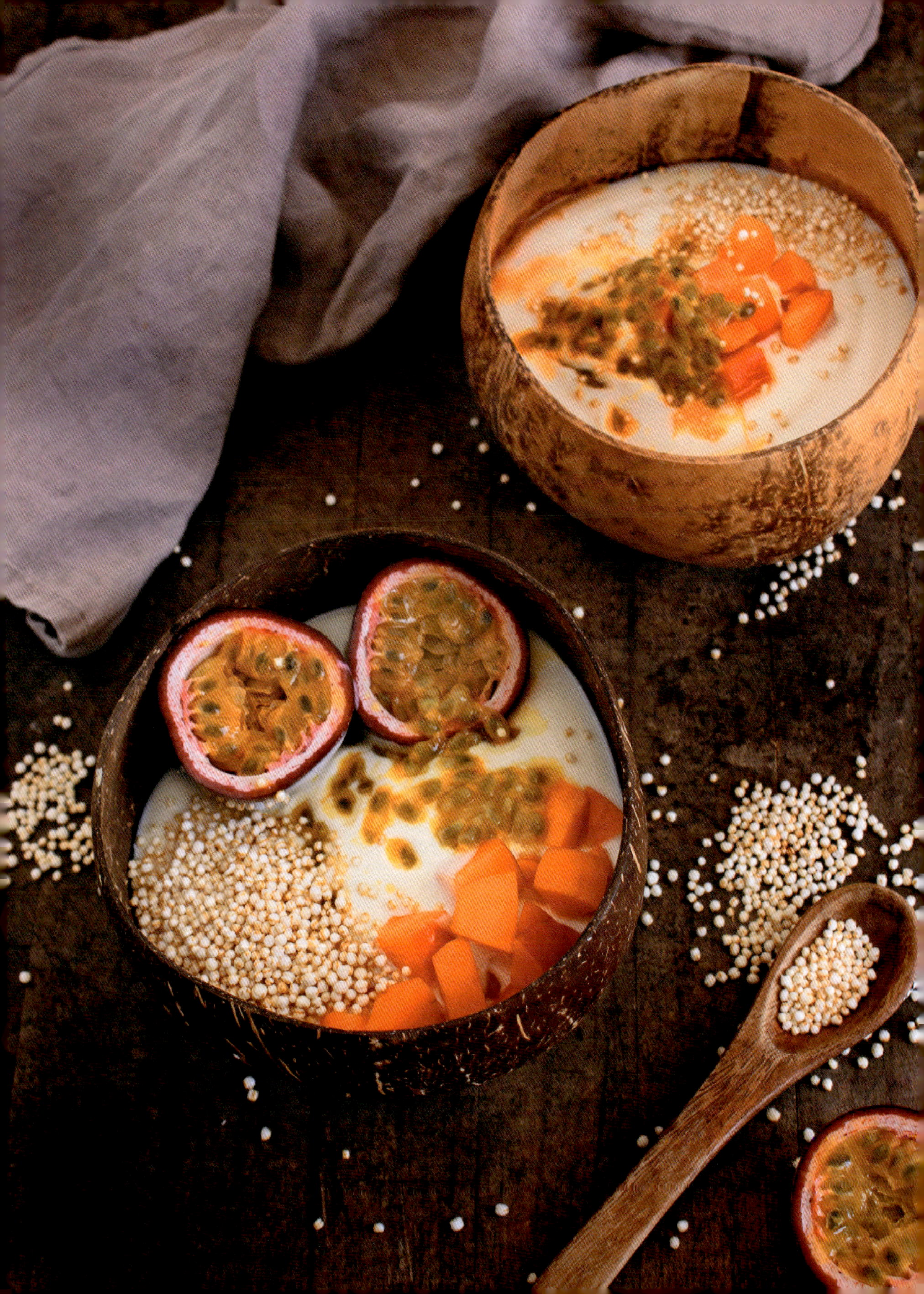

Kokosjoghurt mit Aprikose, Passionsfrucht und Quinoa-Pops

Mit diesem leckeren Frühstück fühlst Du Dich nach dem Aufstehen direkt wie unter Palmen versetzt. Und das Beste ist, dass der Kokosjoghurt mit Aprikose, Passionsfrucht und Quinoa-Pops in 10 Minuten zubereitet ist. Gerade die gepufften Quinoa-Pops sind eine schnelle und sättigende Variante, um Dein Frühstück aufzupimpen!

Für 1 Portion benötigst Du

1 frische Aprikose
1 Passionsfrucht
250 g Kokosjoghurt
4 EL Quinoa-Pops

Benötigte Utensilien: Teelöffel, Küchenmesser, Schneidebrett, mittelgroße Schüssel

10 Minuten

1. Wasche die Aprikose, halbiere sie und entferne den Kern. Schneide die Aprikose dann in Würfel. Halbiere danach die Passionsfrucht.

2. Gib den Kokosjoghurt in eine Schüssel. Kratze den leckeren Inhalt der Passionsfrucht mit einem Löffel heraus und gib ihn direkt auf den Joghurt. Jetzt brauchst Du nur noch die Aprikose und die Quinoa-Pops darauf zu verteilen, und schon kannst Du loslöffeln.

Nährwerte:
Kalorien: 465 kcal • Eiweiß: 14g • Kohlenhydrate: 40g • Fette: 26g

Unser Tipp: Quinoa wird als sogenanntes Pseudogetreide bezeichnet und ist glutenfrei. Die kleinen Körnchen gehören zu den proteinreichsten pflanzlichen Nahrungsmitteln und sind daher besonders für Veganer ein wertvolles Lebensmittel.

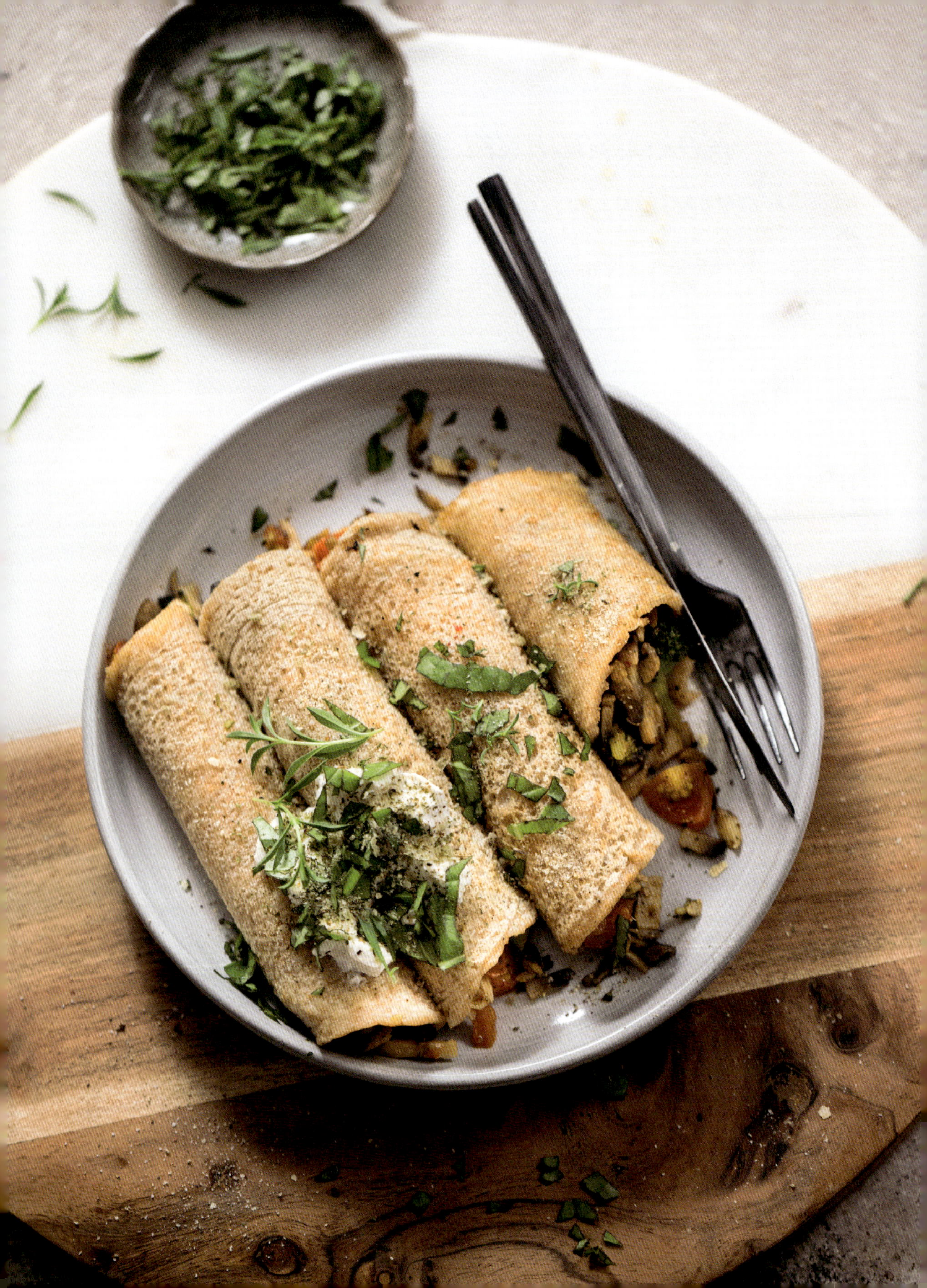

Buchweizen Crêpes mit Gemüse

Himmel pur: warme Crêpes, am besten noch mit Puderzucker und einer süßen Schokoladencreme-Füllung. Wie wäre es jetzt mit einer neuen und nicht minder leckeren Alternative? Nicht nur, dass diese Crêpes aus Buchweizenmehl und somit glutenfrei sind, sie kommen auch mit jeder Menge knackigem Gemüse daher. Diese herzhaften Crêpes werden dein Mittagessen auf ein neues Level pimpen!

Für 1 Portion benötigst Du:

150 g Buchweizenmehl
1 EL Leinsamenmehl
3 EL Wasser
1 TL Olivenöl
375 ml Wasser
Salz

Zutaten für die Füllung:
1 Zwiebel
4-5 Champions
50 g Brokkoli
4-5 Cocktailtomaten
1 TL getrocknetes Basilikum
1 TL getrockneter Oregano
1 TL Frischkäse
1 TL frisches Basilikum
1 TL frischer Rosmarin
2 TL Olivenöl
Salz
Pfeffer

Benötigte Utensilien: mittelgroße Schüssel, Schneidebrett, Küchenmesser, 2 große Pfannen, mittelgroßer Topf, Esslöffel

60 Minuten Vorbereitungszeit + 15–20 Minuten

1. Beginne damit das Leinsamenmehl mit 3 EL Wasser zu vermischen, das wird dein Ei-Ersatz. Lass es für 10 Minuten quellen. Anschließend gibst Du das Buchweizenmehl mit dem Wasser und Salz zu der Leinsamenmischung und stellst es für 1 Stunde in den Kühlschrank.

2. Erhitze Wasser in einem Topf auf mittlerer Hitze. Schneide den Brokkoli in mundgerechte Stücke und koche ihn anschließend für 5 Minuten. Schäle währenddessen die Zwiebel und putze die Pilze. Schneide die Zwiebel, die Pilze und die Tomaten in etwa gleich große Würfel. Erhitze eine Pfanne mit Olivenöl und brate das geschnittene Gemüse für 7 Minuten an. Anschließend gibst Du den Brokkoli dazu, würzt alles mit Kräutern, Salz und Pfeffer und nimmst es vom Herd.

3. Erhitze nun eine weitere Pfanne mit Olivenöl auf mittlerer Hitze, gib jeweils 2 Esslöffel des Teiges hinein und streiche ihn zu einem Crêpe glatt. Brate ihn von beiden Seiten goldbraun an und lege ihn auf einen Teller. Nun kannst Du die Crêpes mit dem Gemüse befüllen und einrollen. Am besten servierst Du sie mit frischem Basilikum, Rosmarin und dem Frischkäse.

Nährwerte:
Kalorien: 548 kcal • Eiweiß: 15g • Kohlenhydrate: 97g • Fette: 10g

Unser Tipp: Du hast kein Leinsamenmehl? Keine Sorge! Nimm einfach normale Leinsamen – dabei ist es egal, ob goldene oder braune – und gib sie in Deinen Mixer. Stelle es auf die höchste Stufe und lass es zu Mehl mahlen. Das funktioniert genauso gut wie gekauftes Mehl.

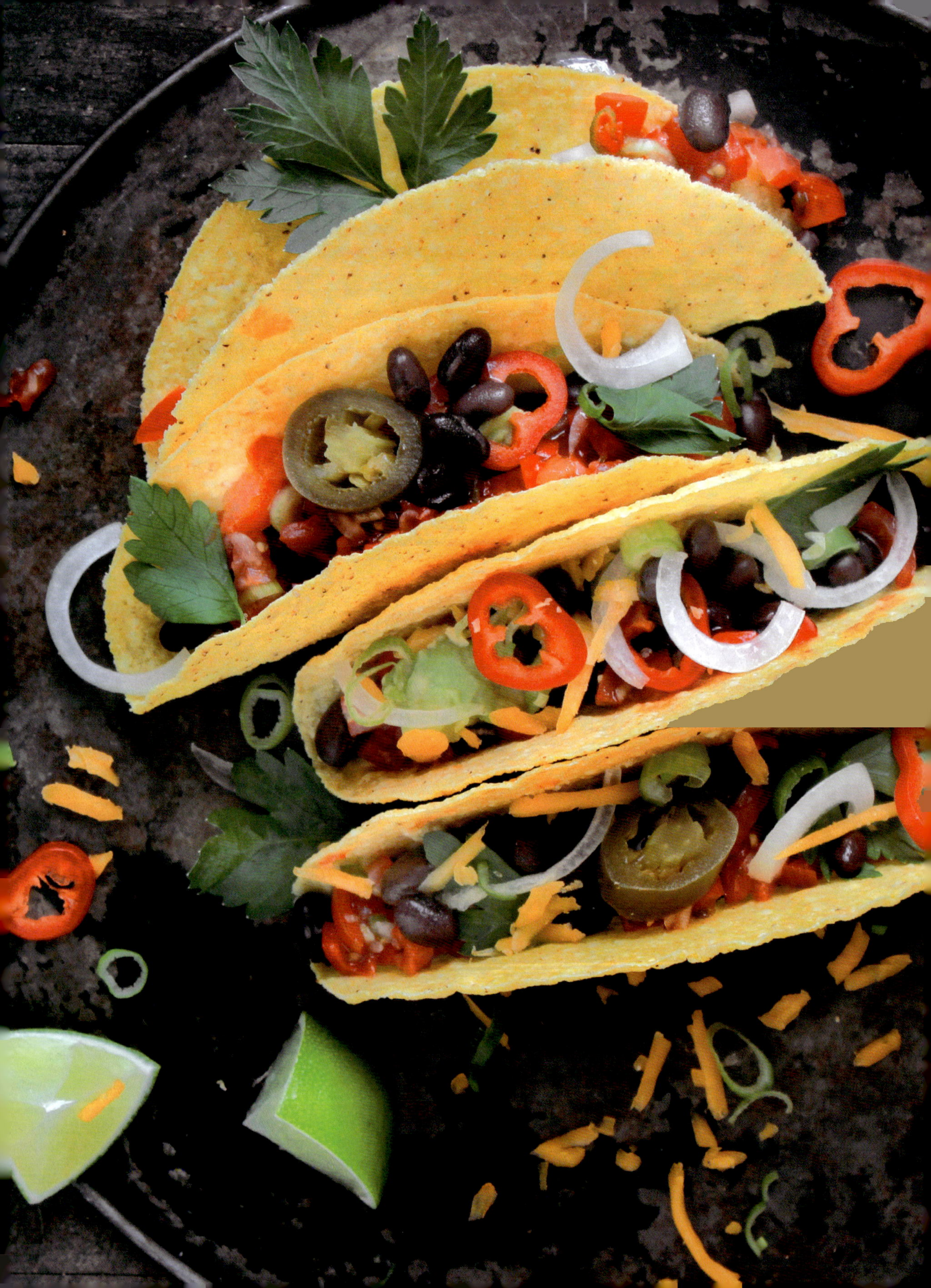

Tacos mit schwarzen Bohnen, Avocado und Salsa

Diese unkomplizierte Siesta Mexicana gelingt Dir garantiert und ist perfekt für ein gemeinsames Essen mit Freunden. Die herrliche Kombination aus knackigen Tacos, frischen Tomaten, cremiger Avocado, der leichten Schärfe und den typischen mexikanischen Aromen aus Kreuzkümmel und Koriander überzeugt einfach jeden.

Für 1 Portion benötigst Du

60 g Avocado
1 Frühlingszwiebel
1 Tomate
1/3 milde rote Chilischote
1 Spritzer Limette
1/2 Dose schwarze Bohnen
4 Taco-Schalen aus Mais
1 EL geriebener Cheddar
2 TL Salsa-Soße (Flasche)
Salz
Pfeffer
1 Messerspitze Kreuzkümmel
Chilipulver
2 Stiele frischer Koriander

Benötigte Utensilien:
Schneidebrett, Küchenmesser, Esslöffel, Gabel, zwei kleine Schüsseln, großes Sieb, Backblech, Backpapier, 2 tiefe Teller

30 Minuten

Nährwerte:
Kalorien: 607 kcal • Eiweiß: 27g • Kohlenhydrate: 80g • Fette: 19g

1. Halbiere die Avocado mit dem Messer und löse vorsichtig den Kern heraus. Löffel das Fruchtfleisch aus der Schale einer Hälfte und gib es in eine kleine Schüssel. Wasche die Frühlingszwiebel, schneide 1/3 des oberen grünen Endes und die Wurzelplatte ab und schneide die Frühlingszwiebeln in feine Ringe. Zerdrücke die Avocado mit der Gabel zu Mus und gib 1/3 der Frühlingszwiebeln dazu. Viertel die Limette und presse den Saft eines Viertels zur Avocado. Würze die Avocadocreme mit Salz, Pfeffer, 1 Messerspitze Kreuzkümmel und Chilipulver je nach gewünschter Schärfe.

2. Wasche die Tomate und die Chilischote. Halbiere die Tomate und entferne das wässrige Kerngehäuse mit einem Teelöffel. Schneide das Tomatenfruchtfleisch in sehr kleine Stückchen und gib diese zusammen mit 1/3 der Frühlingszwiebelringe in die Schüssel. Halbiere die Chilischote, kratze die Kerne mit dem Messerrücken heraus, schneide 1/3 der Schote in sehr feine Stückchen und gib die Hälfte zu den Tomaten. Mische jetzt 1 TL Salsa-Soße unter und schmecke alles mit Salz, Pfeffer und Kreuzkümmel ab. Schneide den Koriander in feine Streifen und gib sie ebenfalls dazu.

3. Schütte die Bohnen in das Sieb und wasch sie einmal unter fließendem Wasser kräftig ab. Lass die Bohnen im Sieb 5 Minuten abtropfen. Heize den Backofen auf 180 °C (Ober- und Unterhitze) vor und lege das Backpapier auf das Backblech. Nun kannst Du die Taco-Schalen nebeneinander auf das Blech legen – sei dabei aber sehr vorsichtig, die Schalen brechen leicht. Backe die Taco-Schalen 8 Minuten im Ofen auf.

4. Stelle jeweils 4 Taco-Schalen nebeneinander in den Teller. Gib nun zuerst etwas der selbst gemachten Tomaten-Salsa hinein, dann Bohnen darauf und zum Schluss etwas Avocadocreme. Garniere die Tacos mit Frühlingszwiebeln, Chilistücken, einem Klecks Salsa-Soße und dem Käse. Zupfe zum Schluss noch die Korianderblätter darüber.

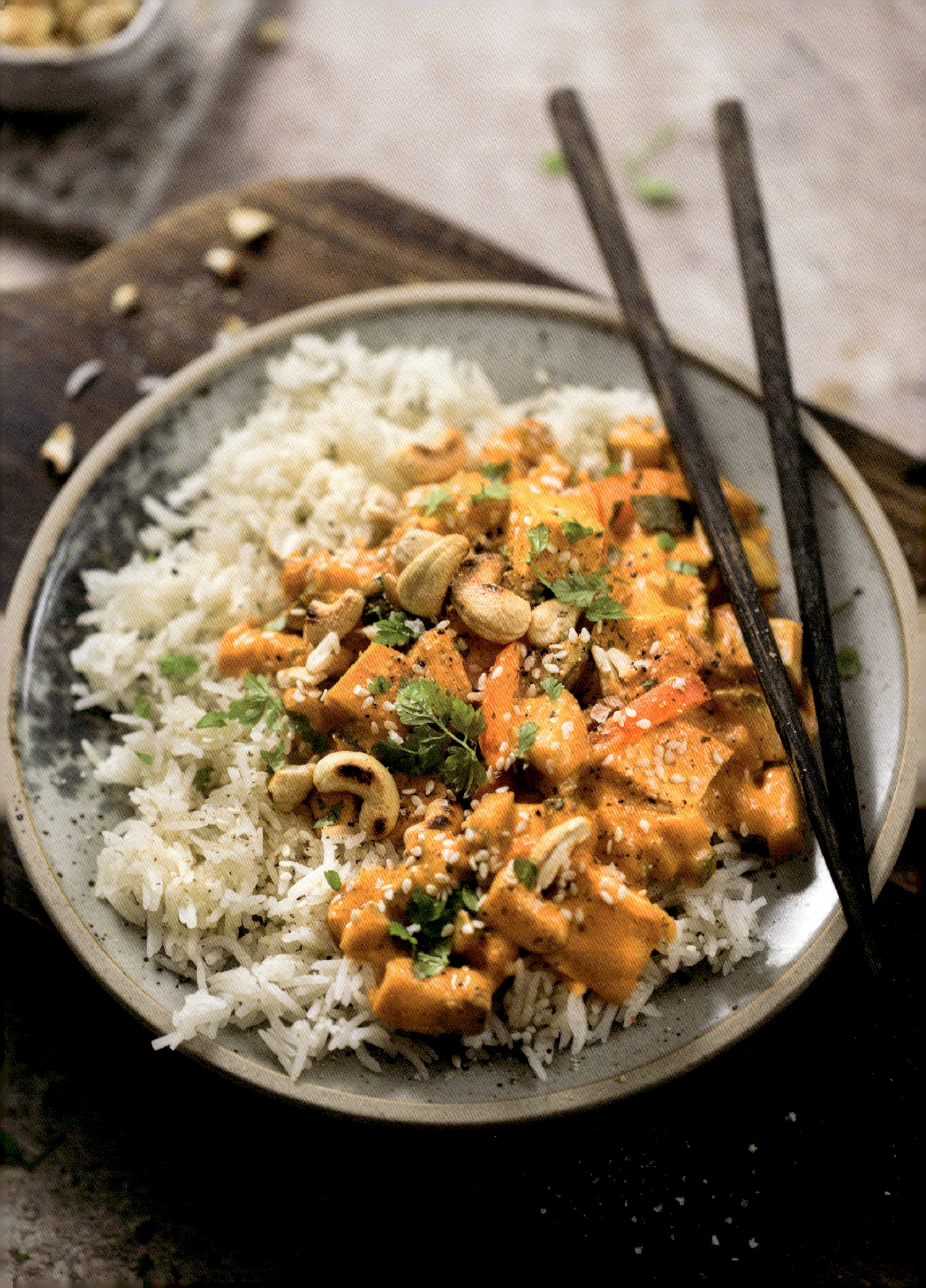

Rotes und cremiges Tofu Curry

Curry ist das Soulfood-Essen Nummer eins und sehr leicht in eine vegane Köstlichkeit zu verwandeln. Du lässt einfach nur das Fleisch weg und ersetzt es durch Tofu. Für das gewisse Extra gibst Du außerdem noch Erdnussbutter und Ahornsirup hinzu. An dieses köstlich-cremige Gericht kommt kaum ein anderes heran.

Für 1 Portion benötigst Du

1 Zwiebel
1 Knoblauchzehe
1 Karotte
1/4 Zucchini
1/4 rote Paprika
1 EL frischer Koriander
50 g Reis
1 EL Cashewkerne
1 EL gelbes Currypulver
1 TL Kurkuma
1 TL Salz
1 TL Pfeffer
20 g Tomatenmark
50 ml Gemüsebrühe
150 ml Kokosmilch
1 TL Ahornsirup
1 TL Erdnussbutter
100 g Tofu
1 EL Olivenöl

Benötigte Utensilien:
Schneidebrett, Küchenmesser, mittelgroßer Topf, kleiner Topf, Kochlöffel, kleine Pfanne, Sparschäler

30–35 Minuten

1. Schäle zunächst die Karotte und wasche die Zucchini und die Paprika. Anschließend halbierst Du die Paprika und entfernst das Kerngehäuse. Schäle Zwiebel und Knoblauch und schneide beides mit dem restlichen Gemüse zu etwa gleich großen Würfeln.

2. Gib 1 EL Olivenöl in einen vorgeheizten Topf und schwitze die Zwiebeln und die Karotten glasig darin an. Danach rührst Du das restliche Gemüse sowie das Currypulver und das Kurkuma hinein. Brate alles bei mittlerer Temperatur für 4 Minuten an. Fülle währenddessen noch einen kleinen Topf mit 75 ml Wasser für den Reis und bringe es zum Kochen.

3. Nun löschst Du das angebratene Gemüse mit der Kokosmilch und der Gemüsebrühe ab. Gib das Tomatenmark dazu und verrühre alles miteinander. Lass das Gemüse bei niedriger Temperatur für 15-20 Minuten köcheln. Gib währenddessen den Reis in das kochende Wasser und koche ihn ca. 12 Minuten.

4. Schmecke den gegarten Reis mit einer Prise Salz ab. Schneide den Tofu in Würfel und gib ihn zu dem Curry hinzu. Schmecke das Ganze mit Ahornsirup, Erdnussbutter, Salz und Pfeffer ab.

5. Erhitze eine kleine Pfanne und röste darin die Cashewkerne ohne Öl leicht an. Anschließend gibst Du den Reis mit dem fertigen Curry auf einen Teller. Beim Servieren streust Du die Cashewkerne und den Koriander darüber.

Nährwerte:
Kalorien: 695 kcal • Eiweiß: 30g • Kohlenhydrate: 76g • Fette: 30g

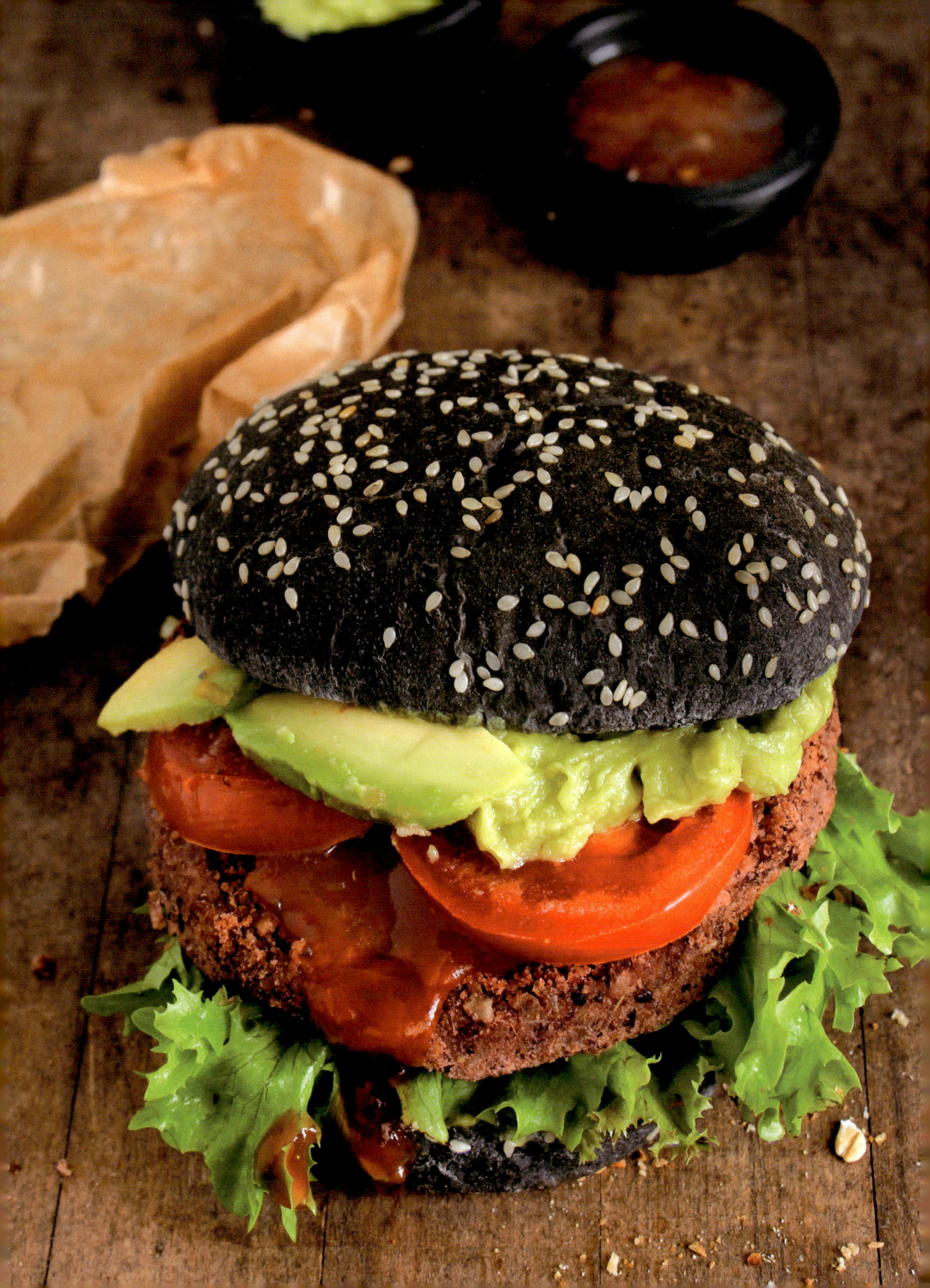

Tex-Mex-Burger mit Kidneybohnen-Patty und Avocado

Für vegetarische oder vegane Burger gibt es so viele tolle Variationen, dass man problemlos eine Woche jeden Tag einen anderen Burger essen könnte, ohne dass Langeweile aufkommt. Burger-Patties kannst Du aus Kidneybohnen, aber auch aus Linsen oder Kichererbsen zubereiten. Verschiedene Dips, Soßen und Brötchen geben den Burgern jedes Mal einen anderen Touch. Dieser Tex-Mex-Burger mit Kidneybohnen-Patty und Avocado steht aber bestimmt schon bald auf Deiner Favoriten-Liste.

Für 1 Portion benötigst Du

1/4 Avocado
2 Kirschtomaten
1 Spitzer Limettensaft
1 Salatblatt
1/2 kleine Dosen Kidneybohnen (400 g)
1/2 Zwiebel
1 kleine Knoblauchzehe
1 Schalotte
1 Burger-Brötchen (je etwa 40 g)
1 EL Haferflocken (zart)
1 EL Dinkelmehl
1 EL Salsa-Soße
Kreuzkümmel
Chilipulver
2 EL Olivenöl
Salz
Pfeffer

Benötigte Utensilien:
Schneidebrett, Küchenmesser, Esslöffel, kleine Schüssel, großes Sieb, flacher Teller, Gabel, große Pfanne, Pfannenwender, mittelgroßer Topf, Kochlöffel, Kartoffelstampfer, Toaster mit Brötchenaufsatz

45 Minuten

1. Halbiere die Avocado mit dem Messer und löse vorsichtig den Kern heraus. Löffel das Fruchtfleisch aus der Schale und gib es in eine kleine Schüssel. Schäle die Schalotte und schneide sie in feine Würfelchen. Zerdrücke die Avocado mit der Gabel zu Mus und gib die Schalottenwürfelchen dazu. Viertel die Limette und presse den Saft eines Viertels zur Avocado. Würze die Avocadocreme mit Salz, Pfeffer, 1 Messerspitze Kreuzkümmel und Chilipulver je nach gewünschter Schärfe.

2. Gib die Bohnen in das Sieb und spüle sie einmal gut unter fließendem Wasser ab. Danach kannst Du sie erst einmal im Sieb abtropfen lassen. Schäle eine halbe Zwiebel und die Knoblauchzehe und schneide beides in kleine Würfelchen. Erhitze 1 EL Olivenöl im Topf und dünste die Zwiebel und den Knoblauch 30 Sekunden darin an. Gib die Bohnen mit in den Topf und erhitze sie 1 Minute. Zerdrücke dann die Bohnen mit einem Kartoffelstampfer zu einer feinen Masse. Würze die Masse mit Salz, Pfeffer und Kreuzkümmel. Rühre die Haferflocken unter und lass die Masse 5 Minuten quellen.

3. Wasche die Tomaten und die Salatblätter. Schneide die Tomaten in kleine Scheiben. Schütte ein wenig Mehl auf den Teller und bemehle mit dem Rest Deine Hände. Forme aus der Kidneybohnenmasse 1 großes Pattys. Erhitze 1 EL Öl in der Pfanne und brate das Kidneybohnen-Patty von beiden Seiten an, bis sie knusprig sind.

4. Schneide das Burger-Brötchen auf, lege es mit der aufgeschnittenen Seite auf den Toaster-Aufsatz und toaste es kurz an. Belege jedes Unterteil der Brötchen mit einem Salatblatt. Verteile dann etwas Avocadocreme auf dem Burger und lege das Kidneybohnen-Patty darauf. Gib 1 EL Salsa-Soße darauf und lege noch die Tomatenscheiben oben auf. Jetzt setzt Du den Burgern noch ihren Deckel auf und fertig sind sie.

Nährwerte:
Kalorien: 610 kcal • Eiweiß: 24g • Kohlenhydrate: 84g • Fette: 19g

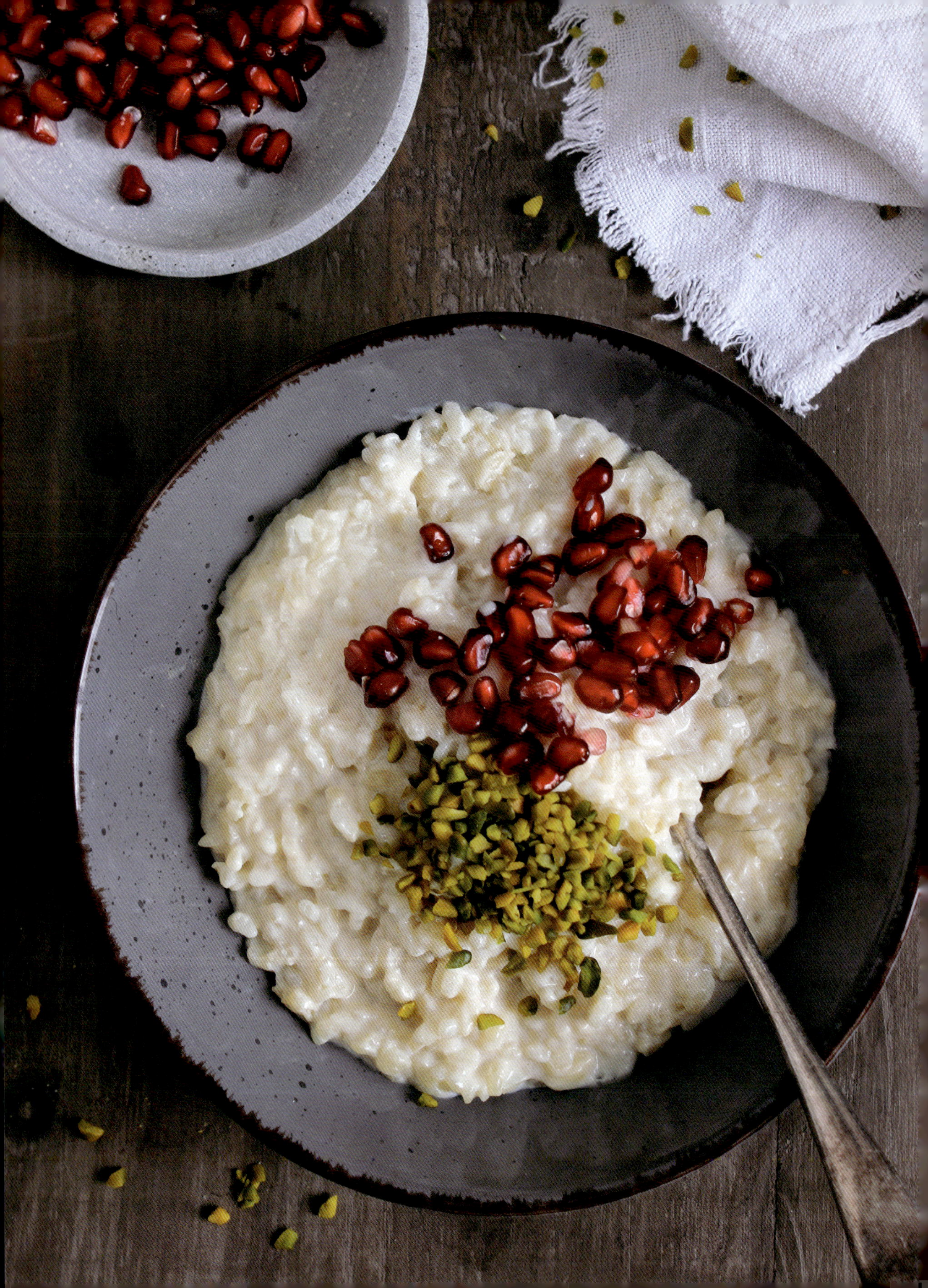

Mandelmilchreis mit Pistazien und Granatapfel

Da werden Kindheitserinnerungen wach! Milchreis wärmt von innen und ist echtes Soulfood. Probiere mal diesen leckeren Mandelmilchreis aus. Knackige Pistazien und leuchtende Granatapfelkerne als Topping verwandeln den Klassiker in ein edles Dessert.

Für 1 Portion benötigst Du

1 Granatapfel
1/2 unbehandelte Bio-Zitrone
1 TL gehackte Pistazien
500 ml Mandeldrink
100 g Milchreis
1 EL Ahornsirup
1/2 Vanillestange
Wasser
Salz

Benötigte Utensilien: mittelgroßer Topf, Schneidebrett, Küchenmesser, große Schüssel, Teigschaber, Schüssel zum Servieren, großes Sieb, kleine Reibe

30 Minuten

1. Bringe den Mandeldrink im Topf zum Kochen. Gib den Honig und 125 g Milchreis dazu und reduziere die Hitze auf mittlere Stufe. Lass den Milchreis unter gelegentlichem Rühren 25 Minuten köcheln.

2. Halbiere den Granatapfel vorsichtig. Fülle die Schüssel zur Hälfte mit Wasser. Jetzt drückst Du den halben Granatapfel unter Wasser, brichst ihn mit den Händen auf und löst die Kerne aus der Schale heraus. Schütte die Kerne dann durch ein Sieb und fische die hellen Häutchen vom Granatapfel heraus. Stelle die Hälfte der Granatapfelkerne für eine andere Mahlzeit zur Seite. Jetzt brauchst Du nur die Kerne von 1/4 Granatapfel. Wasche die Zitrone heiß ab und reibe 1 TL Schale von der Zitrone ab. Pass dabei auf, dass Du nicht zu tief reibst und nur die gelbe Haut abschabst.

3. Rühre die Zitronenschale in den Milchreis ein. Verteile den Mandelmilchreis in zwei Schüsseln und bestreue ihn mit den Granatapfelkernen und Pistazien.

Nährwerte:
Kalorien: 601 kcal • Eiweiß: 27g • Kohlenhydrate: 99g • Fette: 10g

Unser Tipp: Die Zitronenschale sorgt für eine frische Note im Milchreis. Wichtig ist, dass Du darauf achtest, nur das Gelbe der Schale abzureiben. Im weißen Teil der Schale befinden sich zu viele Bitterstoffe, die dann unangenehm hervor schmecken können. Kaufe unbedingt eine Bio-Zitrone, denn dann kannst Du sicher sein, dass die Schale nicht mit Spritzmitteln behandelt wurde.

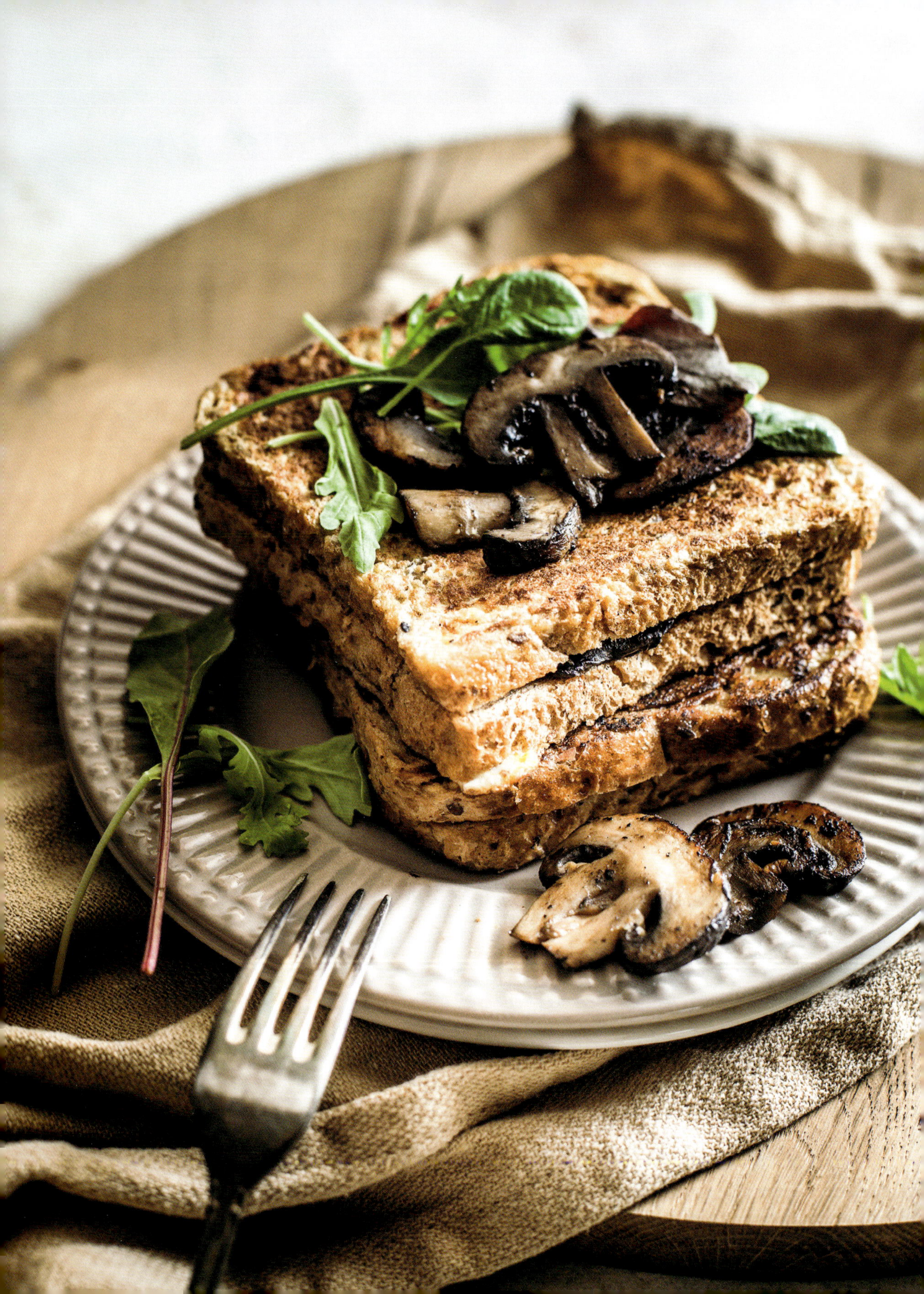

Deftige French Toasts

Den Frühstücksklassiker French Toast – auch Armer Ritter genannt – kannst Du ganz nach Deinem Geschmack zubereiten. Traditionell kommt er ja eher schlicht mit Zucker daher, aber das geht viel besser! Die volle Ladung Food-Porn verleihst Du diesem French Toast mit frischen Champignons und köstlichem geschmolzenen Käse.

Für 1 Portion brauchst Du

2 frische Champignons
1 Handvoll Rucola
1/2 Knoblauchzehe
2 Scheiben Vollkorntoast
10 ml Milch
1 kleine Scheibe mittelalter Gouda
1 Ei
2 TL Butter
2 EL Olivenöl
Salz
Pfeffer

Benötigte Utensilien: große Pfanne, Pfannenwender, tiefer Teller, Gabel, Schneidebrett, Küchenmesser, Esslöffel, Küchenbürste oder Schwamm

20 Minuten

1. Putze die Pilze, indem Du schmutzigen Stellen mit einer Küchenbürste oder einem trockenen Schwamm abreibst. Danach schneidest Du die Champions in dünne Scheiben. Erhitze 1 EL Öl in der Pfanne und brate die Pilzscheiben für einige Minuten darin an, bis sie sich etwas dunkel verfärben. Würze sie nach Geschmack mit Salz und Pfeffer.

2. Schlage das Ei in den tiefen Teller, der so groß sein muss, dass eine Scheibe Toast hineinpasst. Zum Ei gibst Du nun die Milch und verrührst alles gründlich mit der Gabel.

3. Bestreiche eine Scheibe Toast mit der Butter und belege sie mit dem Gouda. Verteile die Champignons gleichmäßig darauf und bedecke diese mit der zweiten Toastscheibe. Drücke das Sandwich etwas fest aufeinander und tränke es vorsichtig von beiden Seiten in der Eier-Milch-Mischung.

4. Brate nun das Toast mit 1 EL Öl in der großen Pfanne von beiden Seiten an. Er ist fertig, wenn er knusprig und goldbraun ist. Am besten lässt sich der French Toast mit einem Pfannenwender und einem Löffel (vorsichtig) wenden. Dabei hält der Löffel von oben den Toast fest, sodass Du mehr Halt zum Drehen hast. Garniere den French Toast am Schluss mit dem Rucola und lass es Dir schmecken.

Nährwerte:
Kalorien: 546 kcal • Eiweiß: 21g • Kohlenhydrate: 40g • Fette: 34g

Unser Tipp: Pilze wäschst Du am Besten nicht unter Wasser, da sie dadurch viel Aroma verlieren und eine schleimige Konsistenz bekommen. Stattdessen reicht es, wenn Du die Pilze vorsichtig mit einem Küchentuch oder Pinsel von Schmutz befreist.

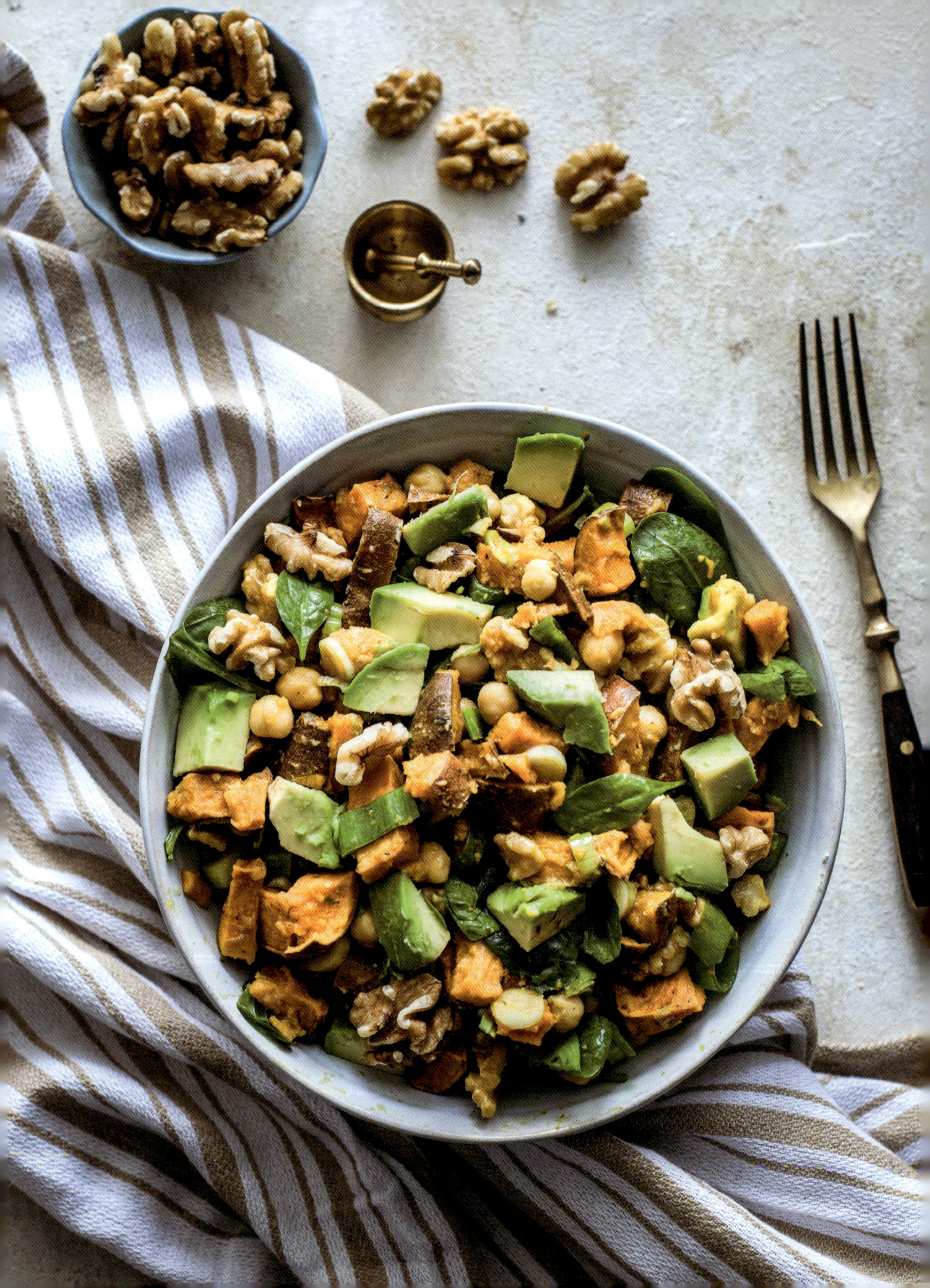

Warmer Süßkartoffel-Salat mit Nektarinen und Nüssen

Wenn Du es richtig angehst, dann macht Dich jeder Salat satt und glücklich. Denn der Mythos, Salat sei höchstens eine Beilage oder Kaninchenfutter wird mit dieser Mischung aus kross gebratenen Süßkartoffeln, knackigen Walnüssen und saftigen Nektarinen schon beim ersten Bissen widerlegt. Wenn Du Deinen Salat mit einer guten Mischung aus Fetten, Kohlenhydraten und Eiweiß anreicherst, wird er Dich lange satt halten und gewiss nicht das Gefühl geben, Du hättest bei dieser Mahlzeit irgendetwas weggelassen.

Für 1 Portion brauchst Du

150 g Süßkartoffel
100g Kichererbsen (aus der Dose)
1 Nektarine
30 g Avocado
1 Handvoll Spinat
1 Frühlingszwiebel
1 Handvoll Walnüsse
1 TL Senf
1 TL Essig
1 EL Olivenöl
1 TL Ahornsirup
1 TL Curry
Salz
Pfeffer

Benötigte Utensilien:
Schneidebrett, Küchenmesser, große Schüssel, Backblech, Backpapier, Gabel, großes Sieb, Sparschäler, Salatbesteck

50 Minuten

Nährwerte:
Kalorien: 620 kcal • Eiweiß: 16g • Kohlenhydrate: 80g • Fette: 25g

1. Beginne damit, die Süßkartoffeln zu schälen und in kleine Würfel zu schneiden. Danach wäschst Du die Stärke aus den Kartoffeln heraus, so werden sie später im Ofen knuspriger. Dazu einfach die Süßkartoffelwürfel in die Schüssel mit kaltem Wasser für 30 Minuten legen. Heize den Ofen auf 200 °C (Umluft oder Ober-Unterhitze) vor. Gieße das Wasser danach ab und tupfe die Süßkartoffelstücke mit einem Geschirrtuch trocken.

2. Lege ein Backblech mit Backpapier aus und verteile darauf die Süßkartoffeln. Streue etwas Pfeffer und Salz darüber. Die einzelnen Stücke sollten sich nicht stapeln. Backe die Süßkartoffel im Ofen für 30 Minuten, wenn die Kartoffel noch zu fest sein sollte, backe sie 10 Minuten länger im Ofen.

3. Vermische für das Dressing Senf, Essig, Öl, Ahornsirup und Curry in einer Schüssel miteinander und schmecke alles mit Salz ab. Das Dressing darf ruhig einen säuerlichen Geschmack haben. Die sämigen Kartoffeln und Kichererbsen neutralisieren die Säure ohnehin.

4. Gieße die Kichererbsen durch ein Sieb ab und spüle sie mit klarem Wasser, bis sie nicht mehr schäumen. Wasche die Nektarinen, halbiere sie, entferne den Kern und schneide sie in kleine Würfel. Halbiere und entkerne die Avocado. Höhle sie dann mit einem Löffel aus und würfele das Fruchtfleisch.

5. Wasche die Frühlingszwiebeln und schneide sie in dünne Scheiben. Wasche den Spinat und lasse ihn in einem Sieb abtrocknen. Gib nun alle Zutaten und die Süßkartoffelwürfel in eine Schüssel, rühre alles gründlich um und toppe Deinen Salat zum Schluss mit den crunchy Walnüssen. Lasse den Salat mindestens eine halbe Stunde ziehen, damit das Dressing sein volles Aroma entfalten kann. Am besten schmeckt der Salat nach einigen Stunden (oder über Nacht) im Kühlschrank.

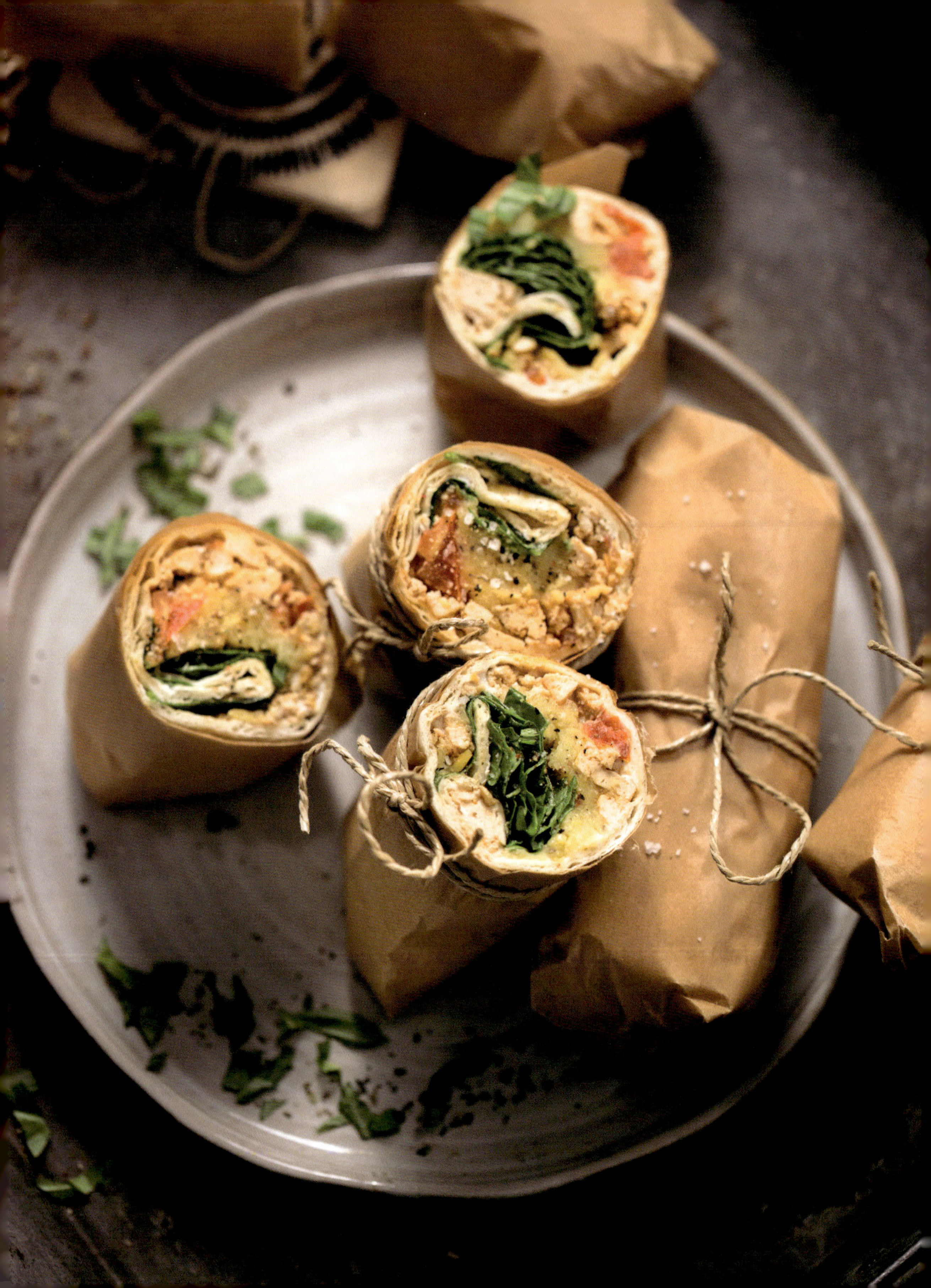

Burrito mit Linsen, Spinat und Tofu

Selbst zu kochen ist immer kompliziert? Diese Burritos beweisen ganz klar das Gegenteil! Gefüllt mit Linsen, Tofu und frischem Spinat sind sie zum einen ganz leicht zu zaubern und schmecken zum anderen ganz bestimmt auch dem größten Fleischesser.

Das Beste aber: Die Möglichkeiten, den Burrito noch zu füllen, sind endlos.

Für 1 Portion benötigst Du

50 g frischer Spinat
1/2 Zwiebel
1 Knoblauchzehe
50 g gelbe Linsen
200 g Tomaten aus der Dose
2 TL Olivenöl
100 g Tofu
1 TL Paprikapulver
Salz
Pfeffer
1 TL Zitronensaft
1 Wrap

Benötigte Utensilien:
Schneidebrett, Küchenmesser, mittelgroße Pfanne, mittelgroßer Kochtopf, Kochlöffel

20–25 Minuten

1. Schäle Zwiebel und Knoblauch und schneide beides in kleine Würfel. Erhitze 1 TL Olivenöl in einer Pfanne auf mittlerer Hitze und schwitze Zwiebel und Knoblauch 2 Minuten an. Gib danach die Linsen für eine weitere Minute hinzu und lösche alles mit den Tomaten ab. Nun kannst Du die Soße bei 15 Minuten und niedriger Temperatur köcheln lassen.

2. Erhitze in einer weiteren Pfanne 1 TL Olivenöl auf mittlerer Hitze. Schneide den Tofu in kleine Würfel und brate ihn für 3 Minuten knusprig an. Würze ihn anschließend mit Paprikapulver, Salz, Pfeffer und Zitronensaft.

3. Nun kannst Du den Wrap mit frischem Spinat, Linsen-Soße und dem angebratenen Tofu befüllen. Anschließend zu einem Burrito rollen.

Nährwerte:
Kalorien: 614 kcal • Eiweiß: 37g • Kohlenhydrate: 66g • Fette: 22g

Unser Tipp: Um einen klassischen Burrito hinzubekommen, gibst Du die Füllung in die Mitte des Wraps und faltest die so entstehenden vier Seiten ohne Füllung nach innen. Nun kannst Du ihn ganz einfach aufrollen.

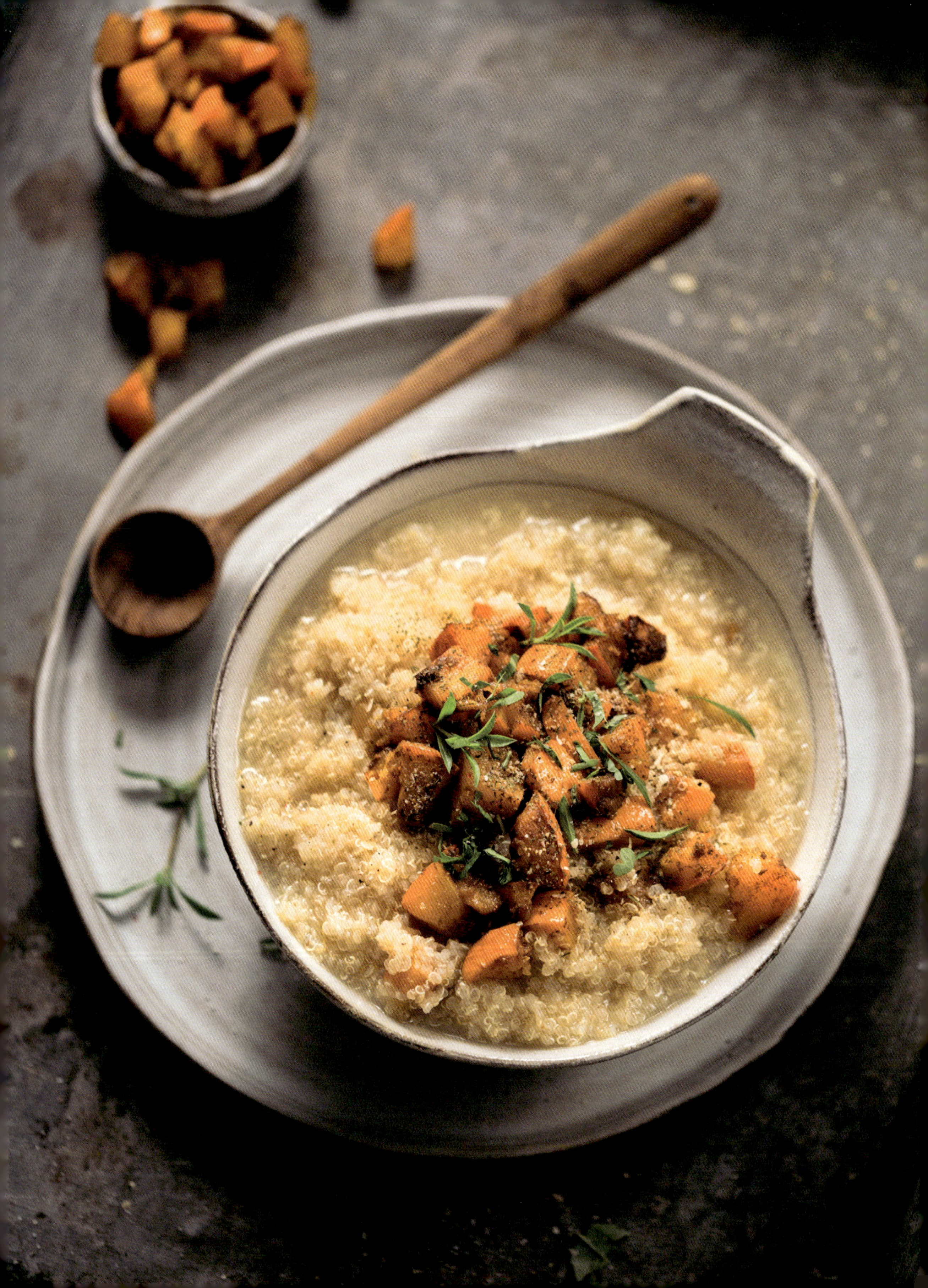

Cremiger Quinotto mit Zimt-Kürbis

Jeder kennt Risotto, jetzt kommt die neue Version: Quinotto! Anstelle des Risottoreis verwendest Du einfach Quinoa und lässt das Pseudogetreide so lange köcheln, bis es die gewünschte Konsistenz erreicht hat. Anstelle des Kürbisses lässt sich auch wunderbar eine Süßkartoffel verwenden, die schmeckt dazu genauso lecker.

Für 1 Portion benötigst Du

50 g Quinoa
1 EL Butter
50 ml Weißwein
25 g Parmesan
1,5 EL Brühe
175 ml Wasser
1 EL Zitronensaft
1 EL frischer Rosmarin
Salz
Pfeffer

Zutaten für den Kürbis:
250g Hokkaido-Kürbis
1 TL Olivenöl
1/2 TL Paprikapulver
1/2 TL Zimt
Salz
Pfeffer

Benötigte Utensilien:
mittelgroßer Kochtopf, Schneidebrett, großes Küchenmesser, Backblech, Backpapier, Esslöffel

40–45 Minuten

1. Heize den Backofen auf 180 °C (Ober- und Unterhitze) vor und lege das Backpapier auf das Backblech. Schneide den Kürbis vorsichtig in der Mitte auf und höhle ihn mit Deinem Esslöffel aus. Schneide dann den Kürbis in kleine Würfel, nimm hier am besten ein großes, scharfes Messer. Danach legst Du die Kürbiswürfel auf das Backblech und würzt sie mit Olivenöl, Paprikapulver, Zimt, Salz und Pfeffer. Anschließend gibst Du alles für 15 Minuten in den Backofen.

2. Während der Kürbis im Backofen ist, füllst Du die Quinoa in einen Sieb und spülst sie mehrmals mit frischem Wasser ab. Gib es zusammen mit 175 ml Wasser und der Gemüsebrühe in einen Kochtopf. Lasse alles einmal kräftig aufkochen und reduziere dann die Hitze. So soll die Quinoa für 20 Minuten köcheln, bis Du die Butter, den Weißwein und den Parmesan unterrührst. Schmecke das Quinotto mit Zitronensaft, Salz und Pfeffer ab. Nimm den Kochtopf vom Herd und stell ihn zur Seite.

3. Nun kannst Du das Quinotto gemeinsam mit den Kürbis-Würfeln und dem frischen Rosmarin servieren und genießen.

Nährwerte:
Kalorien: 611 kcal • Eiweiß: 21g • Kohlenhydrate: 53g • Fette: 31g

Unser Tipp: Kürbiskerne nicht wegschmeißen! Diese kannst Du mit einigen Handgriffen zu einem leckeren, knackigen Snack zubereiten. Hokkaido- Kerne vom Fruchtfleisch befreien, Kerne in Olivenöl kurz anbraten. Die Kerne anschließend mit ausreichend Honig vermischen und auf ein Backblech geben und circa 20-25 Minuten bei 160 Grad backen. Warm genießen und für den sweet'n salty – Effekt mit grobem Meersalz toppen!

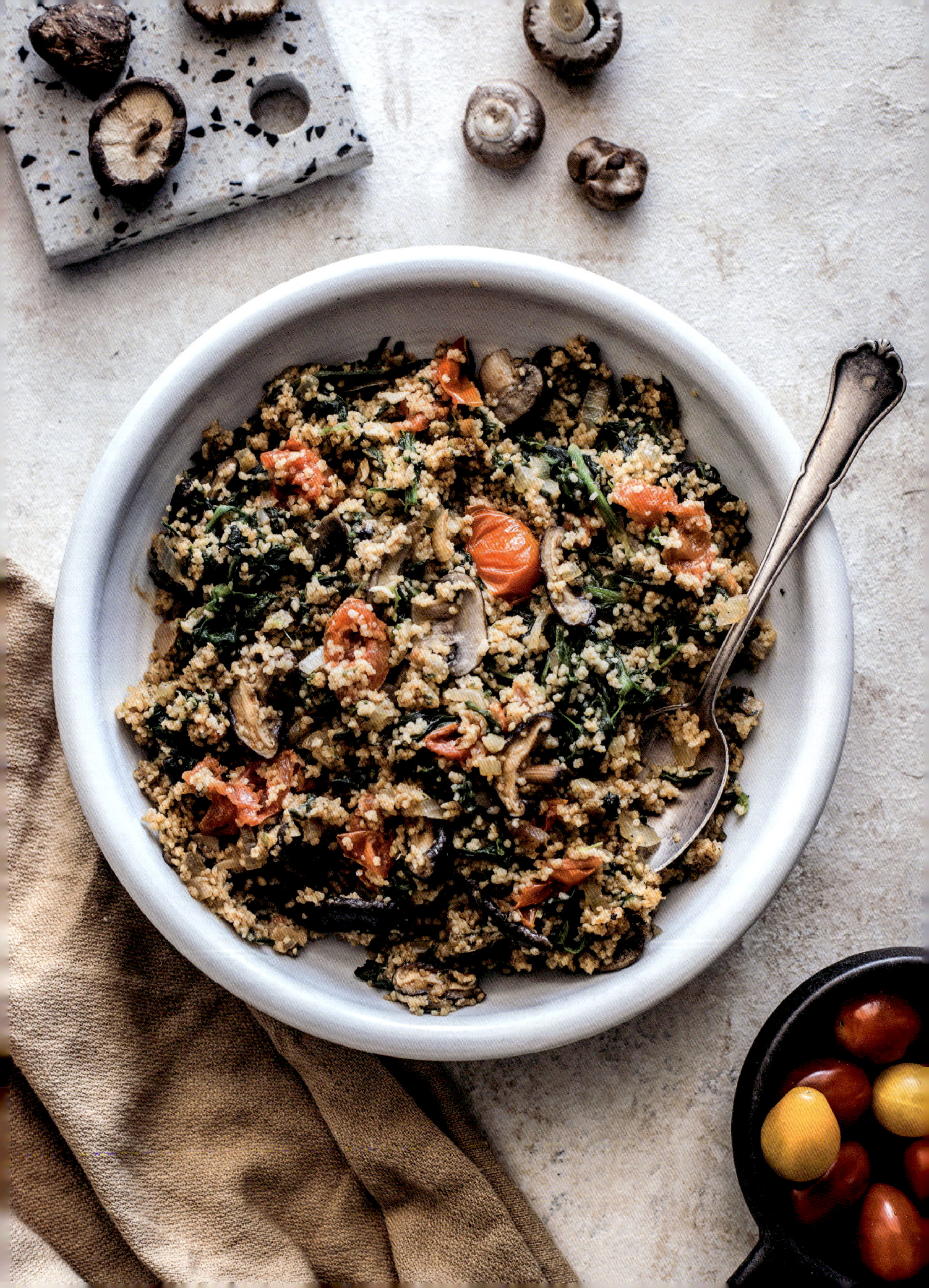

One-Pan-Couscous mit Spinat

Diese Couscous-Pfanne ist ein wahres One-Pot-Wunder! Damit sparst Du Dir Berge von schmutzigem Geschirr oder wildes Hantieren mit vielen Töpfen und Pfannen auf dem Herd. Für dieses Gericht brauchst Du nicht viel und in knapp 20 Minuten hast Du ein glücklich machendes Comfortfood auf dem Tisch stehen (und Deine Küche in einem picobello Zustand). Auf die Pfanne, fertig, los!

Für 1 Portion brauchst Du

6 Cherrytomaten
100 g frische Champignons
1 Handvoll frischer Spinat
1 Knoblauchzehe
100 g Couscous
1 EL Erdnussbutter
10 ml Sojasoße
150 ml Wasser
2 EL Olivenöl

Benötigte Utensilien: tiefe Pfanne, Schneidebrett, Küchenmesser, großes Sieb, Wasserkocher

20 Minuten

1. Erhitze das Öl bei mittlerer Stufe in der Pfanne. Schäle eine Knoblauchzehe und hacke diese so fein wie möglich. Gib den Knoblauch zum Öl in die Pfanne. Während sich der köstliche Geruch von gebratenem Knoblauch in der Küche ausbreitet, kannst Du in Ruhe die Tomaten waschen und vierteln sowie die Pilze putzen und in dünne Scheiben schneiden. Gib beides zum Knoblauch in die Pfanne und lasse es sanft vor sich hin braten.

2. Bringe das Wasser im Wasserkocher zum Kochen. Wasche den Spinat und gib ihn mit dem Couscous zusammen in die Pfanne. Rühre alles gründlich durch und schütte das Wasser aus dem Wasserkocher in die Pfanne. Gib einen Löffel Erdnussbutter und die Sojasoße hinzu. Mische nochmals alles gut miteinander, bedecke die Pfanne mit dem Deckel und gib dem One-Pot-Wunder etwa 10 Minuten Zeit, bis der Couscous vom Wasser aufgequollen ist. Dann kannst Du es sofort servieren. Wenn Du die One-Pot-Mahlzeit einen Tag später wieder aufwärmen möchtest, gib erneut etwas Wasser hinzu.

Nährwerte:
Kalorien: 647 kcal • Eiweiß: 22g • Kohlenhydrate: 76g • Fette: 28g

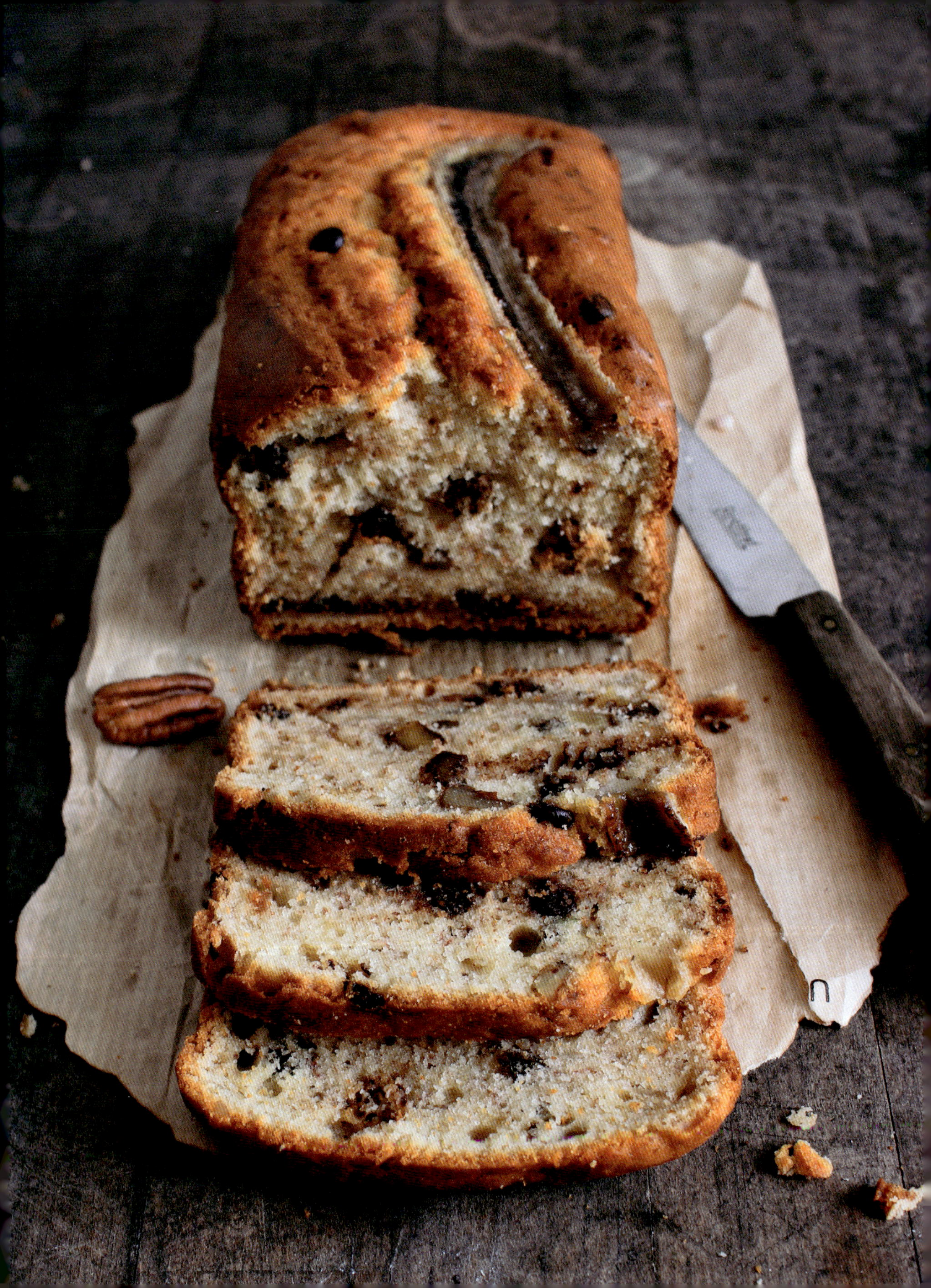

Saftiges Bananenbrot mit Schokoladenextra

Das supersaftige Bananenbrot ist ein beliebter Klassiker und echt vielseitig. Das süße Brot mit dem leckeren Bananengeschmack und den kleinen Nuss- und Schokostückchen ist eine nahrhafte und gesunde Variante zum Frühstück, als Snack zwischendurch, für den Kaffeeklatsch mit der Freundin oder für die nächste Kindergeburtstagsparty.

Für 1 Brot (12 Portionen) benötigst Du

3 reife Bananen
300 g Dinkelmehl
50 g Pekannüsse
125 ml Pflanzenmilch
80 g Margarine
3 EL Zartbitter-Schokotröpfchen
2 TL Backpulver
100 g Rohrzucker

Benötigte Utensilien:
Rührschüssel, Gabel, kleiner Teller, Handrührgerät, Schneidebrett, Kuchenmesser, Kastenform 28 cm, Backpapier, Schere, Teigschaber

70 Minuten

1. Heize den Backofen auf 180 °C (Ober-/Unterhitze) oder 160 °C (Umluft) vor. Schneide das Backpapier zurecht und kleide die Kastenform damit aus.

2. Schäle die Bananen und zerdrücke sie mit der Gabel auf dem Teller zu feinem Mus. Hacke die Nüsse auf dem Brett in grobe Stücke.

3. Gib die Margarine, den Zucker und das Bananenmus in die Schüssel und verrühre alles 1 Minute mit dem Handmixer zu einer cremigen Masse.

4. Gib nun das Backpulver in das Mehl und vermische es etwas. Anschließend rührst Du dieses Gemisch abwechselnd mit der Pflanzenmilch unter die Bananen-Margarine-Zucker-Mischung bis ein Teig entsteht, der schwer reißend vom Löffel tropft.

5. Rühre die Nussstückchen und die Schokotröpfchen mit unter den Teig. Nun füllst Du den Teig mithilfe des Teigschabers in die Kastenform und schiebst sie auf der mittleren Schiene in den Ofen. Lass das Bananenbrot ca. 50 Minuten backen.

Nährwerte (für 1 Portion):
Kalorien: 144 kcal • Eiweiß: 2g • Kohlenhydrate: 16g • Fette: 7g

Unser Tipp: Das Bananenbrot hält sich luftdicht verschlossen und im Kühlschrank 2 bis 3 Tage. Außerdem kannst Du es auch prima einfrieren. Dazu entweder das ganze Brot nach dem Backen und vollständigem Abkühlen (!) oder aber einzelne Scheiben mit etwas Butterbrot-Papier dazwischen wasserdicht verpackt ins Tiefkühlfach legen. Das Bananenbrot dann ein paar Stunden vor dem Mitnehmen zum Auftauen aus dem Gefrierfach holen. So hast Du jederzeit einen gesunden Snack zum Mitnehmen parat.

Das hast Du nach 14 Tagen geschafft und so geht es weiter?

Du hast es geschafft! Zwei Wochen sind vergangen, seit Du Dich auf den Weg in Dein neues, pflanzliches Leben gemacht hast. Lehne Dich kurz zurück, höre in Deinen Körper hinein und halte einen Moment inne. Wir sind uns ganz sicher: Diese 14 Tage haben etwas verändert. Und dieses „Etwas" kannst Du fühlen.

Studien, die der American Society for Nutrition im Juni 2018 vorgelegt wurden, bestätigen, dass bereits zwei Wochen pflanzenbasierte Ernährung ausreichen, um den Blutdruck zu normalisieren. Aber auch Celebrities wie Kim Kardashian, Beyoncé und Rennfahrer Lewis Hamilton sind lebende Beispiele für die vielen Vorteile einer pflanzlichen Ernährungsweise. Sie berichten von mehr Vitalität, Energie und einem neuen Körpergefühl, seit sie ihre Ernährung umgestellt haben.

Und wie geht es Dir? Motiviert, weiterzumachen? Lust auf neue Projekte? Yep, das haben wir uns schon gedacht! Fakt ist: In den vergangenen 14 Tagen hast Du nicht nur Deinem Körper und Geist Gutes getan, sondern auch die Ressourcen der Natur geschützt.

Was zwei Wochen VETOX für die Umwelt bedeuten

Wir machen es am besten ganz anschaulich. Nehmen wir an, vor diesen zwei Wochen gehörtest Du zu den immer noch 90 % der deutschen Bevölkerung, bei denen Fleisch und Wurst zu den Grundnahrungsmitteln zählen. Otto Normalverbraucher (wer hat den eigentlich erfunden?) konsumiert einer Statistik der Bundesanstalt für Landwirtschaft und Ernährung zufolge etwa 60 Kilogramm Fleisch im Jahr, davon 10 Kilogramm vom Rind.

Und das hat massive Folgen für die Umwelt. Indem Du zwei Wochen lang auf Deine Rindfleischportion verzichtet hast, hast Du geholfen, über 60 Kilogramm an CO_2 und anderen Treibhausgasen einzusparen. Das entspricht der Umweltbelastung, die durch eine 254 Kilometer lange Fahrt mit einem benzinbetriebenen Auto entsteht. Oder anders gesagt: Dem CO_2-Ausstoß, den das neuntägige Heizen eines durchschnittlichen Heims verursacht.

Durch Deinen Rindfleischverzicht hast Du außerdem dazu beigetragen, über 20.000 Liter Wasser einzusparen und falls Du vorher Geflügel gegessen hast, haben Deine 14 Tage VETOX höchstwahrscheinlich mindestens einem Huhn das Leben gerettet.

VETOX: Dein Boost für Body und Soul

Jetzt bist Du dran. Den Effekt auf pflanzlicher Ernährung auf den menschlichen Körper haben internationale Wissenschaftler in zahlreichen Untersuchungen der letzten Jahre analysiert. Tatsache ist: Das National Cancer Institute der USA präsentierte 2017 die Ergebnisse einer Studie, in der sie die Auswirkungen von Fleischverzehr auf die Sterblichkeit bei über 500.000 Amerikanern untersuchten. Sie kamen zu dem Schluss, dass Fleischkonsum nicht nur mit Krankheiten wie Diabetes, Krebs, Schlaganfall und Alzheimer einhergeht, sondern auch damit verbunden, eine erhöhte Sterblichkeit begünstigt.

Eine italienische Meta-Analyse bestätigte außerdem, dass eine pflanzenbasierte Ernährung mit einem 25 % niedrigeren Risiko für Herzerkrankungen und einem 18 % niedrigeren Krebsrisiko korreliert.

Länger leben, chronischen Krankheiten vorbeugen und sich fit fühlen – wollen wir das nicht alle? Wie genau der Fleischverzicht damit zusammenhängt, erklären uns Veröffentlichungen der Harvard Medical

School. Da pflanzliche Ernährungsformen ohne Fleisch auskommen, nehmen Vegetarier im Allgemeinen weniger gesättigte Fettsäuren und Cholesterin zu sich. Auf der anderen Seite liefert ihnen ihre Nahrung unter anderem mehr Folsäure, Vitamine, sekundäre Pflanzenstoffe und Magnesium. Hohe Cholesterin- und BMI-Werte und Bluthochdruck werden damit unwahrscheinlicher, das Risiko für das Entstehen chronischer Krankheiten wird geringer.

Dem Vegetarier Bund Deutschlands (VeBu) liegen außerdem Studien vor, die beweisen: Menschen, die sich vegetarisch-vegan ernähren, leiden deutlich seltener an Übergewicht und haben im Durchschnitt einen niedrigeren BMI als die Gesamtbevölkerung. Die Ursache dafür liegt in der Zusammensetzung pflanzlicher Ernährung: weniger Fett und Protein, aber mehr Ballaststoffe und komplexe Kohlenhydrate als Mischkost.

Was unserem Körper guttut, ist oft auch Balsam für die Seele. Da verwundert das Ergebnis zweier Studien italienischer Wissenschaftler nicht wirklich. Die Forscher hatten ihren Versuchspersonen sowohl neutrale Bilder von Landschaften gezeigt, als auch solche, auf denen Verletzungen und Gewalt zu sehen waren. Währenddessen überwachten sie die Hirnaktivität in den Regionen des Empathienetzwerks. Das Resultat: Vegetarier und Veganer reagieren empathischer auf menschliches und tierisches Leid als Fleischesser.

Wir bilanzieren mit den Worten der American Dietetic Association: In einer gut geplanten, pflanzlichen Ernährung liegen viele gesundheitliche Vorteile und sie enthält alle wichtigen Nährstoffe. Das Stichwort hier heißt „gut geplant". Und an diesem Punkt wollen wir Dich gern weiter unterstützen.

Keep it up!

Mit den Rezepten und Tipps aus diesem Buch hast Du einen Kickstart ins pflanzliche Leben hingelegt. Um weiterhin auf der Überholspur zu bleiben, brauchst Du natürlich auch in Zukunft den richtigen Treibstoff. Aus Diesem Grund haben wir auf Hochtouren an der VETOX Plattform gearbeitet. Und nun ist es endlich soweit: VETOX Premium ist endlich startklar! VETOX Premium ist Dein rundum-sorglos Paket für eine ausgewogene pflanzliche Ernährung im Alltag.

In der Rubrik „Ernährungsplan" findest Du beispielsweise jede Woche einen Ernährungsplan, der individuell auf Deine Körperdaten und Nährstoffbedürfnisse zugeschnitten ist. Ein paar persönliche Angaben reichen aus, um von den wöchentlich wechselnden, individuellen Ernährungsplänen zu profitieren.

Mit der praktischen „Jetzt kochen" Funktion kannst Du außerdem die täglich neuen Veggie-Rezepte problemlos nachkochen.

Nutze zusätzlich die VETOX-App, um auch unterwegs auf abgestimmte Einkaufslisten, exklusive Rabattcoupons und informative Artikel zuzugreifen.

Schaue deshalb unbedingt auf www.vetox.de vorbei, sichere Dir schnell Deinen persönlichen Zugang zu VETOX Premium und erhalte Zugriff auf persönliche Ernährungspläne und Einkaufslisten, die exklusive „Jetzt Kochen" Funktion sowie täglich neue spannende Wissensbeiträge und Rezepte! Wir freuen uns auf Dich!

P.S.: Wenn Du immer über die neuesten VETOX-Facts upgedatet sein willst,

dann folge VETOX auf Instagram

Jetzt heißt es dranbleiben – für dein Wohlbefinden, Deine Gesundheit, das Wohl der Tiere und der Umwelt!

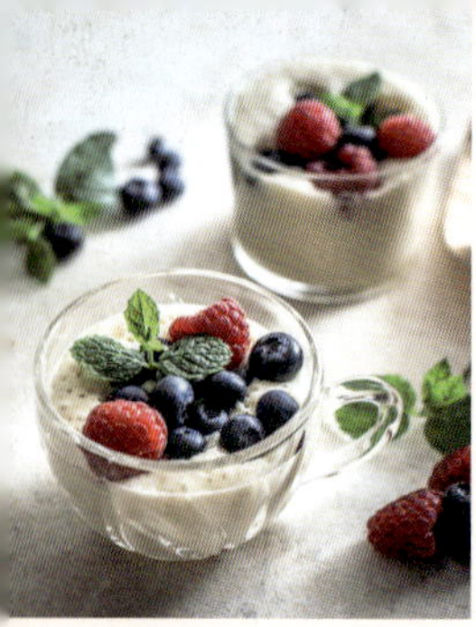
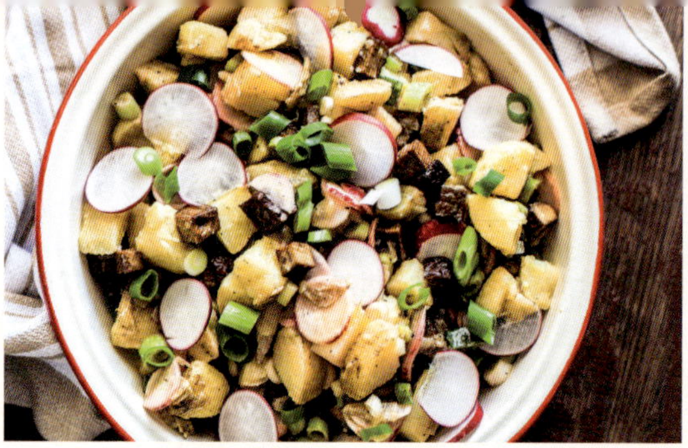
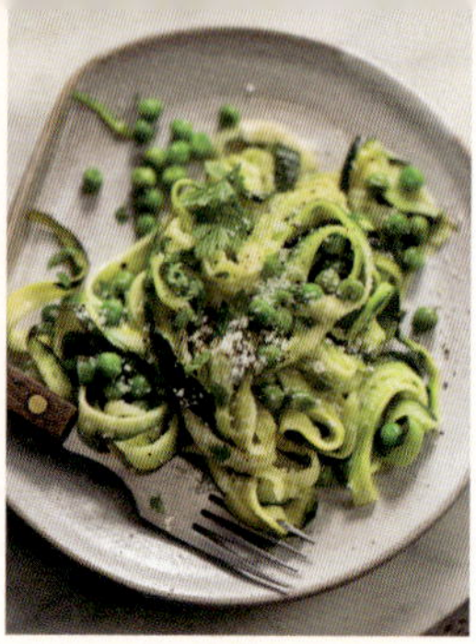
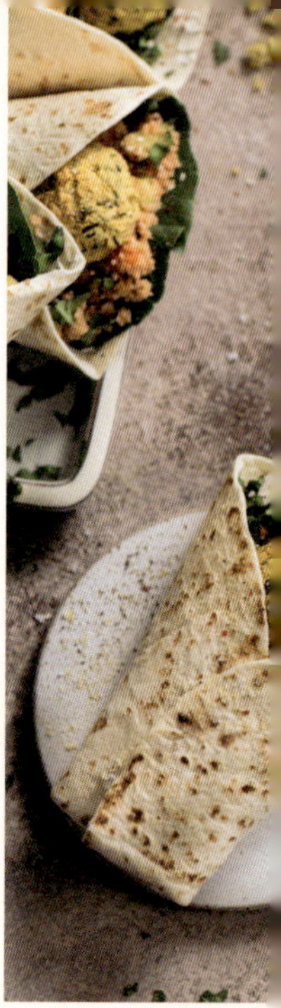
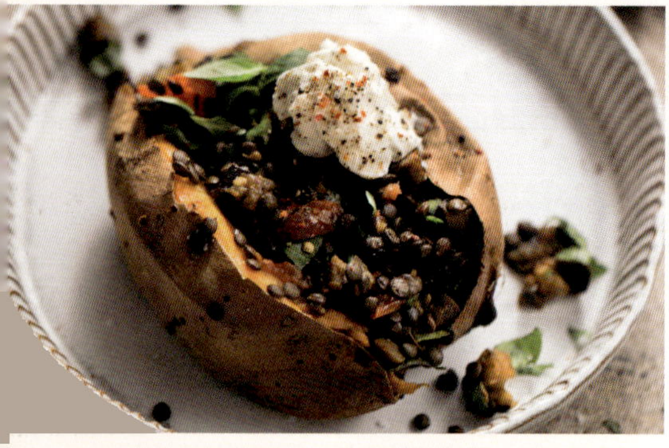
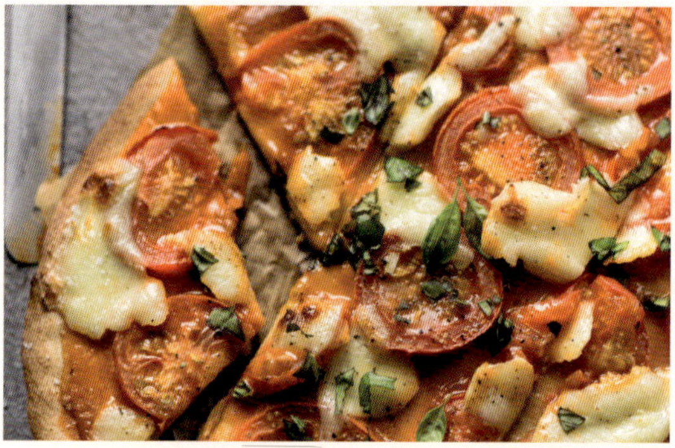
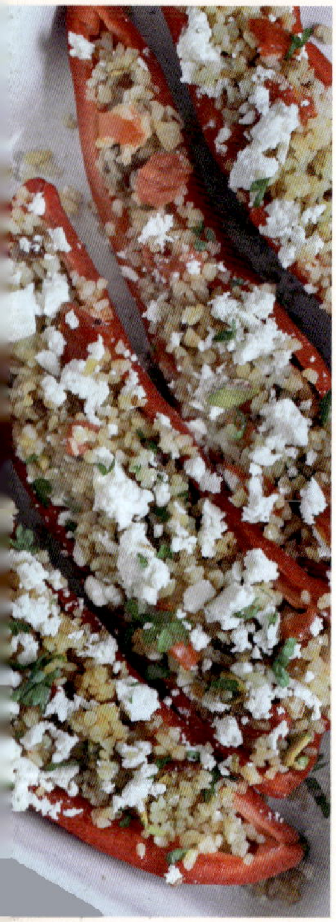
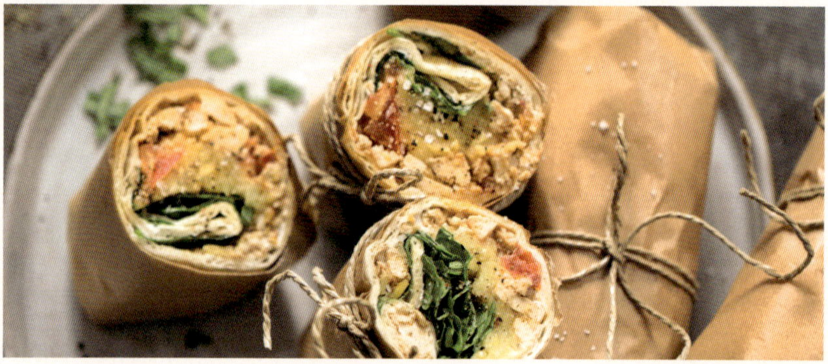
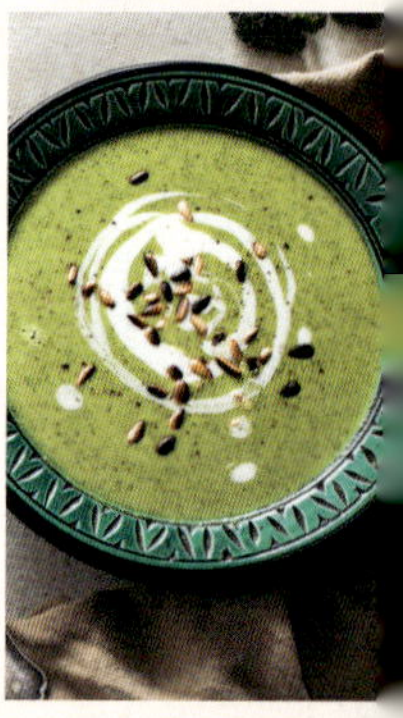
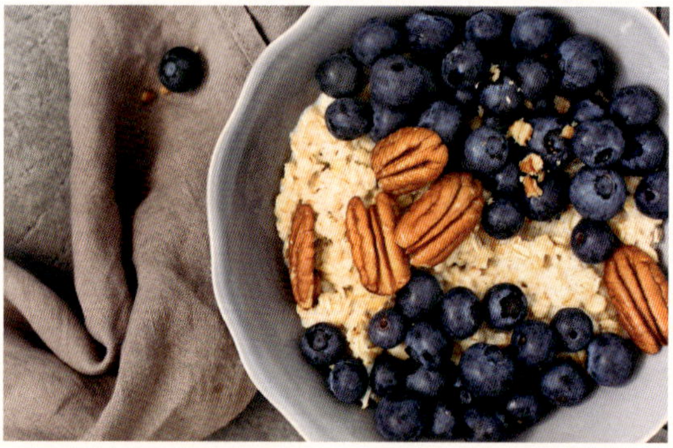
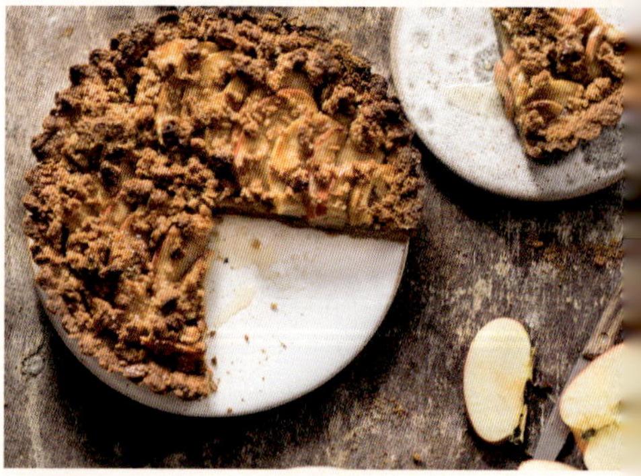
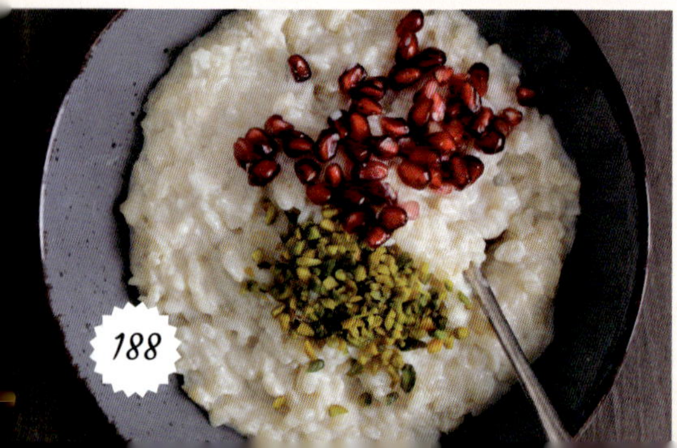
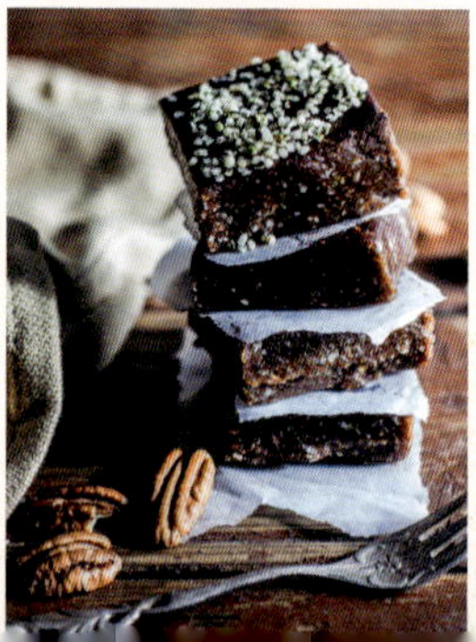
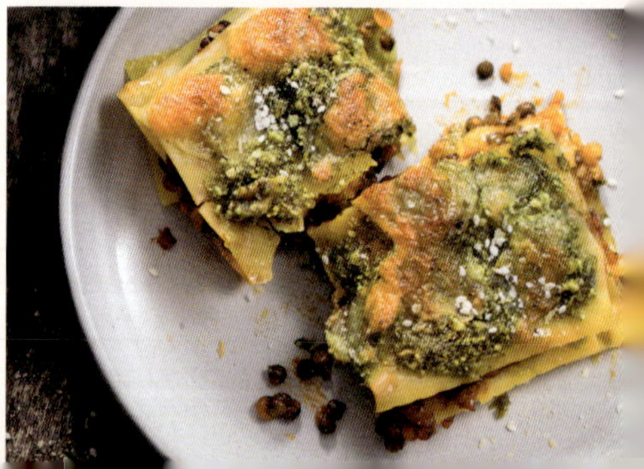

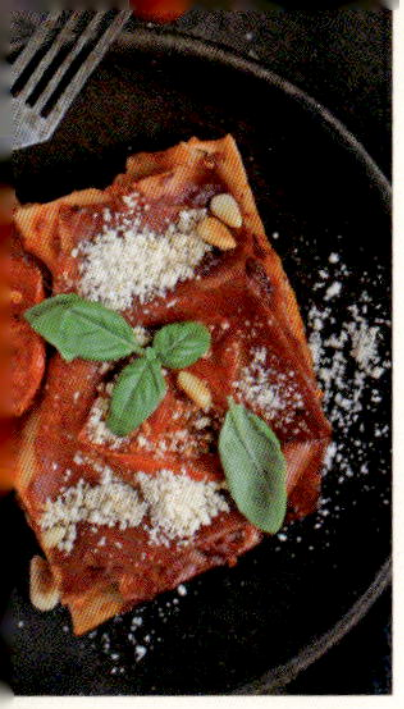
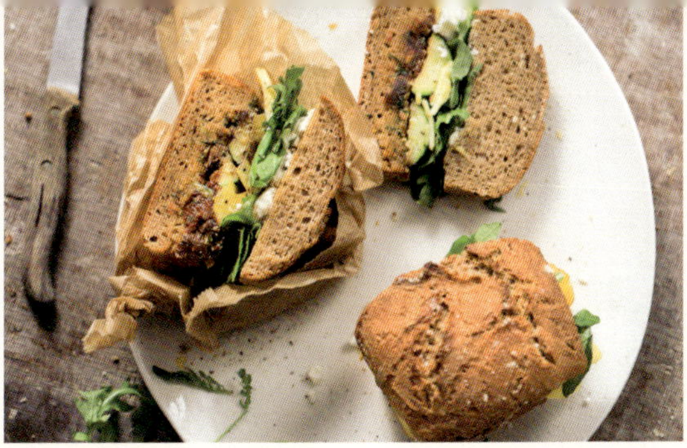
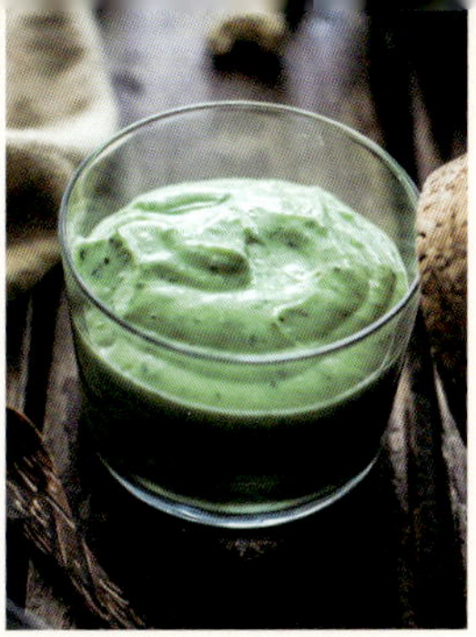
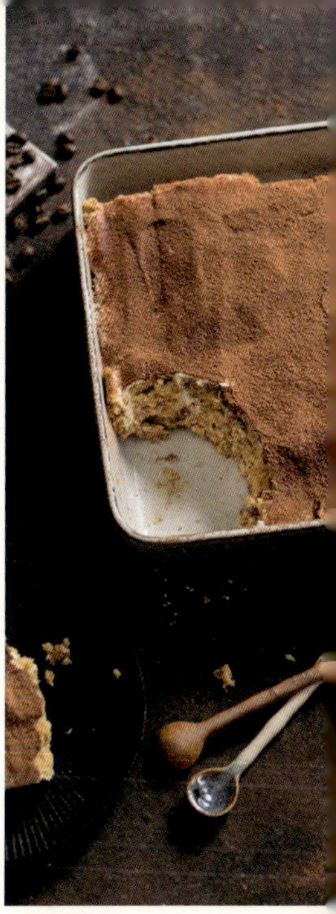
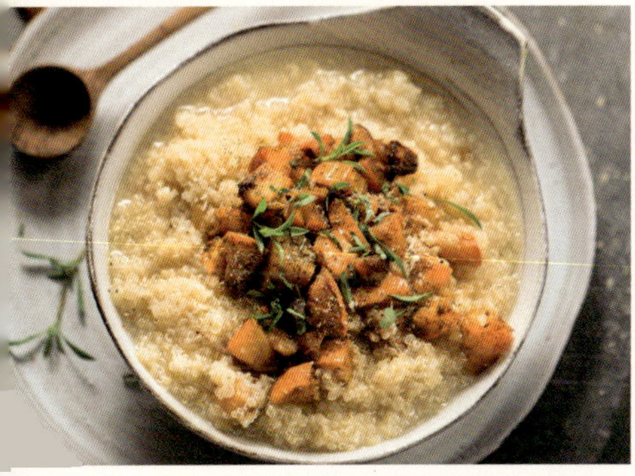
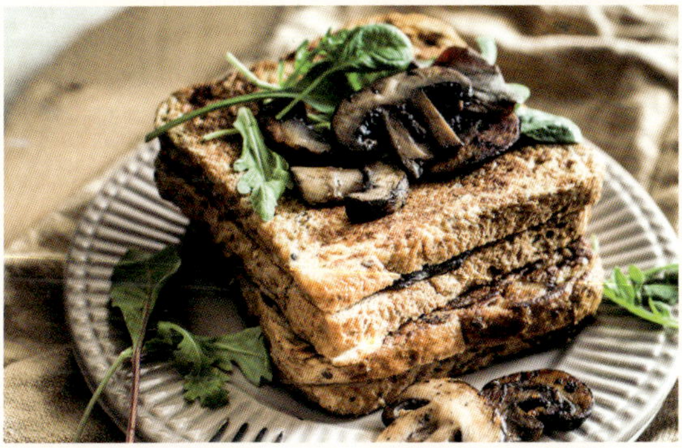
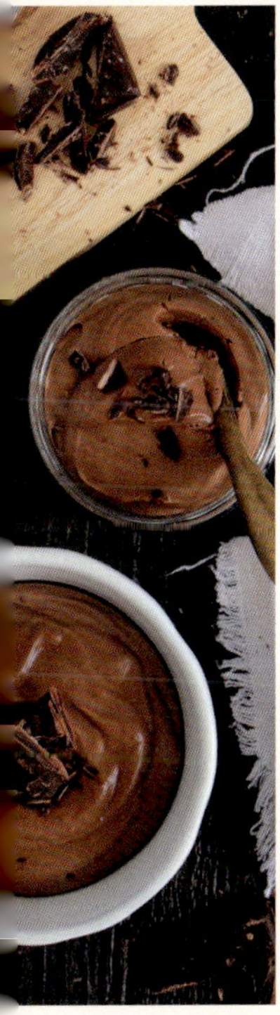
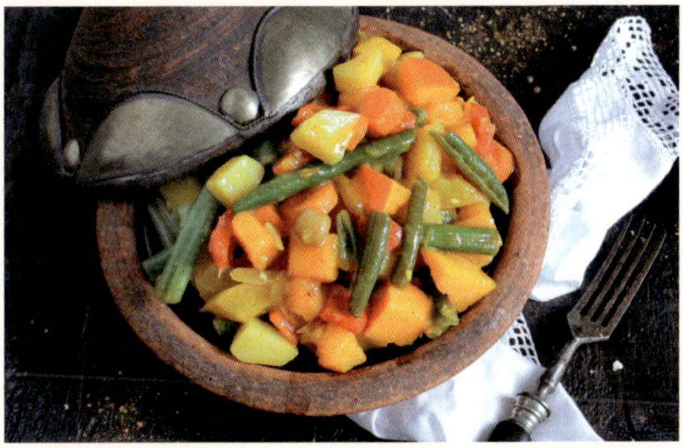
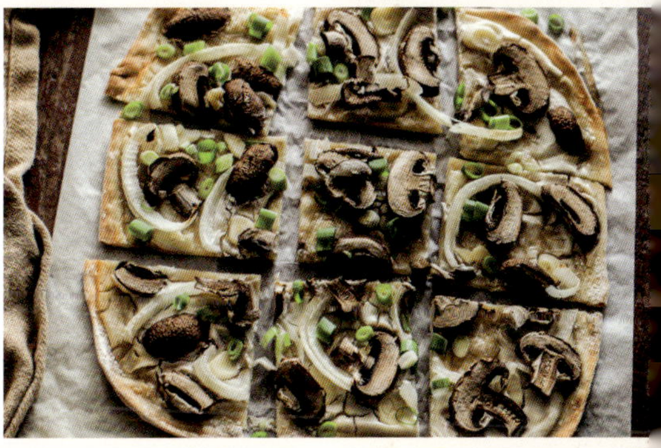
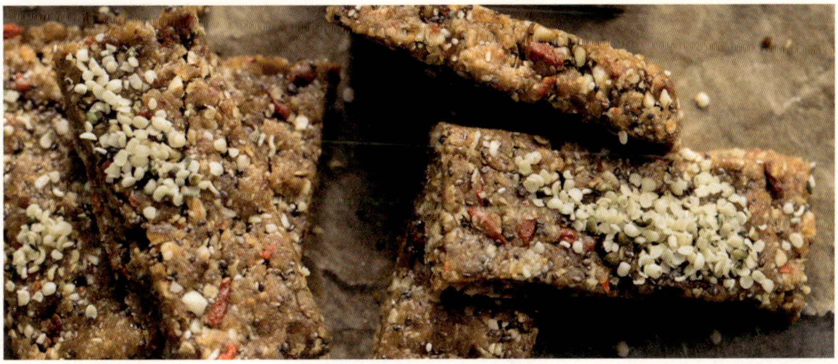
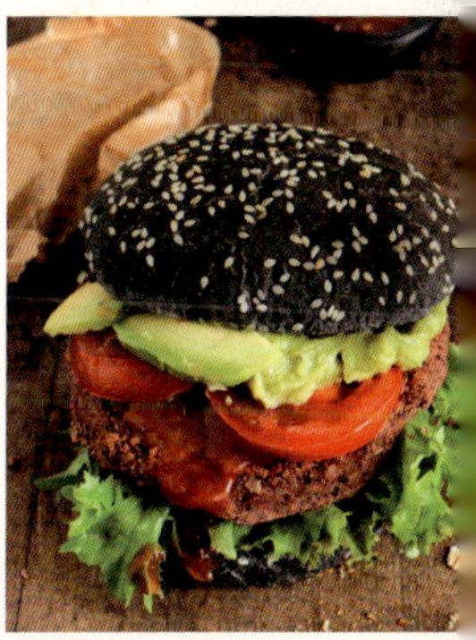
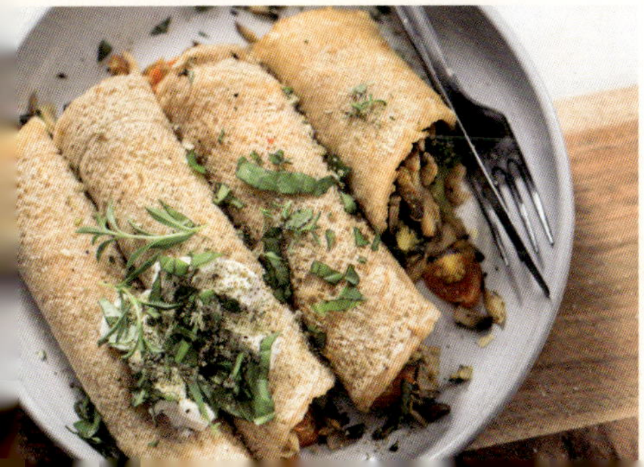
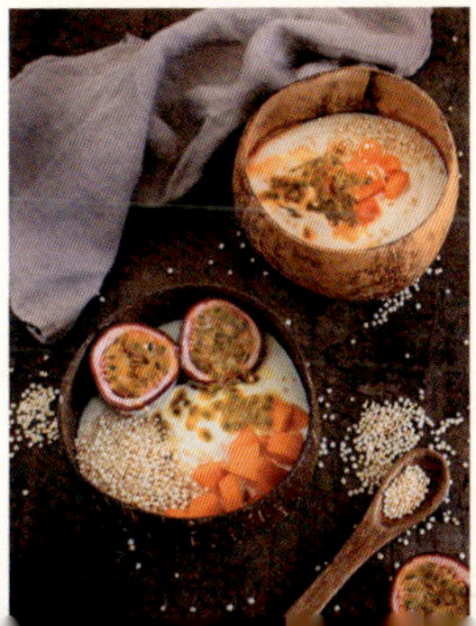
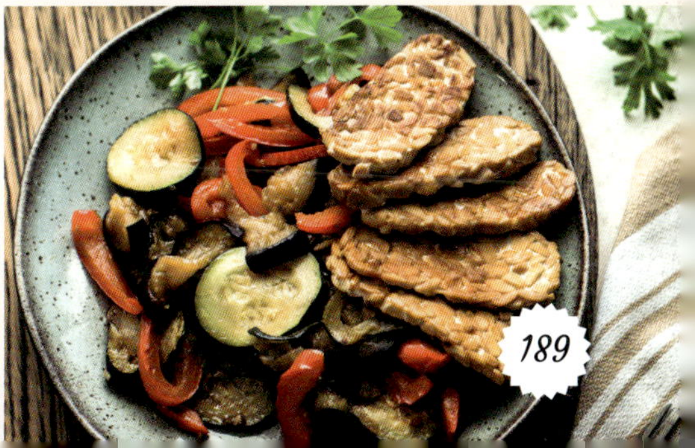

Impressum

VETOX

Start your green journey now!

2. Auflage 2021

ein Unternehmensbereich der FID Verlag GmbH,
Koblenzer Str. 99, D-53177 Bonn
Geschäftsführung: Daniela Birkelbach, Richard Rentrop
Redaktionelle Verantwortung: Marie-Sophie Jesko & Anna Lena Reinelt, Adresse s. o.

Text: Sarah Derkaoui, Lena Pfetzer, Tina Hildebrand, Sabrina Dietz
Lektorat/Gutachten: Annika Holtmannspötter, Münster
Layout/Satz: TiPP 4, Rheinbach
Herstellung: Sebastian Gerber, Bonn
Druck: Kösel GmbH & Co. KG, Krugzell

Bildnachweis: Lena Pfetzer, Tina Hildebrand, Sabrina Dietz, Buchrücken: boonchuay1970

Hinweis:
Alle Beiträge wurden mit Sorgfalt recherchiert und überprüft. Die in dieser Broschüre veröffentlichten Informationen und Tipps können aber ärztliche Beratung und Betreuung nicht ersetzen. Die Beiträge enthalten keine individuellen Ratschläge. Für die Behandlung von Beschwerden und Erkrankungen empfiehlt es sich auf jeden Fall, ärztliche Hilfe in Anspruch zu nehmen. Bitte haben Sie Verständnis dafür, dass wir deshalb keine Leserfragen mit der Bitte um persönliche Gesundheitsratschläge beantworten können. Für Hinweise und Anregungen allgemeiner Art, die dieses Buch betreffen, sind wir jedoch jederzeit dankbar.

TOX-21/16